Deliver more.
Better. Faster.

アキュレイの放射線治療機器は優れた信頼性・サービス・実績と共に
臨床的に裏付けられたがん治療を提供します。

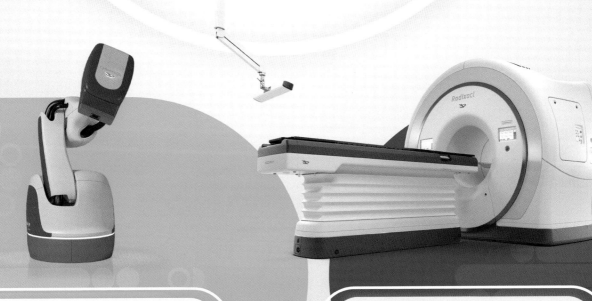

サブミリメートルの照射精度でターゲットに高線量を集中させること
が可能なサイバーナイフ S7 は、治療計画の質の高さと治療時間
短縮との両立を可能にする VOLO™最適化アルゴリズムが標準
搭載されています。

ラディザクトはヘリカル CT 技術を応用したアイディアで開発された
放射線治療機であるトモセラピーの最新プラットフォームです。
TomoHelical と TomoDirect の 2 つの照射モードにより、全身
のさまざまな部位の治療計画に対応できます。

CyberKnife® S7™
サイバーナイフ S7 シリーズ

Radixact®
ラディザクトシリーズ

医療機器承認番号:22900BZX00032000 販売名:ラディザクト
医療機器承認番号:22900BZX00031000 販売名:Accuray Precision治療計画システム
医療機器承認番号:22600BZX00126000 販売名:サイバーナイフM6シリーズ

製造販売元・お問い合わせ先
アキュレイ株式会社
〒100-0004 東京都千代田区大手町2-2-1 新大手町ビル7階
TEL: 03-6265-1526 / FAX: 03-3272-6166
© 2023 Accuray Incorporated. All Rights Reserved. AJMKT-DMBF(2012)-JPN(1-2)

ACCURAY

accuray.co.jp

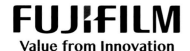

FUJIFILM
Value from Innovation

Speedに「診やすさ」を、
操作に「ゆとり」をPlus

ECHELON Smart Plusの高速化ソリューション"IP-RAPID"は
高速化技術の次世代のスタンダード。
IP-RAPIDの進化とともに診やすさを追求したREALISE Plusを搭載
AI技術を活用したSynergyDrive※1が
Speedに「診やすさ」を、操作に「ゆとり」をPlusして進化します。

SynergyDrive

powered by

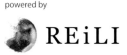 REiLI

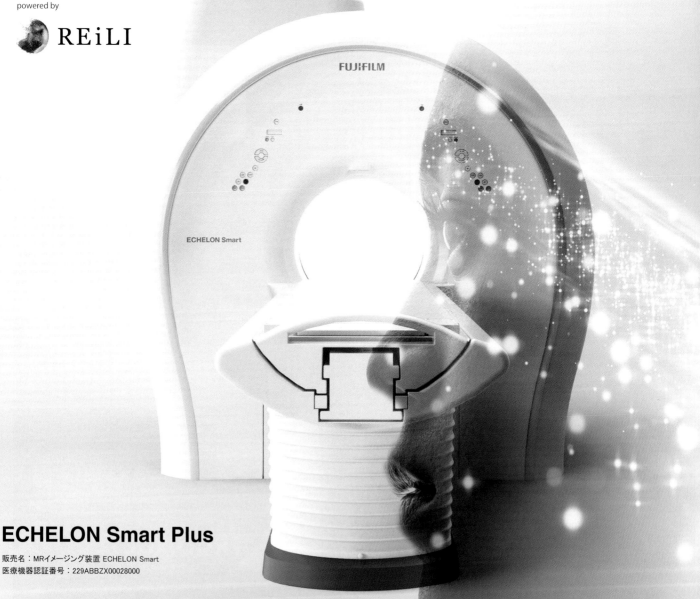

ECHELON Smart Plus

販売名：MRイメージング装置 ECHELON Smart
医療機器認証番号：229ABBZX00028000

※1 SynergyDriveはワークフロー向上技術の総称です。AI技術のひとつであるMachine Learningを活用して開発した機能を含みます。導入後に自動的に装置の性能・精度が変化することはありません。
富士フイルムは医療画像診断支援、医療現場のワークフロー支援、そして医療機器の保守サービスに活用できるAI技術の開発を進めこれらの領域で活用できるAI技術を「REiLI（レイリ）」というブランド名称で展開しています
ECHELON Smartは富士フイルムヘルスケア株式会社の登録商標です。仕様及び外観は予告なく変更されることがあります。

FUJIFILM
富士フイルムヘルスケア株式会社

〒107-0052　東京都港区赤坂九丁目7番3号
https://www.fujifilm.com/fhc

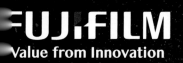

FUJIFILM
Value from Innovation

画像診断支援の新たな未来へ挑む

胸部X線画像病変検出ソフトウェア
CXR-AID

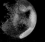
REiLI
Medical AI Technology

AI技術※を活用して胸部単純X線画像の「結節・腫瘤影」「浸潤影」「気胸」診断を支援

※ AI技術のひとつであるディープラーニングを設計に用いた。導入後に自動的にシステムの性能や精度が変化することはない。

ヒートマップ表示、スコア表示機能

結節・腫瘤影、浸潤影、気胸の候補領域を検出し、それらの異常領域の存在の可能性（確信度）を青から赤までのグラデーションカラーで表示します。確信度が低いほど青く、高いほど赤く表示します。また、各検出領域に対応する確信度の最大値をスコアで表示します。

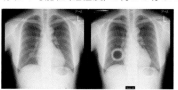

LOW ————→ HIGH

ヒートマップ表示機能
ソフトウェアが異常領域の解析を行います。
解析結果の確信度に応じて、領域に重なるようにカラー表示されます。

Score : 86

スコア表示機能
画像単位の解析結果として、画像内の確信度の最大値が数値で表示されます。

3つの画像所見に対応

本ソフトウェアの検出対象は、主要な肺疾患の画像所見である結節・腫瘤影、浸潤影、気胸の3所見です。健康診断や日常診療などにおけるさまざまな胸部単純X線検査で幅広く活用いただけます。

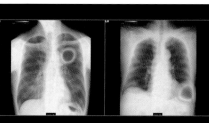
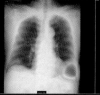
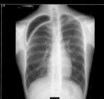

| 結節・腫瘤影 | 浸潤影 | 気胸 |

胸部X線画像病変検出ソフトウェア CXR-AID
販売名：胸部X線画像病変検出（CAD）プログラム LU-AI689型
承認番号：30300BZX00188000
※ご利用いただくにはアプリケーションがインストールされた高速処理ユニットが必要です。

製造販売業者：富士フイルム株式会社
販売業者：富士フイルム メディカル株式会社
〒106-0031 東京都港区西麻布2丁目26番30号 富士フイルム西麻布ビル
TEL.03-6419-8040（代） URL https://fujifilm.com/fms/

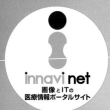

手 術 室 の Ｄ Ｘ ， 始 ま る

Digital Surgery vision

Amazonで好評発売中！

定価
600円
（本体545円）

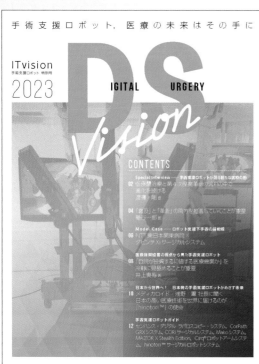

手術支援ロボット，医療の未来はその手に

ITvision
手術支援ロボット 特別号
2023

DIGITAL SURGERY
DS Vision

CONTENTS

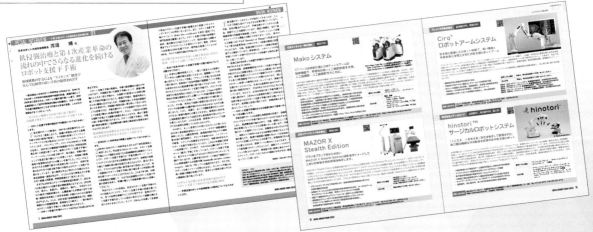

株式会社インナービジョン
〒113-0033　東京都文京区本郷3-15-1　TEL：03-3818-3502　FAX：03-3818-3522　E-mail：info@innervision.co.jp　URL：http://www.innervision.co.jp

2023年 2月
誌面刷新

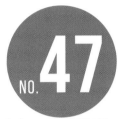

NO. 47

特集1 「医療 DX」で何が変わる
特集2 放射線部門のサスティナビリティ
を向上するデジタル戦略

インナービジョン 3 月号付録
または Amazon でもお求め
いただけます。

医療 DX を加速する
情報誌 ＆ Web メディア

IT vision

ITvision オンライン 🔍

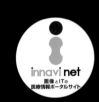

innavi net
画像とITの
医療情報ポータルサイト

ITvision オンライン
始まる

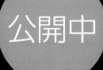

公開中

電子処方箋がやって来る
医療機関のサイバー攻撃対策

株式会社インナービジョン
〒113-0033　東京都文京区本郷3-15-1　TEL：03-3818-3502　FAX：03-3818-3522　E-mail：info@innervision.co.jp　URL：http://www.innervision.co.jp

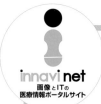

画像 **I**mage **IT I**nformation 革新 **I**nnovation

知りたいことは，ここにある。

インナビネットには，毎日新しい情報がある。

医療DXを加速する
ヒントがここに

**ITvision
オンライン**

主要モダリティメーカー
の特設サイト

**inNavi
Suite**

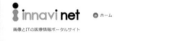

JRC, RSNA
国際モダンホスピタルショウ

**主要学会・展示会の
取材特設サイト**

モダリティやIT製品
IoT製品，ロボットが
見られるバーチャル総合展示

**ヘルスケア
EXPO**

学会・イベントなどの
ポイントを速報

取材報告

編集部が
徹底的にレポート

**施設取材
導入事例**

医療の今と未来を知る
Webセミナー

**ウェビナー
@スイート**

● 画像とITの医療情報ポータルサイト
innavi net http://www.innervision.co.jp インナビネット 🔍

株式会社インナービジョン
〒113-0033 東京都文京区本郷3-15-1 TEL：03-3818-3502 FAX：03-3818-3522 E-mail：info@innervision.co.jp URL：http://www.innervision.co.jp

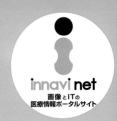

さらに充実！

ヘルスケア EXPO

手術支援ロボットガイド開設

医療機器のバーチャル展示場
モダリティEXPO
CT，MRI，X線装置，
超音波診断装置など

医療ITのバーチャル展示場
ヘルスケアIT展
PACS，ワークステーション，
電子カルテなど

手術支援ロボットのバーチャル展示場
手術支援ロボットガイド
一般消化器外科，泌尿器科，婦人科，整形外科，
脊椎外科，PCIなどの手術支援ロボット

NEW！

ヘルスケア EXPO

手術支援ロボットのバーチャル展示場
手術支援 ロボット ガイド

センハンス・デジタル ラパロスコピー・システム
（アセンサス・サージカル・ジャパン株式会社）

CorPath GRX システム （シーメンスヘルスケア株式会社）

CORI サージカルシステム （スミス・アンド・ネフュー株式会社）

Mako システム （日本ストライカー株式会社）

MAZOR X Stealth Edition （日本メドトロニック株式会社）

Cirq® ロボットアームシステム （ブレインラボ株式会社）

hinotori™ サージカルロボットシステム（株式会社メディカロイド）

株式会社インナービジョン
〒113-0033 東京都文京区本郷3-15-1 TEL：03-3818-3502 FAX：03-3818-3522 E-mail：info@innervision.co.jp URL：http://www.innervision.co.jp

Canon

キヤノンメディカルシステムズ株式会社

画像診断の可能性を変える、

0.25mm×160列 1792ch検出器による

ミクロな世界。

—

AI技術*で、高精細は更なる高みへ。

High Resolution × AI Technology

Aquilion Precision

Precision
Aquilion

*本システム自体に自己学習機能は有しており

一般的名称：全身用X線CT診断装置　販売名：CTスキャナ Aquilion Precision TSX-304A　認証番号：228ACBZX000

キヤノンメディカルシステムズ株式会社　https://jp.medical.canon

Made For life

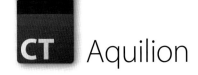

CT Aquilion

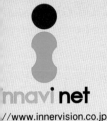

2023
bruary 2

CONTENTS

画像とITの
医療情報ポータルサイト

innavi net
//www.innervision.co.jp

檜山貴志／黒川真理子／佐々木
五明美穂／馬場　亮／太田義明
田村明生／尾崎公美／及川憩人
野崎太希／黒川　遼／森　啓純

INERVISION
p://www.innervision.co.jp
ail info@innervision.co.jp
ver CG : Makoto Ishitsuka

Canon Clinical Report   02

小樽掖済会病院

急性腹症から術前精査まで高精細画像が消化器疾患にもたらす新たな可能性

高精細画像の客観的な "設計図" でがんの進展度
診断や手術支援、大腸CT検査への活用に期待

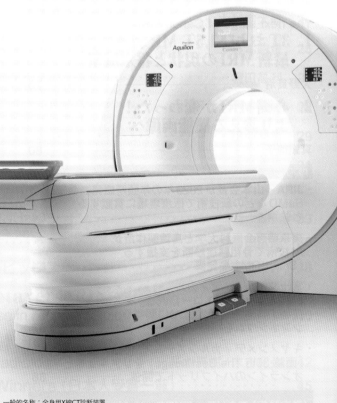

一般的名称：全身用X線CT診断装置
販売名：CTスキャナ Aquilion Precision TSX-304A
認証番号：228ACBZX00019000

Canon

急性腹症から術前精査まで高精細画像が消化器疾患にもたらす新たな可能性

高精細画像の客観的な "設計図" でがんの進展度診断や手術支援、大腸CT検査への活用に期待

Aquilion Precision

小樽掖済会病院

小樽掖済会病院は、小樽・後志地域で消化器疾患に特化した専門的な医療を提供し公的病院としての役割を担っている。同院に2022年9月、キヤノンメディカルシステムズの高精細CT「Aquilion Precision」が導入された。0.25mmスライス厚の検出器やDeep Learning技術を応用した画像再構成技術「Advanced intelligent Clear-IQ Engine（AiCE）」を搭載したAquilion Precisionは、その高精細画像のクオリティが評価され、現在、国内で40台以上が稼働する。消化器疾患を中心とする臨床病院での診療に高精細画像をどう生かすのか、向谷充宏病院長、平野雄士副院長、放射線部の大家佑介副技師長に取材した。

大腸がんなど消化器疾患に対する専門的医療を提供

　同院は、海員（船員）の支援を目的とする日本海員掖済会の病院として1944年に開設された。掖済とは、「腋（わき）に手を添えて救い導く」意味であり、現在では社会の要請に応えて広く一般に向けた医療、介護、社会福祉事業を展開している。病床数は138床ながら、内科、外科ともに消化器を専門とする医師をそろえ、内視鏡による検査・治療、開腹や腹腔鏡下手術、肝動脈化学塞栓術（TACE）、抗がん剤治療まで高度な医療を提供している。向谷病院長は同院の診療について、「小樽市を含む後志二次医療圏には、当院も含めて4つの公的医療機関（済生会小樽病院、小樽市立病院、小樽協会病院）があり、それぞれの特色を生かした診療を提供しています。その中で当院は、消化器疾患に特化して、病気の早期発見と診断、内視鏡的手技をはじめとする適切な治療を提供しています。また、患者さんを最後まで責任を持って診るということで、がんなどの消化器疾患の患者を対象に緩和医療にも力を入れています」と述べる。2021年の手術は大腸がん84件、胃がん17件など総計567件、上部・下部内視鏡（検査、治療含む）6279件、内視鏡的粘膜下層剥離術（ESD）138件などとなっている。また、後志地域は消化器内科・外科の医師が少ないこともあり、倶知安やニセコなどから同院への救急での搬送も多く地域からの信頼も厚い。

　明治期から港湾を中心に物流の要衝として栄えた小樽市だが、現在は人口減少が続き、高齢化率も40％を超えるなど日本の課題を先取りする地域でもある。向谷病院長は、「だからこそ消化器疾患に特化した高度で専門的な医療を全力で提供し、急性期病院としての役割を果たすことが必要だと考えています」と言う。

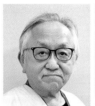 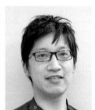

向谷充宏 病院長　　平野雄士 副院長　　大家佑介 副技師長

消化器領域の高精細画像の活用を期待してAquilion Precision導入

　その中で、同院は2022年9月に0.25mmスライス厚の検出器を搭載した高精細CTのAquilion Precisionを導入した。今回は80列CTのAquilion PRIMEからの更新となったが、高精細CTを選定した理由を平野副院長は次のように言う。

　「Aquilion Precisionの高精細画像は従来CTとは一線を画しており発売当初から注目していましたが、当初は大学病院や総合病院に導入されるケースがほとんどで、一般病院のメインの装置として単独で運用するのは難しいと考えていました。特に当院は消化器疾患の撮影が中心で、造影検査の連続撮影での管球の熱耐性や体格の大きい患者さんに対する画質などが懸案でした。情報収集をしつつ経過を見ていましたが、画像については2018年にAiCEが搭載され画質や撮影線量の面で現実的な運用が可能になったこと、また、北海道でも大学病院への導入が進み高精細画像への認知が高まってきたことから、臨床のニーズに高いレベルで応えるためにも導入を決定しました」

　向谷病院長は、消化器外科の中でも肝胆膵の悪性腫瘍を専門として、膵臓、胆嚢・胆道の手術、肝臓の塞栓術を手掛けている。Aquilion Precisionの高精細画像への期待を次のように述べる。

　「Aquilion Precisionに一番に期待するのは、手術のための正確な "設計図" の提供です。消化器のがんの治療においてCTが高精細画像になることで、手術前に深達度やリンパ節転移などがんの広がり具合をより正確に把握して治療方針を決めることができます。さらに、シミュレーションとして利用することで、より正確な手術支援が可能になると期待しています。例えば、肝臓がんであれば何％切除が必要で残肝容積は何ccかが予測できれば、患者さんに最適な治療方針が決定できます。消化管のがんの深達度は超音波内視鏡（EUS）でもわかりますが、CTでは周辺臓器や血管走向を含めた把握が可能で、より客観的な設計図をもたらし、患者さんへの説明にも有効です。高精細画像によってその精度が向上することを期待しています」

手術支援や大腸スクリーニング検査などで高精細画像を活用

　CTの検査件数は2021年度で年間4000件、1日では15件前後でAquilion Precision導入後も検査件数に変化はない。同院での

※AiCEは画像再構成に用いるネットワーク構築にディープラーニングを使用しており、本システムは自己学習機能を有しておりません。

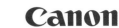

CT検査は、急性腹症から術前精査まで約9割を腹部領域が占める。腹部領域の高精細画像を用いた検査の初期経験について平野副院長は、「腹部血管像など手術支援の画像のクオリティは大きく向上しています。現状ではまだ、最適な撮影条件や造影法については検討中ですが、Aquilion Precisionの高精細画像の持つ基礎的なポテンシャルの高さを実感しています」と言う。大家副技師長は、「造影による血管の描出能は明らかに向上しています。大腸がん症例でも、より末梢の血管まで描出されています。大腸がんの手術では、ガイドラインで支配血管によって10cmごとに切離ラインが決定されますので、高精細画像によってより正確な術前のプランニングが支援できると期待しています」と説明する。消化器領域での高精細画像の有用性について向谷病院長は、「血管の描出能が上がったことで、選択的TACEではCT画像を用いた術前プランニングで栄養血管を同定し、複数の病巣を塞栓した症例を経験しました(**図1**)。心臓領域でカテーテル検査が冠動脈CTに置き換わったように、CTの画像が高精細になることで非観血的で安全な手技が可能になると実感しています」と述べる。

大腸CT検査(CT Colonography:CTC)への適用について平野副院長は、「CTCのVRやvirtual endoscopy(VE)画像でも、1024マトリックスの画像で再構成することで、腸管内の腫瘍の描出能が向上しました(**図2**)。タギングされた残渣の認識もしやすくなっていると感じています。スクリーニング検査にどこまでの画質を求めるかは慎重に検討する必要はありますが、高精細画像が大腸がんの深達度診断にどこまで寄与できるかなど、従来のCTの限界を超えた診断が可能になると期待しています」と述べる。

AiCEの適用でノイズを抑え低被ばくでの検査を実現

同院では、Aquilion Precisionの3つのスキャンモードのうちSHR(0.25mm×0.25mm)で撮影している。画像については、放射線部では1024マトリックスの画像をザイオソフト社製のワークステーション(WS)に保存し参照している。PACSへは、データ容量の関係から512マトリックスに変換して転送しているが、大家副技師長は、「導入前は高精細画像には1024マトリックスが必須だと考えていたのですが、実際の画像を見ると512マトリックスであっても0.25mmの検出器で撮影した画像は分解能が上がっており、明瞭に描出されています」と述べる。また、AiCEについて平野副院長は、「ノイズが自然に除去されており、脂肪組織の部分がクリアに描出されています。Aquilion Precisionの高精細画像と合わせてストレスなく読影可能な画像が提供できています」と述べる。撮影線量についても、Aquilion PRIMEと比較して2〜3割程度低い線量となっている。

Aquilion Precisionでは、X線管球の焦点サイズをラージ(大)4、スモール(小)2の6種類から選択できる。同院では現在、部位や撮影範囲、線量などから自動で焦点サイズを決定するオートモードを使用している。大家副技師長は、「今後、焦点サイズを含めて、管電圧などの撮影条件、造影法など、Aquilion Precisionで高精細画像を収集するための検討を進めていきたいと考えています。高精細画像で何が見えるようになって何がわかるのか、診療科の医師とも相談しながらチャレンジしていきたいと思います」と述べる。

消化器領域での高精細画像のポテンシャルを引き出す

平野副院長はAquilion Precisionの初期経験を踏まえたこれからの方向性について、「Aquilion Precisionで画像の精度が上がって細かい血管や腫瘍などが描出されるようになりましたが、それが実際の読影や診断、その先の治療にどのように寄与するかは、これから検証が必要です。消化器領域での高精細画像の臨床的な価値についてしっかりと示していきたいですね」と言う。

小樽の地で消化器診療を究める同院での高精細画像がもたらす"新しい景色"に期待したい。 (2022年12月19日取材)

■ Aquilion Precisionによる臨床画像

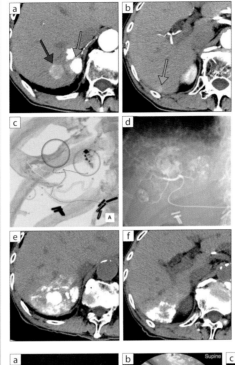

図1 IVRプランニングが有用であった選択的肝動脈化学塞栓術(TACE)
a:塞栓術前 早期相(原発病巣1↓および再発病巣2↓)b:塞栓術前 早期相(再発病巣3↓)c:術前IVRプランニング d:TACE e:TACE後1週 病巣1、2 f:TACE後1週 病巣3
原発病巣1(↓)には初回TACE時のリピオドールが不均一に残存しており、早期動脈相(a)にて近傍に再発病巣2の早期濃染像(↓)を認めた。また、初回TACE後には認められなかった部位が早期動脈相(b)にて濃染され、再発病巣3(↓)を検出することができた。術前IVRプランニング(c)では、原発病巣1(○)の近傍に再発病巣2、3(○、○)を認める。病巣1、2、3の占拠部位は後上亜区域(S7)で肝動脈後上亜区域枝(A7)が栄養血管と確認できたため、親カテーテルを総肝動脈に留置し、マイクロカテーテルを動脈走行および分岐(**青線**)に従ってA7腫瘍近傍まで挿入し塞栓化学療法を施行した。TACE中の造影(d)にて病変2、3の栄養血管は複数本存在したため、S7亜区域全体を塞栓した。1週間後のCT画像(e、f)では多孔性ゼラチン粒子(ジェルパート1mm)による塞栓はwash outされ、再発病巣1、2、3に対する十分な塞栓効果が得られている。患者は合併症なく術後9日で退院となった。

図2 Aquilion Precisionを使用して施行した大腸CT検査の一例
a:内視鏡画像
b:仮想内視鏡画像(マトリックスサイズ:512、スライス厚:0.5mm)
c:仮想内視鏡画像(マトリックスサイズ:1024、スライス厚:0.25mm)
1024マトリックス(c)は512マトリックス(b)に比べ表面の形状が明瞭に表現されている。

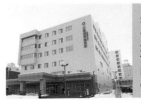

公益社団法人日本海員掖済会
小樽掖済会病院
北海道小樽市稲穂1-4-1
TEL 0134-24-0325
https://www.otaru-ekisaikai.jp

＊記事内容はご経験や知見による、ご本人のご意見や感想が含まれる場合があります。

B000456

Empowering Patients and Partners in Care
RSNA 2022

第108回北米放射線学会(RSNA 2022)が2022年11月27日(日)〜12月1日(木)の日程で,米国イリノイ州シカゴ市のマコーミックプレイスで開催された。新型コロナウイルス感染症(COVID-19)の流行やロシアによるウクライナ侵攻など,不安定な世界情勢が続いてはいるものの,会場内では日本からの参加者も多く見られ,登録者数が約3万8000人,Technical Exhibitの出展企業が644社となり,パンデミック前のにぎわいを取り戻しつつあった。このような状況の中,"Empowering Patients and Partners in Care"がテーマに掲げられた今回,患者や家族,医療者に力を与えるために,放射線診療に従事する人々がどのような役割を果たすべきかを考える機会の5日間となった。

「分断」が進む世界の中で医療者の協調が求められる

2022年のRSNAは,日本からの参加者にとって,長く記憶に残るに違いない。2019年12月に中国でCOVID-19が確認されて以降,パンデミックにより世界が混迷する中,RSNA 2020もその歴史の中で初めてバーチャルミーティングだけで行われた。その翌年,日本国内では断続的に流行が起こり,政府の対策などの影響もあって,RSNA 2021への参加が困難な状況であった。また,マコーミックプレイスでの参加者に対しては,ワクチン接種と会場内でのマスク着用が義務づけられるなど,厳しい条件が設けられた。そのため,日本からの参加者は限られたものとなっていた。そして今回,海外渡航・入国の制限が大幅に緩和され,RSNA会場内もマスク着用義務が撤廃されるなど,日本からの参加のハードルが下がり,放射線診療にかかわる研究者・臨床家・技術者,出展企業の関係者が会場に訪れた。

パンデミックで世界が変わる中,2022年2月に始まったロシアによるウクライナ侵攻により,世界経済はさらなるダメージを受けている。そして,この不安定な情勢を受けて,自国優先主義にも拍車がかかるなど,現代を語る上で「分断」が一つのキーワードになっている。

翻って,医療に目を向ければ,COVID-19により医療従事者同士や患者との結束が強まっている。近年,世界148か国に4万7000人以上の会員を有するなど国際化を進めるRSNAも同様だ。前回の大会長を務めたシンシナティ大学放射線科教授のMary C. Mahoney,M.D.は,President's Addressの中で,デジタル技術を活用して,地域,医療者,患者と協調することが重要だと訴えた。そして今回もその考えを受け継ぎ,テーマには"Empowering Patients and Partners in Care"が掲げられ,患者や家族,医療者に力を与えるために何をするべきか考えるための機会と位置づけられた。

患者の視点に立つことがこれからの放射線診療には重要

初日11月27日に,Arie Crown Theaterで行われたPresident's Address and Opening Sessionでは,今回のテーマに基づき,大会長を務めるラトガース・ニュージャージー州立大学ロバート・ウッド・ジョンソン・メディカルスクール放射線科教授のBruce G. Haffty,M.D.が講演した。"Diagnostic Imaging : Value from the Lens of the Patient"と題した講演の中でHaffty大会長は,医用画像の持つ意義について,患者の視点に立って考えることの重要性を指摘。患者にとって医用画像は確実な診断につながるだけでなく,不安を減らすなど心理的な負担を軽くするものだと述

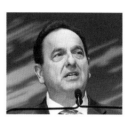 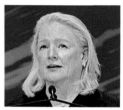

大会長の
Bruce G. Haffty, M.D.

Opening Session
Lecture を行った
Elizabeth A. Morris, M.D.

べた。さらに,患者へのインタビュー映像を紹介して,医用画像は患者やその家族にとっても意思決定を支援するものであり,治療効果を確認できるなど幸福感を得ることにもなると強調。このようなメリットを患者にもたらすために,放射線診療にかかわる人たちには医用画像の価値を示すことが求められていると訴えた。

続く,Opening Session Lectureでは,カリフォルニア大学デービス校メディカルセンター放射線科教授のElizabeth A. Morris, M.D.が,患者の視点を踏まえて講演した。Morris氏は,"Doctor as Patient : Imagining Cancer Survival for All"をテーマに,乳がん患者としての自らの経験に触れ,患者とのコミュニケーションをとることの重要性に言及した。また,乳がん患者が今後大幅に増加し「乳がんパンデミック」が起こると指摘し,乳がんのスクリーニング検査の必要性を訴えた上で,放射線科医の果たすべき役割を説明。がん診療における放射線科医の重要性が高まる

〈0913-8919/23/¥300/論文/JCOPY〉

と述べた。

President's Address and Opening Session では, このほかに American Association of Physicists in Medicine (AAPM) 会長の J. Daniel Bourland, Ph.D. と Chicago Radiological Society 会長の Matthew Harkenrider, M.D. が出席して挨拶を行った。

日本人の発表の2題が Magna Cum Laude を受賞

RSNA は前回から会期を短縮して6日間から5日間へと変更した。会期が1日短縮されたもののプログラムは充実していた。President's Address and Opening Session 以外の Plenary Session では, 2日目の11月28日に, 医師でありピューリッツァー賞作家でもある Siddhartha Mukherjee, M.D. による "Three Visions for the Future of Medicine" と題した講演が行われた。また, 11月29日には "Designing Radiology for Patients, Communities, & the Planet" をテーマに, ヴァンダービルト大学医療センター放射線科教授の Reed A. Omary, M.D. が講演。11月30日には, "Exciting Radiology Game Show : What's Your Emergency? Life in the STAT Lane" と "Machine Learning in Radiation Oncology Clinical Trials and Clinical Practice" が行われた。さらに, 12月1日には, RSNA/AAPM Symposium として "Together We Can Make A Difference" も開かれた。

このほか, 今回の RSNA では, 19分野から900題以上の Scientific Paper, 1300題を超える Scientific Poster, 約1450題の Education Exhibit があった。また, 300コース以上の Educational Course が設けられた。

会期中には, 各賞の受賞が発表された。Magna Cum Laude には20題が選出され, 日本人の発表としては, 檜山貴志氏 (国立がん研究センター東病院) らの "Post-treatment Head and Neck Cancer Imaging : Anatomical Considerations Based on Cancer Subsites" (HNEE-16), 黒川真理子氏 (ミシガン大学) らの "Clinical Applications of MR Spectroscopy in the Era of Molecular and Genetic Diagnosis and Treatment" (NREE-3) が受賞の栄に浴した。

また, Cum Laude には43題が選出された。このうち日本人の発表としては, 佐々木智章氏 (国立がん研究センター東病院) らの "Developments in Lung Cancer -What Radiologists Should Know About the WHO Classification Updates and Developments in Molecular Biology Research" (CHEE-30), 山崎誘三氏 (九州大学) らの "Dynamic Chest Radiography for Pulmonary Vascular Diseases : Clinical Applications and Correlation with Other Imaging Modalities" (CHEE-66), 入里真理子氏 (奈良県立医科大学) らの "Clinical And Radiological Features Of Hepatocellular Carcinoma : An Update In The Era Of Systemic Therapy" (GIEE-115), 東南辰幸氏 (久留米大学) らの "LR-M in LI-RADS v 2018 : Non-HCC Malignacies and Atypical HCC" (GIEE-80), 高橋宏彰氏 (メイヨークリニック) らの "Imaging of Perirenal Retroperitoneal Lymphatic Systems : Anatomy, Function and Conditions" (GUEE-1), 五明美穂氏 (杏林大学) らの "Clinical Impact of MR Bone Imaging on Head and Neck

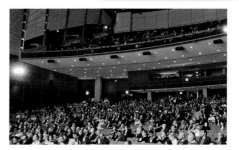
President's address and Opening Session 会場の Arie Crown Theater

Diseases" (HNEE-32), 馬場 亮氏 (ミシガン大学/東京慈恵会医科大学) らの "Advanced Imaging of Head and Neck Infection" (HNEE-46) の7題が受賞した。

644社が出展した Technical Exhibit

会期が1日短い Technical Exhibit は, 11月30日まで行われた。出展企業数はコロナ禍前に戻りつつあり, 会場は活気に包まれた。前回の495社を大幅に上回る644社が出展し, 展示面積も約36万4000平方フィート (約3万3817m^2) となった。このうち124社が初出展であった。

また, 特設展示などについては, 人工知能 (AI) をテーマにした AI Showcase, 3D Printing & Mixed Reality Showcase, Educators Row, First-Time Exhibitor Pavilion, Recruiters Row が設けられた。ほかに, 出展企業による Industry Presentation も多数用意された。

＊　＊　＊

今回は, 合計で約3万8000人が登録するなど, かつての RSNA を思い起こさせる5日間であった。そして, この5日間は, 新しい時代に向けた放射線診療のあり方を共有する時間でもあった。なお, RSNA 2022 のバーチャルミーティングは5月1日までアクセスが可能である。次回, RSNA 2023 は, 11月26日 (日) ～30日 (木) の日程で, マコーミックプレイスで開催される。大会長は, ノースカロライナ大学放射線科教授の Matthew A. Mauro, M.D. が務める。

＊ Technical Exhibit の詳細は, 2月号別冊付録「RSNA 2022 ハイライト」およびインナビネット「RSNA 2022 スペシャル」(http://www.innervision.co.jp/report/rsna/2022) をご覧ください。

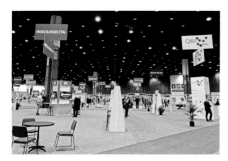
Education Exhibit の会場 Lakeside Learning Center

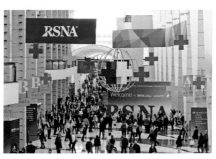
にぎわいを見せるグランドコンコース

エキスパートによる**RSNA 2022**ベストリポート

1. 領域別技術と臨床の最新動向
頭頸部（頭頸部腫瘍）

檜山　貴志　国立がん研究センター東病院放射線診断科

本稿では，RSNA 2022の頭頸部画像診断の発表のうち，頭頸部腫瘍に関する発表の概要をお伝えする。全体としては，頭頸部腫瘍領域ではホットなトピックは少なく，幅広い内容の演題が発表されていた。そういった中でも，リキッドバイオプシー，拡散強調画像（DWI）の歪み補正技術，甲状腺腫瘍，68Ga-DOTATATE CT/PET，MR bone image，photon counting CTが注目される。

● 学術研究

1. 頭頸部腫瘍画像診断

2022年も例年どおり，頭頸部がんの学術発表のセッションが行われ，5演題が発表された。初めに基調講演として，循環腫瘍HPV-DNA（circulating tumor human papillomavirus DNA：ctHPVDNA）がトピックとして語られた（W3-SSHN03-1）。ctHPVDNAは血液から得られるデータであり，HPV関連中咽頭がんのバイオマーカーとして注目されている。HPV関連中咽頭がんの化学放射線療法（CRT）後再発におけるctHPVDNAの陽性適中率は94％と報告されており，PETの陽性適中率を上回る。HPV関連中咽頭がんの治療後に軟部組織が遺残し，PETでも淡い集積を呈する場合があるが，この際にctHPVDNAを測定することで，再発かどうかをより正確に判定できる。フォローアップ画像とctHPVDNAを組み合わせることで，より再発診断やその後のマネージメントが正確になる可能性があり，今後の普及に期待したい。一般演題では，DWIにreverse encoding distortion correction（RDC）を用い，DWIの歪みが改善したとの報告があった（W3-SSHN03-4）。また，EPI with compressed SENSE（EPICS）や

multi-shot EPIを使用した研究（S3A-SPHN-1, 3）でも同様に歪みが改善されていた。日常診療において，DWI・見かけの拡散係数（ADC）は，腫瘍の質的診断や再発診断の際に有用なシーケンスであるが，ほかの画像と比較する際に歪みによる位置ズレが起こる。特に小さな病変であった場合に，ADC mapのどの部位に病変が一致するのかがわかりにくい場合も多く，歪みに対する補正技術は有用かと思われる。

2. 甲状腺腫瘍の画像診断

甲状腺・副甲状腺腫瘍の学術発表のセッションでは，甲状腺がんに関する発表が3演題あった。甲状腺濾胞癌に関する研究では，telomerase reverse transcriptase（TERT）プロモーター変異を有する超音波所見に関する研究があった（M1-SSHN02-2）。TERTプロモーター変異陽性の濾胞癌は，悪性度が高いことが知られている。超音波所見として，微細分葉状の形態（microlobulated margin）とpunctate echogenic fociが特徴であることが発表された。甲状腺乳頭癌のCTに関する報告では，CTを撮影することによりリンパ節のN分類が変化し，3.3％の症例で郭清範囲に影響を与え，無再発生存期間を改善させることが示されていた（M1-SSHN02-6）。甲状腺腫瘍は2022年に世界保健機関（WHO）分類第5版のβ版が発表されており，これに関連する報告が今後予想される。

● 教育展示

頭頸部の教育展示は64演題あり，頭頸部がんに関連するものは20演題程度であった。今回も多数の質の高い教育展示が発表されていた。頭頸部がん関連の演題では，頭頸部がんの再発様式を各亜部位でまとめた発表がMagna

Cum Laude（HNEE-16, 47ページ参照），顎下リンパ節転移についての発表がCertificate of Meritを受賞した（HNEE-10）。そのほか，SMARCB1欠損鼻副鼻腔がん，画像バイオマーカー，頭頸部神経内分泌腫瘍，NI-RADS（Neck Imaging and Reporting and Data System），甲状腺がん，喉頭・咽頭悪性腫瘍，放射性下顎骨髄炎，再建の画像診断，頭頸部肉腫，鼻副鼻腔がん，術後の気道変化など，幅広い演題が発表されていた。がんではないものの，Cum Laude受賞演題では，MR bone imageに関する発表があった（HNEE-32, 51ページ参照）。MR bone imageでは骨皮質が描出可能であり，MRIによる下顎骨や頭蓋底骨浸潤の評価がより正確になるかもしれない。

● 教育講演

核医学分野の教育講演では18F-FDG PET/CTのステージング，フォローアップ時の評価方法や注意点の解説があった（T1-CNMMI10）。比較的新しいトレーサーとして，68Ga-DOTATATE PET/CTが紹介された。68Ga-DOTATATEはソマトスタチンアナログを68Gaで標識したものであり，神経内分泌腫瘍へ集積するトレーサーである。頭頸部では，神経内分泌腫瘍，傍神経節腫，嗅神経芽細胞腫，甲状腺髄様癌に集積する。嗅神経芽細胞腫は，しばしば硬膜浸潤あるいは硬膜転移を来し，検出が難しい場合があるが，68Ga-DOTATATE PET/CTでは脳への集積がないため，硬膜病変を容易に検出可能である。また，18F-fluciclovine PET/CTは主に前立腺がんに用いられているが，前立腺がんステージング時に偶発的に併発した中咽頭がんへの集積があったものの，中咽頭がんは見逃されていたという症例の提

〈0913-8919/23/¥300/論文/JCOPY〉

示があった。このように，新たなトレーサーが出現した際にも，ほかのどのような腫瘍に集積するかを知っておく必要がある。

頭頸部画像の技術的なセッションでは，生検，MRI，CTにおけるtipsが解説された（R7-CHN07）。生検では穿刺吸引細胞診（FNA）・core needle biopsy，USガイド下・CTガイド下の使い分け，MRIに関しては，DWI・脂肪抑制法の基本的事項と，臨床応用についての説明があった。dual energy CT（DECT）では，腫瘍の造影効果を強調することで病変を発見しやすくすることが解説されていた。photon counting CTへの言及もあったが，頭頸部がんに対してはまだ知見が出ていないようである。今後，頭頸部がんでの応用が進んでいくことが予想される。

* * *

本稿を通し，RSNA 2022における頭頸部腫瘍領域の発表の概要を感じ取っていただければ幸いである。

＊太字および（　）内は演題番号

エキスパートによるRSNA 2022ベストリポート

1. 領域別技術と臨床の最新動向
頭頸部（頭頸部がん以外を中心に）

馬場　亮　ミシガン大学放射線科神経放射線部門／東京慈恵会医科大学放射線医学講座

本稿では，筆者が専門とする頭頸部領域の，RSNA 2022における技術と臨床の動向に関して，頭頸部がん以外を中心に解説する。

Artificial Intelligence（AI）

最近の潮流として多く見られるAIに関する教育講演や研究発表は，2021年と同様に，頭頸部がん以外の頭頸部領域では確認できなかった。AI Showcaseでは，頭頸部CTでのノイズ除去のAIに関する発表があった。頭頸部がん領域や頭頸部以外の領域におけるAIに関する内容は，教育講演や研究発表を含めて多く認められ，今後も頭頸部領域を含めてAIによる研究・発表が増えていくと思われる。

Photon-counting CT

頭頸部領域のphoton-counting CTでは，2022年に低線量側頭骨CTの高い空間分解能，有用性に関する報告[1]が*AJNR*に掲載されている。今回の学会では，その論文の画像を紹介する発表がいくつか見られた。また，photon-counting CTでの副鼻腔CTの精細な画像を提示する発表も見られた。photon-counting CTの頭頸部領域での有用性は高いと思われ，今後の普及が望まれる。

● 頭頸部領域の教育講演

"Science Session with Keynote：Head and Neck（Temporal Bone）"は，後に続く研究発表の前座として10分程度の教育講演があるセッションであった。筆者の留学先のsupervisorであるAshok Srinivasan教授が講演の演者を務めた。2D BLADE turbo gradient- and spin-echo imaging（TGSE BLADE）diffusion-weighted imaging（DWI）の中耳真珠腫診断に関する有用性[2]，見かけの拡散係数（ADC）による中耳真珠腫術後再発の予測，DWIとT2強調画像やCTとの融合画像における中耳真珠腫の局所進展評価に関する有用性，経時的差分CT画像による中耳真珠腫乳突腔進展に関する研究の解説が行われた。特に，筆者の研究である経時的差分CT画像の内容[3,4]に関して，結果や画像を詳細に解説いただき，非常に印象的であった。プレゼンテーションも明解でわかりやすく，非常に学ぶところの多い講演内容であった。また，タイトルが印象的な"Horse/Zebra Head and Neck Case Based Session"という教育講演が設定されていた。頭頸部がん以外では，副甲状腺腺腫，浸潤性真菌性鼻副鼻腔炎，血管奇形の典型画像と非典型的画像が提示され，それぞれの鑑別のキーポイントが解説されるといった基調的内容であった。"Focal Cranial Nerve Deficits——A Symptom Based Session"は，2021年も同様の形式のセッションがあったが，症状を基盤とした頭頸部疾患の画像診断アプローチに関する講演形式であり，画像所見とともに臨床的事項が中心となっている点が教育的であった。

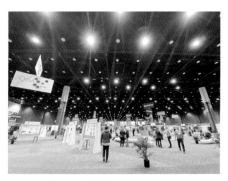

RSNAポスター会場
（画像ご提供：ミシガン大学・黒川　遼先生）

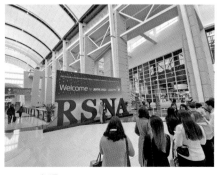

RSNA会場
（画像ご提供：ミシガン大学・黒川　遼先生）

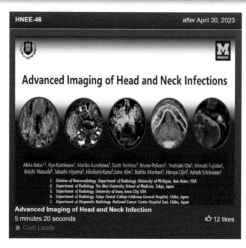

筆者が Cum Laude を
受賞した演題

● 頭頸部領域の
デジタルポスター発表

"Clinical Impact of MR Bone Imaging on Head and Neck Diseases" は，杏林大学の五明美穂先生らによる Cum Laude を受賞した教育演題である（51ページ参照）。MR Bone Imaging は，骨関数表示 CT に類似した MR 画像である。骨構造が複雑に多く存在する頭頸部領域における同画像の有用性は考慮していたが，今までに頭頸部領域に関する報告はなかった。本演題における頭頸部，頭部領域の病的所見や側頭骨領域の MR Bone Imaging は，筆者が初めて見るもので，非常に印象的で興味深かった。"Advanced Imaging of Head and Neck Infections" は，われわれが Cum Laude を受賞した教育演題である（51ページ参照）。本演題では，頭頸部感染症における最新画像に関して概説した。dual energy CT や金属アーチファクト低減アルゴリズム，ADC やダイナミック造影 MRI を含む MRI のさまざまな撮像方法，サブトラクション CT 技術などを紹介した。

* * *

RSNA 2022 の頭頸部領域の動向に関して，頭頸部がん以外を中心に解説した。

●参考文献
1) Benson, J.C., Rajendran, K., Lane, J.I., et al. : A New Frontier in Temporal Bone Imaging : Photon-Counting Detector CT Demonstrates Superior Visualization of Critical Anatomic Structures at Reduced Radiation Dose. *Am. J. Neuroradiol.*, 43 (4) : 579-584, 2022.
2) Lin, M., Geng, Y., Sha, Y., et al. : Performance of 2D BLADE turbo gradient- and spin-echo diffusion-weighted imaging in the quantitative diagnosis of recurrent temporal bone cholesteatoma. *BMC Med. Imaging*, 22 (1) : 132, 2022.
3) Baba, A., Kurokawa, R., Kurokawa, M., et al. : Preoperative prediction for mastoid extension of middle ear cholesteatoma using temporal subtraction serial HRCT studies. *Eur. Radiol.*, 32 (6) : 3631-3638, 2022.
4) Baba, A., Kurihara, S., Kurokawa, R., et al. : Comparative evaluation of temporal subtraction computed tomography and non-echoplanar diffusion-weighted imaging for the mastoid extension of middle ear cholesteatoma. *Auris Nasus Larynx*, 49 (6) : 956-963, 2022.

エキスパートによるRSNA 2022ベストリポート

1. 領域別技術と臨床の最新動向
中枢神経系

黒川　遼　ミシガン大学放射線科/東京大学医学部放射線医学教室

今回の RSNA では，米国の多くの都市ですでにそうなっているように，ある意味で新型コロナウイルス感染症（COVID-19）が感冒と同様のものとして扱われ，それにより多くの参加者が現地（シカゴのマコーミックプレイス）に訪れることができた。コロナ禍以前の熱気が復活したような，非常に活気のある記念すべきものであった（図1〜4）。

● レクチャー

中枢神経系領域では，初学者でもわかりやすいよう工夫されている教育的なセッションとして，小児の脱髄性疾患〔多発性硬化症（MS），視神経脊髄炎スペクトラム（NMOSD），MOG 抗体関連疾患（MOGAD）など〕や，頭部単純 CT で診断すべき救急疾患，さまざまな脊髄の手術や，それに関連した変化の画像所見，頭部・顔面外傷の CT の解説などに，多くの視聴者が集まった。また，2021 年に，5 年ぶりに改訂された世界保健機関中枢神経系腫瘍分類の第 5 版（WHO CNS5）に関しては，小児の腫瘍についての分類・診断基準の変更点や，それに関連した放射線診断レポートへの影響などが解説され，その人気からも注目度の高さがうかがわれた。

● 企業展示

企業の展示会場では，以前からのブームを引き継ぐように，AI 関連のショーケースに注目が集まっていた（図5）。筆者がブースで直接解説してもらった中で，Cortechs.ai 社による「NeuroQuant」という製品について紹介したい。この製品は，臨床で撮像された MRI データをサーバに送ると，1 症例につき 5〜10 分という短い時間で，脳のセグメンテーション，脳腫瘍や脱髄巣の自動セグメンテーションと体積計測を行ってくれる。脳腫瘍については，造影されない領域，造影される領域，壊死／嚢胞変性した

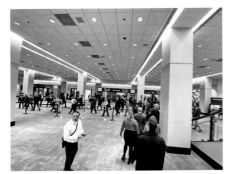

図1　参加者のバッジ受け取りの長蛇の列

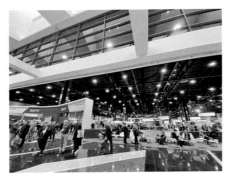

図2　機器展示会場前

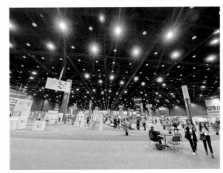

図3　ポスター会場

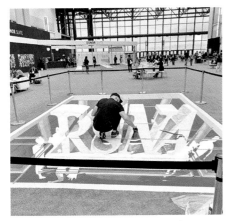

図4　ポスター会場前の記念撮影ブース
　　　制作中の様子

領域，術後変化の領域，という細分類まで自動化されており（図6），デモで示された画像をページングしたかぎりにおいてはセグメンテーションのクオリティも高かった。さらに，同一IDのデータがシステムに存在している場合には，以前のデータを引き出して経時的な体積変化を数値化し，グラフで表示することもできる。筆者は自身の研究において手作業で脳腫瘍のセグメンテーションを行っているので，この技術によるセグメンテーションの高速化や自動化の利便性が有望なものであると強く感じた。脳腫瘍の領域別の体積計測の自動化は，治療効果や増悪の程度の客観化にも最適であり，臨床応用されれば意義が大きい。また，部位別の脳構造の体積がルーチンで計測されて過去画像との比較が可視化されるようになれば，病的な脳萎縮がより早期に検出可能になり，認知症への応用も期待される。病変のセグメンテーションについては，腫瘍のみならず脱髄プラーク用のアプリケーションもあるという。このような，放射線科

の日々の読影業務を補強するような技術の発展・臨床応用には今後も期待したい。

● 教育展示 in Digital Presentation System（DPS）

DPSでは，132演題の中枢神経系領域の教育展示が公開された。多くのすばらしい展示の中で，Magna Cum Laude 2演題，Cum Laude 4演題，Certificate of Merit 19演題の，計25演題が受賞を勝ち取り，*RadioGraphics*誌（2021年のimpact factor 6.312）からの実質的なinvitationであるIdentified for *RadioGraphics*には5演題が選出された。日本人が筆頭の演題としては，中枢神経系領域からは妻の黒川真理子医師と筆者の以下の演題が選出された。

【Magna Cum Laude受賞】
・黒川真理子，黒川　遼，永縄将太郎，森谷聡男ら：Clinical Applications of MR Spectroscopy in the Era of Molecular and Genetic Diagnosis and Treatment（NREE-3，47ページ参照）

【Identified for *RadioGraphics*】
・黒川　遼，黒川真理子，原田太以佑，森谷聡男ら：Dural and Leptomeningeal Diseases：Anatomy，Etiology，and Neuroimaging（NREE-4）
・黒川真理子，黒川　遼，馬場　亮，John Kim，森谷聡男：Cytokines and the Central Nervous System：What the Radiologists Should Know?（NREE-9）

【Certificate of Merit受賞】
・黒川真理子，黒川　遼，馬場　亮，森谷聡男ら：Pearls and Pitfalls of

Diagnosing Spinal Cord Abnormalities：Emphasis on Patterns in T2-，Postcontrast T1-and Diffusion-Weighted Images（NREE-12，60ページ参照）
・黒川　遼，黒川真理子，仲谷　元，森谷聡男ら：Pediatric Neurodegenerative Diseases：Pathophysiology and Neuroimaging features（NREE-27，59ページ参照）

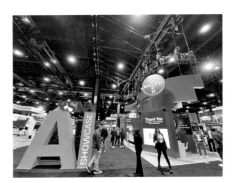

図5　AI Showcase

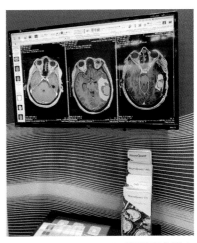

図6　NeuroQuantでの脳腫瘍自動セグメンテーションの様子
Gliomaの造影されない領域（黄色），造影される領域（赤），切除腔（黄緑），壊死部（水色）が自動的に色分けされて表示されている。

1. 領域別技術と臨床の最新動向
乳　腺

片岡　正子　京都大学大学院医学研究科放射線医学講座（画像診断学・核医学）
飯間　麻美　京都大学医学部附属病院先端医療研究開発機構・放射線診断科

　RSNAにおいては乳腺画像について学会中に学べることは非常に多く，研究のみならず臨床でもぜひ参加をお勧めしたい。特に今回は，乳がん検診への人工知能（AI）の応用を中心に，新しいBreast Imaging Reporting and Data System（BI-RADS）の導入などの話題も併せて報告する。

　マンモグラフィ読影におけるAIを用いたcomputer assisted diagnosis（CAD）の活用法としては，読影者2人のうち1人をAIに入れ替えるindependent readerのほか，検診で悪性の可能性のきわめて少ない画像を選り分けるtriageがある。前者においては，5万人を超えるスウェーデンからのデータにおいて，double readingの放射線科医のうち1人をAIに入れ替えることにより，診断能，がん発見率を下げることなく要精査率を下げることができると報告されていた（AI as an Independent Reader of Screening Mammograms-Results From a Prospective Study of 55,579 Women：S3B-STCE-1）。オーストラリアでのコホートデータを用いたシミュレーション検討でも同様の検討が行われ，読影症例数，要精査率，乳がん見逃しの減少が利点と報告されている〔Real-World Retrospective Cohort Studies of Artificial Intelligence（AI）Readers in Population Breast Cancer Screening：S3B-SPBR-6〕。

　11月28日（月）の"Breast Imaging（Breast Screening with AI - An Update）"では，数万～十万件を超える規模の後ろ向き研究と並んで，ドイツからは，AIの結果を参考に読影者が読影を行うシステムの導入前後での前向きデータで，有所見率を変えることなくがん検出率が向上（4.5→5.8）したことが

報告された（Real World Clinical Impact of Implementing Artificial Intelligence on Radiologists' Performance in High Volume Mammography Screening：M3-SSBR03-5）。また，デンマークからは，AI-CADにより悪性疑いスコアを付け，低いものを読影に回さないtriageのシステム導入前後で，読影に要するwork loadが37.5%，要精査率は27.6%低下したとの報告があった（A Prospective Study of Breast Cancer Screening with AI as First Reader for Likely Normal Mammographies：M3-SSBR03-6）。

　12月1日（木）にもAIに関連したセッションが設けられていた。デジタルブレストトモシンセシス（DBT）においても，triageとしてのAIの活用が検討され，50万を超える検査を対象にした後ろ向きシミュレーション検討においては，偽陰性を出すことなく読影に回す画像を40%削減できるとの発表があったKeynote Lectureでは，ethicsの問題のほか，学習データの偏りについて，「アメリカの特定の州に多いethnicityについての記載がなく多様性にかけるため，結果として含まれない人にとって役に立ちにくいAIが作られている可能性がある」との重要な指摘があった〔Artificial Intelligence（AI）System for Automated Triage of Negative Digital Breast Tomosynthesis（DBT）Exams：R1-SSBR10-1〕。確かに，われわれの立場に立って考えると，日本人のデータを使っていなかったら，われわれにはあまり役に立たないものが市場に出回ってしまう可能性があるのだろうかと考えさせられた。

　米国放射線学会（ACR）のBI-RADS改訂案についてのセッション（BI-RADS

Next Edition Update：Mammography，Breast Ultrasound and Breast MRI：W1-CBR05）も注目である。マンモグラフィではtomosynthesis synthetic 2Dについての記載・画像追加や，lexiconの一部変更がある。超音波ではnonmassの導入やリンパ節の詳細な記載が入る。MRIでは，abbreviatedやFAST protocol（いわゆるultrafast），拡散強調画像（DWI）の記載追加や，focusの廃止，category 4におけるsubcategoryの採用など，盛りだくさんであった。実際の改訂は約1年後とのことではあるが，方向性は確認しておきたい。

　造影マンモグラフィは診療での普及が進んでいるようである。現状に関する講演があり，検診への応用は検討中だが，高濃度乳房の女性に対する検診を比較するBRAID studyが紹介され，MRI，USもある中で，どのような位置づけとなるのか結果が待たれる（Contrast Enhanced Mammography：Technique and Indications：R7-CBR01）。

　最後に，breast imagingの世界的な研究者でもあるElizabeth A. Morris先生が，自身が初期の乳がんと診断された

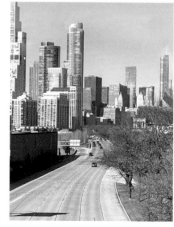

学会場から見たシカゴの街の風景

経験を踏まえつつ，現在の画像診断・がん検診の問題点や，radiologistと患者との関係について語った初日のPlenary Lectureは心を打った。可能な方は上記のセッションと併せ，ぜひともこちらも視聴いただきたい。

（片岡正子）

今回，QIBAとJ-QIBAの会議に乳腺部門より参加させていただいたので，内容を報告する。QIBAは"Quantitative Imaging Biomarker Alliance"の略であり，医用画像の定量化を目的として，RSNAの一組織として活動を行っている。J-QIBA（Japan-QIBA）は，日本医学放射線学会の一組織として設立された。当日は，日本からのJ-QIBAの活動の説明の後，QIBAのchair，vice chairの先生方からも，ここ数年の定量化に関する取り組みの紹介があり，その後，双方の活発な議論が行われた。QIBA vice chairのCaroline Chung先生からは，AIの時代だからこそ定量化が重要である（#QIforAI：定量イメージングがAIの発展を促し，臨床応用を可能とする，#AIforQI：AIの使用により，定量イメージングの改善および臨床応用が可能となる）というお話があった。撮影技術の違いだけでなく，AIがMRIやCTなどの撮影技術に次々と応用され，拡散MRIからのADC値などに影響を及ぼしている現在，本格的に検討していかなければならないと考えさせられた。RSNAのYouTube上でもQIBAの活動がわかりやすく紹介されているので，興味を持たれた方はぜひのぞいていただけたらと思う（rsna，qiba，youtubeで検索）[1]。乳腺部門からは，乳腺専用ファントムの有用性について発表した。会の後，ファントムメーカーであるCaliberMRI社のブースに立ち寄ると，QIBA vice chairのGudrun Zahlmann先生も来られ，親身にファントム相談に乗ってくださったことは本当にありがたかった。DWIは，

乳腺領域でBI-RADSの次版に（具体的な用語の言及まではなさそうなものの）導入予定であることが今回のRSNAでも発表されており，DWI定量評価についても今後無視できなくなるであろうと考えられる。標準化はなかなかハードルが高い課題であるが，臨床である程度落とし込めるような，効率的な標準化の方法をJ-QIBAからも探っていくことができればよいのかもしれない。

抄録は片岡先生の項目で詳細に触れられているため，筆者からは2演題を紹介する。1演題目は，乳がんの既往歴を持ち，直近のスクリーニングMRIが陰性（BI-RADS category = 1, 2）であった女性において，（スクリーニングMRI陰性後の）再発乳がんのリスク因子を検討した発表である。手術後からMR撮像までの間隔（術後3年以内，3年以上）は特に再発リスクと関連がなく，*BRCA*遺伝子変異あり〔odds ratio (OR)：10.35，95% CI：2.74～39.07，P = .001〕，（乳房全摘術でなく）乳房部分切除術の既往（OR：5.68，95% CI：1.66～19.51，P = .006），術後補助化学療法を受けていること（OR：2.70，95% CI：1.21～6.03，P = .016）が，再発乳がんの発生リスクと独立に関連していたとのことである（Outcomes Following Negative Screening Breast MRI Results According to Interval from Breast Cancer Surgery and Associated Risk Factors in Women with a Personal History of Breast Cancer：T7-SSBR06-2）。

また，浸潤性乳がんの治療効果判定を目的とする乳房MR画像のchallengeの結果発表〔Breast Multiparametric MRI for Prediction of NAC Response Challenge (BMMR2)：T3-SSBR05-2〕も興味深かった。世界中の施設から参加可能な，I-SPY 2試験のサブスタディであるACRIN (American College of Radiology Imaging Network) による

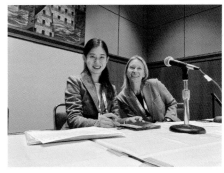

Roberta Strigel先生（右）と座長をご一緒させていただいた〔筆者（飯間：左）〕

A6698試験において，DWI，造影画像を自由に使って病理学的完全奏効（pCR）を予測できるか検討するものである。このchallengeは，登録さえすれば世界中の施設から参加可能であり，米国，イスラエル，ドイツのチームがトップ3であった。造影画像をradiomicsを用いて解析したものが一番診断能が良好（AUC = 0.84）であったが，DWI上の，治療後の体積を計測したシンプルな解析モデルも結構良い診断能であった（AUC = 0.80）。

今回のRSNAのセッション数は，AI（149），Imaging Informatics（140）に続き，臓器別ではBreast（120）が飛び抜けて多く，筆者が座長を担当したBreastのScientific Presentationのセッションでも，同時並行で別のBreastのセッションが行われていた。RSNAに採択される抄録のレベルも毎年高くなっているようで，また，検討する症例数もかなりのものが求められるようになっていると思われる。単施設だけでなく，複数施設での共同研究によるエビデンス発信も，これからはますます重要になってくるかもしれない。

（飯間麻美）

＊太字および（　）内は演題番号

●参考文献
1) RSNA：QIBA YouTubeチャンネル
https://youtube.com/playlist?list=PLEUiLXWVNND34G8o60fXxjbxiQi7Z727p

エキスパートによる**RSNA 2022**ベストリポート

1. 領域別技術と臨床の最新動向
胸　部

福田　大記 東京慈恵会医科大学放射線医学講座

● Scientific Session

　胸部領域では，artificial intelligence（AI），interstitial lung abnormalities（ILA），photon counting detector CT（PCD-CT）など，現在トレンドとなっているテーマの発表が多かった。AIの分野では，胸部単純X線写真をAIで解析することにより，10年後の心血管系リスクを予測できるという発表があった（T3-SSCH04-1）。現在の米国心臓病学会（ACC）と米国心臓協会（AHA）のガイドラインでは，一次予防のためのスタチン投与に当たっては，主要な有害心血管疾患イベントの10年リスクを推定することが推奨されている。このリスクは，年齢，性別，人種，収縮期血圧，高血圧治療，喫煙，2型糖尿病，血液検査など，多くの変数を用いて算出されるが，必要な変数がすべて得られないことが多い。そこで，集団ベースで利用可能なスクリーニング法の開発が望まれている。この発表では，AIを用いることで胸部単純X線写真から心血管イベントの高リスク者を特定することが可能であると報告された。本研究は画像診断におけるAIが，現在の病気の診断のみならず，将来の疾患イベントの予測にも利用できる可能性を示した内容であった。

　さらに，AIの分野では，AIを利用することにより，肺結節の診断において画像診断医のfree-response receiver operating characteristic（ROC）と感度の向上，偽陽性率の低下，平均読影時間の短縮（336秒から100秒）をもたらしたとの報告があった（R6-SSCH10-3）。AIアシストによる肺結節検出は，診断精度の向上や画像診断医の読影負担の軽減とともに，疾病予防の改善による医療費削減にもつながる可能性がある。本邦ではいまだ本格的にAIを用いた読影

を導入している施設は少ないと思うが，AI支援のソフトウエアが読影端末にパッケージされるようになってきた。読影量の増加や医療安全が叫ばれる時代において，積極的なAI支援システムの導入が必要であると感じた。

　ILAの発表では，大阪大学の秦　明典先生が，ILAと食道がん患者における死亡率の関連性について発表した（M3-SSCH03-5）。特に進行食道がんにおいては，ILAの合併が生存期間を有意に短縮させていた。ILAが食道がん患者の予後予測の上で重要な因子であることを示唆する内容である。また，ILA患者では，非ILA患者よりも肺炎／呼吸不全による死亡の確率が高い傾向があり，肺炎の合併に慎重な対応が必要であることを示す発表であった。

　PCD-CTの発表では，被ばく線量が問題となる小児の胸部CTにおいて有用であるという報告（M3-STCE-1）や，画質を維持したまま被ばく線量を大幅に低減できたという報告がなされた（M3-STCE-2）。

● Scientific Poster

　演題数は101であった。Scientific Posterにおいても簡単なプレゼンテーションやディスカッションの時間が設けられている。"ゼロコロナ政策"の影響で

中国の演者は現地参加ができなかったため，あらかじめ発表ポスター内にプレゼンテーション用の動画が添付されているものもあった。分野別ではAI関連が最も多く，約30演題であった。無症候性の肺動脈血栓塞栓症など，AIで偶発的に検出された所見をどう扱うかに関する発表もあった（R5B-SPCH-1）。AIが普及していく中，今後増加が予想される偶発症に関連した研究も重要であると感じた。次に多かったのは新型コロナウイルス感染症（COVID-19）関連で，約20演題であった。ワクチンの種類やCOVID-19のvariantによる肺炎像の違い，肺炎罹患後の経時的変化など，COVID-19が初めて報告され3年余りの症例蓄積を感じさせる発表内容であった。

● Education Exhibit

　演題数は121であった。Scientific Posterとは異なり，発表内容は多彩であった。中には，胸部CTの読影時に認める骨病変の鑑別や心筋の評価など，胸部読影時に避けて通れない肺疾患以外のピットフォールに関連した発表もあった。今回，Magna Cum Laudeを受賞した"Going with the Flow：Understanding Flow Artifacts"は，日常臨床で遭遇するさまざまな造影剤のフローアーチファクトを解説した内容であった（CHEE-28）。

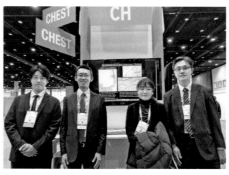

図1　筆者のScientific Posterの前でお世話になっている胸部の先生方との記念写真
左から聖路加国際病院の山田大輔先生，筆者，佐賀大学の江頭玲子先生，大阪大学の梁川雅弘先生

アーチファクトの原因となる流体力学を実際のインクを用いて写真や動画で再現した上で，そのメカニズムを説明しており，説得力のある発表であった。

● RSNA 2022に参加して

しばらくは，画像診断全般における研究テーマの主流はAIであろうと感じさせられた。また，従来型のenergy integrating detector CT（EID-CT）に代わり，PCD-CTの研究成果が次回以降台頭してくるであろう。PCD-CTは被ばく線量の低減，高分解能，アーチファクト低減などをもたらしている。しかし，間質性肺炎の評価においては，正常肺における細かなノイズがまだ存在し，そ

れが真の間質影であるか迷う所見があるため，さらなる技術の改善余地があるように感じた。

筆者は，前回のRSNA 2021はCOVID-19のデルタ株拡大による海外渡航の規制もあり，virtual meetingでの参加であったが，今回は大学の海外渡航規制も緩和されたため現地参加ができた。しかし，渡航前にはワクチン接種証明のアプリ登録などに意外と手間取った。高齢者やITに長けていない人は，海外渡航もままならない時代になってきていると感じた。米国ではCOVID-19は風邪と同類の扱いになってきているとはいえ，今回のRSNA 2022の日本人参加者は例年の半分程度の100人前後で

あったようだ。幸いにも，筆者が普段からお世話になっている胸部領域の先生方には会場でお会いすることができた（図1）。また，シカゴのダウンタウンでは楽しい会話をしながら美味しい夕食もご一緒させていただいた。つくづくこの仕事を続けてきて良かったと改めて感じた。

今回は円安や燃料高騰による航空費の値上げ，米国での物価高の影響もあり，海外渡航が難しくなったと感じた。しかし，現地参加すると多くの刺激を受け，放射線医学の最新のトレンドを知ることができる。筆者にとってRSNA 2022は，コロナ禍の中で陥りがちな「井の中の蛙大海を知らず」にならないよう見識を広める上で，絶好の機会であった。

エキスパートによるRSNA 2022ベストリポート

1. 領域別技術と臨床の最新動向
循環器

山崎　誘三　九州大学大学院医学研究院臨床放射線科学分野

● Virtual参加のRSNA

2022年11月27日（日）～12月1日（木）の期間で，米国シカゴにて，RSNA 2022が開催された。今回のテーマは"Empowering Patients and Partners in Care"で，画像診断の価値をより高めるため，患者ケアにおける放射線医学の役割と，患者のニーズに合わせた医療環境の構築における放射線科医の役割に焦点を当てているそうである。筆者は残念ながら日本からのvirtual参加となっ

たが，PCを通じて送られてくる現地の様子はコロナ禍前のものと大差なく，演者，聴衆共にノーマスクで過ごしていることに「あぁ，やっぱり」と思うとともに，「日本はこれからどうなるんだろう」となんとなく不安を感じた。初めてvirtual参加をしたが，ログインにやや戸惑ったものの，講演の聴講や電子ポスターの視聴には問題なく（マイクの音が直接入ってくるので，むしろ聞きやすい），しかもポスターセッションを除くほとんどのセッションがオンデマンドで視聴できるため，

眠い目を擦りながら夜中に起きておく必要もない（図1）。現地参加しても，いつも時差ボケにやられている筆者としては，virtual参加も結構いいかもしれないと思った。

● Photon counting CT

今回のRSNAのトピックは，やはりphoton counting CTであり，循環器領域においても同様であった。11月30日（水）の13：30～14：30という最も良い時間帯に"Cardiac Imaging（Photon Counting CT）"というセッションが用意されていた（W6-SSCA09）（図1）。シーメンス社製のphoton counting CTは，Dual Source CTをベースとした2管球型のCTであるため，従来のenergy integrating detectorを用いたDual Source CTと対比を行っている報告が多数あった。2管球型のphoton counting CTは，それだけで時間分解能が高いだけでなく，dual energy imagingが得られることで，高keV画像によるステントや石灰化のブルーミングアーチファクト

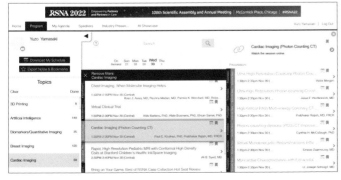

図1　Virtual参加画面
視聴したい演題に簡単にアクセスできる。

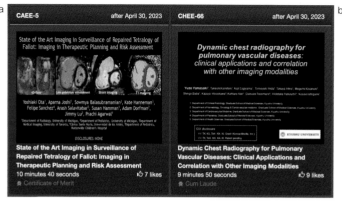

図2　日本人の受賞演題
aが太田先生, bが筆者

が減少し, より正確な内腔評価が可能となることや, 低keV画像による増強効果の向上によって, 造影剤減量にも有用であるといった発表があった。基本的には冠動脈評価に特化した内容が多かったが, 細胞外容積分画 (extracellular volume: ECV) 計測に関する発表も1例あり, サブトラクション法も, iodine mapping法もMRI T1 mappingと高い相関があることが報告されていた。より分解能が高く, 低被ばくのCT遅延造影が撮影できるということで, 経カテーテル的大動脈弁留置術 (TAVI) 患者やアミロイドーシスで有用ではないかと発表者は答えていたが, 個人的には右室や心房などの線維化, 障害の検出に用いるべきだろうと考える。RSNA期間中に, 岡山大学でもphoton counting CTが国内4号機として稼働を始めるという報道があった中, 世界ではすでに多くの施設で使用されていることに, 驚きとともに焦りを感じる結果となった。

● **MRI, COVID-19, その他**

新型コロナウイルス感染症 (COVID-19) に関する話題はやや落ち着いたようで, 新型コロナウイルス罹患後症候群 (Long COVID) に関する演題にシフトしているようだった。マスクは外すがLong COVIDは気になるという欧米人の感覚は, よくわからないところもある。

MRIに関しては, mappingの演題は落ち着き, feature trackingを用いたstrain解析や4D flowなど, 内容的にはやや昔に戻ったような印象があった。

個人的に興味を引いた演題としては, 初回の冠動脈CTから2年後の狭窄の進行の有無を予測するという発表が富澤信夫先生からあった (M6-SSCA04-1)。現在の狭窄が有意であるか診断するのを超えて, 現在の狭窄が今後有意なものになっていくか予測するという視点は非常に興味深いもので, 画像診断の新たな方向性を示唆するものであった。ま

た, 今回も慢性血栓塞栓性肺高血圧症 (CTEPH) の演題が多かった。

● **Education Exhibit Award**

CardiacではMagna Cum Laudeが1演題, Cum Laudeが2演題, Certificate of Meritが9演題, VascularではCum Laudeが1演題, Certificate of Meritが4演題受賞した。日本人のものでは, ミシガン大学に留学中の太田義明先生の "State of the Art Imaging in Surveillance of Repaired Tetralogy of Fallot: Imaging in Therapeutic Planning and Risk Assessment" (CAEE-5) がCertificate of Meritを受賞した (図2 a, 52ページ参照)。日本でも続々と患者が増加している先天性心疾患の中でも, 心臓MRIが重要な役割を占める術後遠隔期ファロー四徴症に対して, 治療法, 治療のタイミング, 評価方法などを含めきれいにまとめた発表であった。また, 私事で恐縮であるが, 筆者の演題 "Dynamic Chest Radiography for Pulmonary Vascular Diseases: Clinical Applications and Correlation with Other Imaging Modalities" (CHEE-66) もCum Laudeを受賞した (図2 b, 49ページ参照)。Identified for *RadioGraphics* は誰もいなかった。

＊　＊　＊

今回もやはり現地に日本人は少なかったという声がある。次回以降は何とか現地参加できるようになっていることを望みたい (日本社会の雰囲気も)。

＊太字および ( ) 内は演題番号

エキスパートによる**RSNA 2022**ベストリポート

1. 領域別技術と臨床の最新動向
腹部 (肝胆膵を中心に)

南口貴世介　奈良県立医科大学放射線診断・IVR学講座/MD Anderson Cancer Center Department of Interventional Radiology

第108回北米放射線学会 (RSNA 2022) が, 2022年11月27日 (日) 〜12月1日 (木) の5日間, 今回もハイブリッド形式で開催された (**図1**)。肝胆膵

領域では, 今回もディープラーニングを用いた腫瘍検出やradiomicsによる予後予測, 脂肪や線維化の定量に関する口演・展示が多く見られた。一方で, 古

典的手法を用いた発表も多く, AI一辺倒ではない臨床研究の大切さも感じさせられた。本稿では, 腹部領域, 特に肝胆膵のトピック, および興味深い口演・

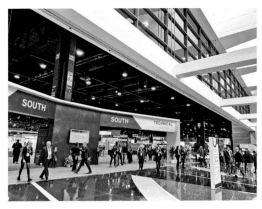

図1 今回のRSNA会場
（画像ご提供：奈良県立医科大学・入里真理子先生）

展示内容を記載していく。

今回のRSNAでは，フォトンカウンティングCT（PCCT）がcutting edgeとしてセッションで扱われており，学会における大きなテーマの一つとなっていた。肝胆膵領域の教育展示でもいくつか取り上げられており（GIEE-15，32，132），腫瘍の同定率や被ばく線量など，臨床におけるPCCTの有用性が提示されていた。また，Scientific Posterでは，脂肪肝の評価におけるPCCTの有用性について検討されており（M3-SSGI05-5），今後はそのほかのびまん性疾患や腫瘍性病変の質的診断，さらには治療効果判定への応用が期待される。

肝細胞がん診療においては，2022年にバルセロナ臨床肝がん病期分類（BCLC）が改訂されたことがトピックの一つであり，GIEE-35，43で取り上げられている。このBCLC改訂版では，個別化医療を意識したclinical decision-makingが新たに導入されている。肝細胞がんは，遺伝的・分子生物学的に非常に多様であり，一様に治療効果が期待できるわけではない。各種治療方法に最適な肝細胞がんを同定することが，放射線科にとって今後重要な課題となると思われる。

GIEE-17では，vascular endothelial growth factor（VEGF）陽性肝がんやPD-L1陽性肝がんの画像所見についてもまとめられている。近年，肝細胞がんに対する全身薬物療法の進歩は目覚ましく，中でも免疫療法が大きな話題を呼んでいる。個別化医療への関心が高まる現在，分子標的薬や免疫チェックポイント阻害剤の効果が期待できる肝細胞がんを，治療前に指摘することが今後求められるかもしれない。

また，今回の教育展示では，βカテニン活性型肝がんの知識がアップデートされている（GIEE-17，115，49ページ参照）。βカテニン活性型肝がんは，腫瘍内免疫が活性化しておらず，免疫療法抵抗性を示すため，治療方針の決定において，βカテニン活性の有無を把握することは重要である。βカテニン活性型肝がんは，これまで肝細胞相で高信号を呈する予後良好な亜型として知られてきたが，一部のβカテニン活性型肝がんは肝細胞相で高信号を呈さず予後不良であるということを認識しておく必要がある。

Scientific Posterでは，microvascular invasion（MVI）についての報告が目立っていた（S3B-SPGI-6，S3B-SPGI-7，T2-SPGI-4，T5B-SPGI-4，W2-SPIR-1）。MVIは，肝細胞がんに対する外科的切除やアブレーション，肝移植における予後不良因子として重要である。MVIを示唆するEOB-MRI所見としてはperitumoral hypointensityが知られているが，感度は低く，AIやディープラーニングを用いた診断能の向上が期待される。

そのほか，GIEE-16では，肝細胞がんの診断から治療に至るまで詳細かつ体系的にまとめられており，特にWHO分類2019で記載されている肝細胞がんのsubtype（steatohepatic，clear cell，scirrhous，macrotrabecular massive，fibrolamellar，combined HCC-cholangiocarcinoma，sarcomatoid）をLiver Imaging Reporting and Data System（LI-RADS）に基づいて分類しているスライドが印象的であった。GIEE-80（50ページ参照）でも肝細胞がんのsubtypeとLI-RADSの関係に言及しており，

LI-RADSを診断アルゴリズムとしてのみ利用するのではなく，組織性状の把握にまで応用することが大切だと思われた。

転移性肝がんにおいては，近年，病理組織像の増殖形態（histopathological growth pattern：HGP）と予後との関係が注目されている。GIEE-36（55ページ参照）では，主要なHGPパターンであるdesmoplastic type，pushing type，replacement typeそれぞれのEOB-MRI画像所見についてもまとめられている。replacement typeは予後が悪く，分子標的薬であるベバシズマブの効果が乏しいことは興味深い。これまで，肝転移の術前MRIでは，腫瘍数・部位が重要な評価項目の一つであったが，今後は治療前に増殖形態も推測することが必要になるかもしれない。

膵がんに関する演題では，M3-SSGI06-1で，MRIで膵嚢胞を指摘された248人の患者を対象に経過観察を行ったところ，6人（2.8％，観察期間中央値：67か月）に膵がんが発生したと報告されている。膵がんの前がん病変であるhigh grade PanINを疑う所見（GIEE-138）など，嚢胞以外の付随所見に応じて，フォロー期間を今後は見直す必要があるかもしれない。

最後に，今回の教育展示では，術後合併症をテーマとして扱った展示が多く見られ（GIEE-4，24，25，27，38，130，148，170，175），受賞演題の中でも目立っていたように思う。術後合併症は，日常臨床において注意して読影する必要のある，まさにwhat radiologists should knowな内容である。これらの展示では，合併症のみならず，正常解剖や治療アルゴリズム・手術術式についても描写されており，一読の価値があると思われる。

＊　＊　＊

以上，簡潔ではあるが，今回の腹部領域における最新動向をお伝えした。記事内の演題は，virtual meetingでいずれも閲覧可能であり，興味のある方はぜひ視聴していただきたい。RSNAの演題はどれも緻密に練り上げられており，筆者も閲覧可能期限に至るまで勉強していきたいと思う。

＊太字および（　）内は演題番号

エキスパートによる**RSNA 2022**ベストリポート

1. 領域別技術と臨床の最新動向
腹部（下部消化管を中心に）

井上 明星 滋賀医科大学放射線科

● 会場到着時の印象

11月27日（日）の8時に会場に到着するとregistrationに長蛇の列ができており，バッジを手にするまで30分ほど要した（図1）。参加者の99％はマスクを着用しておらず，registration時にワクチン接種証明書の提示を求められることもなかった。RSNAもようやく例年の活気を取り戻していると感じた瞬間である。ところが，直腸がんセッションで予定されていた6演題のうち，中国からの2演題がロックダウンの影響で取り下げとなっており，各国のコロナ対応の違いを感じた。

● 直腸MRIの評価方法

下部消化管領域では，直腸がん，クローン病に関する発表が多く見られた。本稿では，直腸がんに関する動向を中心に述べさせていただく。米国では，直腸MRIで評価すべき項目は広く認識されている。推奨される構造化レポートも公表されており[1]，日常臨床でもこれに従った記載が広く浸透している。構造化レポートでは画像所見をカテゴリーに落とし込むため，悩ましい症例に遭遇することも少なくない。例えば，腫瘍浸潤が腹膜翻転部の腹膜（T4a），直腸間膜筋膜（CRM＋），あるいはその両方（T4aかつCRM＋）に認められる場合，どのように記載するかなどである。教育展示 "In Search of Harmony : Where Do We Still Disagree in the Radiological TNM Staging of Rectal Cancer? : A Pictorial Review Based on the Published Findings of a Recent International Survey and Multidisciplinary Expert Consensus"（GIEE-2）は，このような疑問に答える内容にまとまっており，勉強になった。

● 直腸がんのwatch and wait strategyにおけるMRIの役割

直腸がん領域におけるトピックの一つに，watch and wait strategyが挙げられる。局所進行直腸がんに対してはneoadjuvant therapy（NAT）が行われるが，MRIは治療前のステージングのみならず，NAT後の治療効果判定や手術前のプランニングにも用いられる。NAT後に10〜25％の症例が病理学的にcomplete response（CR）を示すとされており，MRIをdecision making toolとして使用する動きがある。NAT後の腫瘍縮小を視覚的に5段階評価するMR-based tumor regression grade（mrTRG）が提唱されている。このmrTRGとradiomicsの手法を用いた，局所進行直腸がんに対する術前補助化学療法（neoadjuvant chemoradiotherapy：nCRT）後のpathological complete responseの予測において，mrTRG（AUC＝0.759）とT2強調画像を用いたradiomics（AUC＝0.758）の間の診断能に差はないと報告されていた（W3-SSGI12-6）。拡散強調画像や造影後T1強調画像を併用した結果が気になるところである。直腸MRIで多くの知見を発信しているメモリアル・スローン・ケタリングがんセンターからは，肛門扁平上皮癌のnCRT後のCRを拡散強調画像を用いて感度71.4％，特異度71.1％で診断可能であるとの発表があった（S2-SSGI01-3）。また，教育展示においてもNAT後のMRIに関するものが多く見受けられ，Cum Laudeを受賞した "Posttreatment Challenges in Rectal Cancer MRI : A Systematic Approach"（GIEE-22）は大変勉強になった。MRIは，watch and wait strategyの潜在的な適応となる，手術侵襲に耐えられない高齢者，肛門機能の温存を望む患者に貢献できるツールになりうると思われる。

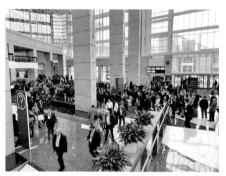

図1 Registration (South Building, Level 1, Room S100) に並ぶ長蛇の列

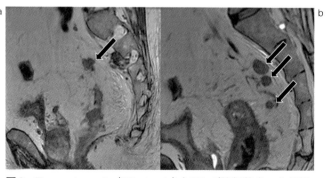

図2 Tumor deposits (TDs : a ←) とリンパ節転移 (b ←) の例

● Tumor deposits (TDs)

もう一つのトピックと感じたのは，tumor deposits (TDs) である。国際対がん連合 (UICC) によるTNM stagingにおいて，TDsは直腸間膜内の原発巣と離れた，残存するリンパ節，脈管，神経構造を伴わない腫瘍塊として定義されている。現状では，TDsはN1cに分類されているが，N2よりも予後が悪いことが示唆されており，今回のRSNAでも同様の結果を示す発表がされていた (W5B-SPGI-8)。また，MRIの画像所見からTDsとリンパ節転移を鑑別する試みがなされている (図2)。TDsはMRIで，①直腸間膜内の結節，②原発巣と離れて存在，③静脈の走行上に存在

(comet tail sign)，④不整形といった形態的特徴が知られている[2]。基本的にはT2強調画像の形態的特徴から診断するが，multi-parametric MRIにおいては，TDsはリンパ節転移に比べて造影効果とADCが低いと報告されていた (S2-SSGI01-4)。circumferential resection margin (CRM) やextramural venous invasion (EMVI) のように，独立した予後不良因子として広く認識され，次回のTNM分類の改訂ではN stagingの大きな変更が加わる可能性がある。

● その他

ディープラーニングに関する演題では，急性虫垂炎の診断 (S3A-SPGI-9)，大腸がんの検出 (S3B-SPGI-3) を目的としたモデルの発表があった。画質の悪い症例を除外したとはいえ，消化管は解剖学的に位置が一定せず，個人差が大きいので，チャレンジングな臓器である。十分な診断能 (急性虫垂炎：AUC = 0.931，大腸がん：AUC = 0.930) が報告されていたのは，興味深かった。

＊太字および（ ）内は演題番号

●参考文献
1) Kassam, Z., et al. : Update to the structured MRI report for primary staging of rectal cancer : Perspective from the SAR Disease Focused Panel on Rectal and Anal Cancer. *Abdom. Radiol. (NY)*, 47 (10) : 3364-3374, 2022.
2) Lord, A., et al. : The Current Status of Nodal Staging in Rectal Cancer. *Current Colorectal Cancer Reports*, 15 : 143-148, 2019.

エキスパートによる**RSNA 2022**ベストリポート

1. 領域別技術と臨床の最新動向
腹部（CTCを中心に）

吉田 広行 ハーバード大学医学部マサチューセッツ総合病院放射線科

本稿では下部消化管診断，特に大腸（がん）のCTによる診断に関する話題を中心として，筆者が注目した学術セッションでの講演やリフレッシャーコースなどを紹介する。

● 腹部・骨盤部CTを利用した大腸がん検出

今回のRSNAでは，CT colonography (CTC)，すなわち前処置・拡張を施した大腸のCT画像ではなく，臨床のルーチンで撮影される，大腸の前処置・拡張が施されていない腹部・骨盤部CT画像にAIを適用することで，大腸がんを検出できることを示す報告がなされたことが注目される。

"Detection of Colorectal Cancer in Conventional Abdominal CT Scans Without Bowel Preparation Using Deep Learning" と題する講演 (S2-SSPH01-2) では，T1からT4までのステージの大腸がんを含む901症例の腹部CT画像を，nnUNetと呼ばれるタイプの

深層学習ネットワークに学習させ，大腸に前処置・拡張が施されていない382症例の腹部CTから，大腸がんを良好な精度 (感度87%，特異度89%，曲線下面積0.95) で検出できることを報告していた。また，"Development of The Artificial Intelligence-based Algorithm for Detecting Colorectal Cancer Using An Unprepared Abdominopelvic Computed Tomography" と題する講演 (T6-SSGI10-3) では，やはり臨床のルーチンにて撮影された腹部・骨盤部CTの2662症例をTransformerと呼ばれるタイプの深層学習ネットワークに学習させた結果，平均3.5cmの大腸がんの26症例を含む442症例から，感度90%，特異度71%，曲線下面積0.83という比較的良好な結果が得られたことを報告していた。

どちらの報告も1cm以上の大腸がんの検出に限られるとはいえ，大腸の前処置や拡張を行わない臨床ルーチンでの腹部・骨盤部CT画像からでも，最新の

AI手法を用いることで大腸がんが検出できるということは，腹部・骨盤部CTを用いた大腸がんのopportunistic screeningの可能性を強く示唆しており，臨床的な意義が大きいと考えられる。このためか，後者 (T6-SSGI10-3) の講演内容は，11月30日 (水) のDaily Bulletinでも "New AI Model Could Detect Colorectal Cancer on APCT Scans" として大きく報道されていたことが印象的であった。ただし，この手法での大腸がんの検出能はCTCほど高いわけではなく，また，大腸がんの検出のみでポリープの検出には有効な手法ではない点には注意が必要であろう。今後，この手法がどのように臨床に組み込まれていくかが楽しみである。

● CTCの撮影技術および AI技術の進展

CTCの撮影技術やAI技術には現在も改良が加え続けられており，今回のRSNA 2022では以下の研究報告が注目

された。

"Use of Tin Spectral Filtration for CT Colonography：Impact on Image Quality and Dose"と題する講演（S5-SSGI04-5）では，Tinフィルタを使った低線量のCTCが報告されていた。TinフィルタをCT撮影時に用いて低エネルギーの線量を落とすことで，画質を低下させることなく，線量を29～34％程度低下させることができることを報告していた。便潜血検査（FOBT）や大腸内視鏡など，ほかの大腸がんスクリーニングの方法に比べ，CTCは被ばくがある点が普及に不利に働いていると見なされている。現在のCTCはすでにかなりの低線量であるが，この報告はCTCをさらに低線量化できる可能性を示唆しており，今後の普及へのはずみとなることが期待される。

"Diagnostic Accuracy of Deep Learning-based T Staging of Colorectal Cancer Using CT Images"と題する講演（W7-SSGI16-2）では，大腸がんのステージング分類をVision Transformerと呼ばれるタイプの深層学習ネットワークを用いてhigh grade（T3，T4）とlow grade（T1，T2）に分類を試みた結果が報告されていた。約600症例を深層学習ネットワークの学習に用い，94症例でテストしたところ，おおよそ研修医と同程度の分類能が得られたという。術前の大腸がんステージングの分類は臨床上重要であるため，研修医と同程度の分類能では多少心許ないが，AIの発展に伴い，これから性能アップが期待される分野と言えよう。

"Deep Convolutional Neural Networks for Electronic Cleansing in Non-cathartic CT Colonography"と題する講演（R4-SSGI19-3）では，Transformerやself-supervised domain adaptationなどの最近の深層学習手法を用いて，下剤なしのCTCにおいて残渣の除去（電子クレンジング）を

行う方法が報告されていた。深層学習を使うことで電子クレンジングの精度が上がることはすでに報告されているが，最近の手法を使うことで下剤なしのCTCにおいても良好な結果が得られる点に意義があろう。

● CTCのopportunistic screeningへの応用

CTCを施行する本来の目的は大腸ポリープの検出であるが，その結果得られた腹部全体のCT画像を本来とは異なる目的に再利用するopportunistic screeningも現在注目されている。これに関連して，"Fully Automated CT-based Measures of Orthotopic and Ectopic Abdominal Fat for Predicting Overall Survival in An Adult Screening Cohort"と題する講演（W7-SSGI16-1）では，CTC画像から皮下脂肪や内臓脂肪，肝臓の脂肪などを定量的に取り出すことで，患者の予後を比較的正確に予測できることが報告されていた。CTCの臨床上の付加価値を高める研究として注目される。

● CTC関連の リフレッシャーコース

"Colorectal Imaging"と題されたリフレッシャーコース（T3-CGI03）では，4名の演者がCTCと直腸MRIについて講演していた。CTCに関しては，最初の講演者であるアルベルト・アインシュタイン医学校のYeeと，2番目の講演者であるボストン大学のChangから報告がなされた。

Yeeは，"Increasing CT Colonography Impact and Decreasing Disparities"と題して，social determinants of health（健康の社会的決定要因）がcancer disparity（がんの罹患率や死亡率などの格差）を生み出していること，米国では黒人が大腸がんになることが多く，この傾向は新型コロナウイルス感染症（COVID-19）の影響で悪化したこと，

CTCの受容性には人種間および収入間で差があること，また，CTCをさまざまなコミュニティに広く施行することで，大腸がんにまつわる格差を是正できることなどを強調していた。これは，最近話題になることが多い社会的な格差と健康の関係を，大腸がんとCTCに絞って解説したもので，CTCが今後医療にどのように組み込まれるべきかを論じたものとして興味深い。

Changは，"Best Practices for Optimal CT Colonography Exams"と題して，実践的かつ効果的なCTC検査の基本を解説していた。CTC検査を施行する上で最も重要なのは，クリーンかつよく拡張された大腸であることを一貫して強調しており，これさえ達成できればCTCは成功したも同然とまでの強調ぶりであった。その一方で，推奨する前処置としてはdry preparationを挙げていた点が興味深い。一般に，dry preparationは，ポリエチレングリコールによる腸管洗浄を水分の摂取とクエン酸マグネシウムなどの軽度の下剤で置き換えるため，クリーンな大腸を得にくい印象があるが，現在では前処置プロトコールの改良が進み，dry preparationでも十分にクリーンな腸管が得られるということなのであろう。

＊　＊　＊

今回のRSNAでは，前回同様，大腸のCTに関する講演・報告が多いとは言えない状況であったが，個々の講演・報告の内容は前回よりもトピックの幅が広がり，質的にも向上している印象が強かった。一方で，ほかの部位で続々と報告されているフォトンカウンティングCTを大腸に適用した結果の報告はなかった。次回のRSNAでは，フォトンカウンティングCTCや，そのAIのような，大腸CTの技術革新に関する講演や展示がなされることに大いに期待したい。

＊太字および（　）内は演題番号

エキスパートによるRSNA 2022ベストリポート

1. 領域別技術と臨床の最新動向
骨盤部（婦人臓器を中心に）

福井　秀行　大阪大学大学院医学系研究科放射線統合医学講座放射線医学

前回のRSNAは，コロナ禍の影響で基本的にオンラインでの視聴であったが，今回のRSNAはどちらかというと現地での参加が主体であり，オンラインで視聴した人は減ったのではないかと思っている。今回のRSNAで，筆者は膵臓の研究テーマで出していたScientific Posterがacceptされたが，acceptの通知が7月であり，まだまだ新型コロナウイルスが蔓延しており，自粛ムードであった。しかも，もし米国に入国し，現地でウイルスに感染すれば，さらに10日間の待機を余儀なくされるという情報を知り，現地入りを断念した。大阪大学腹部グループは，筆者を含め3人のScientific Posterがacceptされていたが，全員オンラインで参加することとした。代わりに全員分を発表してくれた太田崇詞先生には感謝している（図1）。

本稿では，産婦人科領域で筆者が注目したセッションの中から，興味深いと感じた演題をいくつか紹介する。

●学術研究

今回は，AIを用い子宮や病変の領域抽出を行った演題が少し目立っていた。最近は定量解析が重要視されている様子であり，三次元的な関心領域の設定が望ましいということなのかもしれない。と他人事のように書いたが，筆者が今回のRSNAで提出した"Hepatic and Pancreatic Extracellular Volume Fraction Using Contrast-Enhanced CT in Patients with Impaired Glucose Tolerance（耐糖能障害患者における造影CTを用いた肝臓および膵臓のECV）"（R5B-SPGI-1）という演題でも，ちゃっかり肝臓および膵臓を領域抽出し，三次元的に関心領域を設定した。筆者は半自動で関心領域を設定したが，今回のRSNAでは子宮や病変を，ディープラー

ニングを応用し全自動で領域抽出している演題が複数あり，かなり高い精度で抽出できていたのは驚きである。そのほか，個人的には"Improved Detection of Endometriosis Using a High-Resolution T1 Weighted Fat Suppressed Pelvic MRI Sequence"（W6-SSOB02-3）と題された講演が興味深かった。筆者はなぜか内膜症に触れる機会が多く，後輩や婦人科の先生方からも読影の質問をされることが多い。なかでも深部内膜症の質問が多く，T2強調画像をメインに解説することとなり，普段画像になじみが薄い先生方にはなかなか伝わりづらかった。今回発表のあったfat-suppressed T1-weighted high-resolution 3D gradient recalled echo sequence（MFAST）という技術はすばらしく，従来のCHESS法を用いた脂肪抑制法と比

べ，明らかに出血部がわかりやすくなっていた。脂肪抑制T1強調画像で深部内膜症が高信号を示す部位は，大抵，鼠径部か膀胱と相場が決まっていたが，この発表ではダグラス窩の病変に白いツブツブが多数見られるという貴重な画像を見ることができた。この画像があれば，普段内膜症になじみがなくても診断することが容易になりそうである。胎児や胎盤の演題も多くあり，胎児MRIで甲状腺を測定している演題，胎盤のエラストグラフィやintravoxel incoherent motion（IVIM）の演題は興味深かった。胎児の甲状腺を筆者は普段あまり意識しておらず，手動で測定している画像は印象深かった。そのうち，胎児MRIでも自動セグメンテーションできる日が来るのだろうか。胎盤に関しては，硬さや微妙な微細構造変化の定量的検出を行

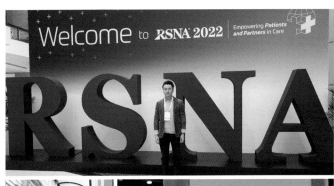
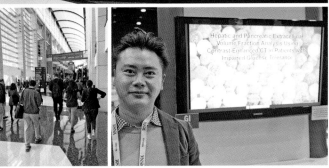

図1　会場の様子
筆者らに代わり，太田崇詞先生が現地で発表を行った。
（画像ご提供：太田崇詞先生）

うことで，胎児の発育や癒着胎盤を診断する上で有用であるという発表であり，すばらしい研究をされていると思った。

● **教育展示**

　教育展示の産婦人科領域では，Magna Cum Laude, Cum Laude, Certficate of Meritを合わせて11演題が受賞していた。おめでとうございます。今回も子宮内膜症関連が多いなという印象であった。特に筆者がすごいなと思ったポスターは，Ceylan Colak氏（Cleveland Clinic Imaging Institute）

の"Pain Points : Making Sense of Pelvic Nerves Involved with Endometriosis and Chronic Pain"（OBEE-8）である。こちらはCum Laudeを受賞している。内容は，骨盤内に生じた深部内膜症と神経と症状との関連を，MRIを用いて詳細に解説している。骨盤内の神経の走行に関して筆者は苦手であり，このスライドを使ってしっかり復習しようと思う。次に，腹腔鏡動画と内膜症との対比をしているポスターである，Hummel, A.D.氏（Escola Paulista de Medicina da Universidade Federal de São

Paulo）の"The path to mri expertise in endometriosis-correlation of mri cases with videolaparoscopy"（OBEE-16）は，Certficate of Meritを受賞している。筆者も前回に内膜症のポスターをRSNAに提出した時，腹腔鏡動画を載せたが，ここまであらゆる場所での腹腔鏡動画を網羅的に勉強できるものはないと考える。婦人科領域でMagna Cum Laudeを受賞したポスターは，Brenda Hernandes dos Santos Teixeira氏（Dasa Educa）の"You should not pass : Simplifying MR Defecography"（OBEE-21）であった。MR defecographyとは，排便のさまざまな段階で画像を取得し，骨盤の筋肉がどの程度機能しているかを評価し，骨盤臓器脱や直腸機能などに関する洞察を提供する検査である。このポスターでは，骨盤内臓器脱のMRIでの診断方法ならびに骨盤内臓器がどのように脱出するかが収録されている。非常によくできたポスターであり，必見である。

＊　＊　＊

　筆者は無類の音楽好きである。シカゴブルースの動画や写真を太田先生に送ってもらったが，こちらもすごくレベルの高いものであった（**図2**）。RSNAに行った時は勉強だけでなく音楽も聴いて帰ってきたいものである。

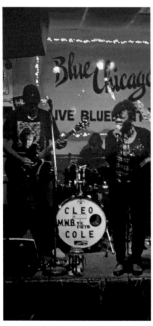
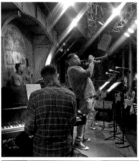
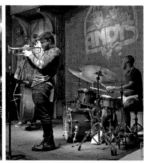
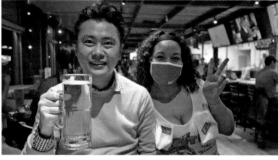

図2　シカゴの音楽事情
（画像ご提供：太田崇詞先生）

＊太字および（　）内は演題番号

---

1. 領域別技術と臨床の最新動向
骨盤部（腎・泌尿器を中心に）

有田　祐起　慶應義塾大学医学部放射線科学教室（診断）

　2022年11月27日（日）〜12月1日（木）の会期で，シカゴにて第108回北米放射線学会（RSNA 2022）が開催された。今回のテーマは，"Empowering Patients and Partners in Care"であり，この学会を通じて世界レベルの最先端の放射線医学に触れ，多くの刺激を得ることができた。

　初日の大会長講演では，Dr. Bruceから，"Diagnostic Imaging : Value from the Lens of the Patient"と題した講演があった。米国の放射線科医も，ともすれば患者と実際に接する機会が少なく，患者からのフィードバックが十分

に得られない場合がある点が指摘された。

　筆者は本学会で，メモリアル・スローン・ケタリングがんセンター（MSKCC）のbody imagingの部長であるDr. Vargasと面会する機会があったため，その点について質問をしたところ，MSKCCでは，放射線科医が画像診断

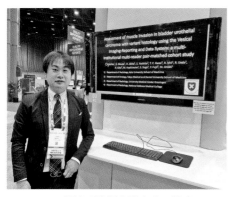

VI-RADS に関する演題を発表中の筆者
Scientific Session にて Research Prize を受賞した
（62 ページ参照）。

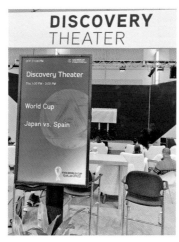

RSNA 会場内の Discovery Theater での
日本 vs. スペインのサッカー観戦
日本サポーターのすぐ隣にはスペインサポーター
が……歓声や悲鳴が会場内に響いていた。

内容の説明を行う外来の設置や，画像診断レポートに数分間の短い説明映像を添えて患者に渡すなどの工夫を検討しているという。放射線科医の読影業務は専門性が高く，日々の読影業務やカンファレンスなどでの他科からのコンサルト業務が主体となるが，このような患者とのコミュニケーションの場が米国では検討されていることが興味深かった。

本稿のテーマである腎・泌尿器領域の演題や講演内容については，以下の3つの視点が興味深かった。

① 標準化レポーティングシステム（RADS）に代表されるような撮像や読影評価に関する演題や討議

② 人工知能（特にCAD）の臨床現場への応用をめざした演題や討議

③ セラノスティクスの臨床応用に関する演題や討議

まず，1つ目のRADSに代表されるような撮像や読影評価の標準化について，泌尿器領域は，前立腺の臨床的有意がん検出のPI-RADS，膀胱がん筋層浸潤診断のVI-RADS，進行前立腺がんの初回ステージングや治療効果判定のMET-RADSなど，RADSが比較的多く提唱されている領域である。確かに，それぞれのRADSにはいまだ問題点や読影上のピットフォールも存在するが，ランドマーク的な論文が発表され，その内容をたたき台とした議論が世界的に活発化していることは言うまでもない。潮流としては，単なる病理学的な良悪性を推定する段階から頭一つ抜け，病期ステージングや患者の治療効果および予後予測にまで踏み込んだ評価をする画像診断学の可能性が広がっていた。その点においてVI-RADSは，膀胱がんの悪性度の診断ではなく，筋層浸潤の有無による局所Tステージを評価したものであり，泌尿器科医の術式やその後の患者マネージメントにまでサジェスチョンを行える点で独創的である。また，MET-RADSについては，初回ステージング時の転移巣の数（oligo-metastasis vs. poly-metastasis）により，早期からプラチナ製剤などの抗がん剤治療の施行をサジェスチョンするなど，より患者マネージメントまで踏み込んだ画像診断に発展する可能性が示唆された。

次に，2つ目の人工知能の臨床現場への応用については，特に前立腺MRIの領域においてCAD全盛期であるという印象を受けた。筆者は国際磁気共鳴医学会（ISMRM）のAbstract Reviewerを拝命しているが，前立腺MRIの演題に関して，ISMRMではシーケンスベースでの工夫についての演題が多い。一方で，RSNAでは人工知能を用いた演題ばかりであり，採択演題の傾向に特色があった。確かに，前立腺は解剖学的な変異やがん以外の鑑別診断も少ないことから，CADのよい適応であると思われる。一方で，RSNAでの討議の中では，The Prostate Imaging Quality（PI-QUAL）などのガイドラインに代表されるように，CADを使用する前段階としてのMR画質のさらなる向上が重要との指摘があった。今後も，国際的な研究の中で，さらなる検討がなされていくと思われる。

最後に，3つ目のセラノスティクスの臨床応用であるが，泌尿器分野の核医学の発展は目覚ましく，患者を直接治療できる段階にあるのが非常に興味深い。米国では，すでに核医学専門医研修やIVR専門医研修において，病棟での患者管理を研修内容に含めるなどの措置が検討されているとのことである。放射線科医が泌尿器科医と連携し，ベッドサイドに立つ日も遠くない可能性がある。前立腺がんにおいては，2022年3月23日に，米国で^{177}Lu-PSMAが米国食品医薬品局（FDA）に承認され，本邦でも治験が進行中であり，速やかな進捗が期待される。また，世界的に注目を浴びている治療核種の^{225}Acも，ドイツのハイデルベルグ大学病院で先行研究の報告があり，今後もさらに脚光を浴びる分野と思われる。

＊　＊　＊

多様性あふれる雰囲気の中で，多くの海外の先生方とも情報交換できる非常に有意義な学会であった。日々の業務で多忙な中，気持ち良くRSNAに送り出して下さった慶應義塾大学病院のスタッフの先生方やコ・メディカルに，この場をお借りして感謝いたします。

1. 領域別技術と臨床の最新動向
骨軟部

野崎　太希　聖路加国際病院放射線科

2019年にシカゴに行って以来，3年ぶりの現地でのRSNA参加であった。今回は11月27日（日）からの参加で，オヘア空港に到着後とてもスムーズに入国でき，空港の外に出た時にとても暖かく，いつものシカゴらしさがない感じであったのが印象に残っている。日曜の現地時間で午後2時前に到着予定の便で，Arie Crown Theaterでの午後4時からのオープニングセッションの参加は難しいと思っていたのだが，入国，その後の移動，ホテルでのチェックイン，マコーミックプレイスに向かうところまで順調に進み，オープニングの最初から参加することができたのは幸運であった。

テーマは"Empowering Patients and Partners in Care"。今回のPresidentはDr. Bruce G. Hafftyで，放射線治療医とのことである。"Diagnostic Imaging : Value from the Lens of the Patient"というタイトルで，患者視点からの画像診断の価値について力説されていた。次にレクチャーされたカリフォルニア大学デービス校の放射線診断のチェアマンであるDr. Elizabeth A. Morrisは，乳腺領域を専門とする放射線科医である。自身が乳がんに罹患した経験を基に，患者の立場から放射線科医がコミュニケーションをしっかりとること，すべてのが

んのスクリーニングを責任を持って担当することの重要性を述べられ，最後に放射線科医の役割が，doctor's doctorからpatient care & reporting，そしてpatient's doctorへと進化・発展していることを言われていた。2つとも，がん領域の画像診断を中心に組み立てられたオープニングセッションで，個人的にはすべての画像診断領域に適応できるかどうかわからないと思う点もあったが，会場は盛況であり，Presidentのレクチャー後に2階バルコニー席にDr.Hafftyが孫を連れてこられており紹介されたのが，米国らしく印象的であった。

● 骨軟部（MSK）領域の機器展示

さて，今回のMSK領域の技術面におけるハードウエアであるが，CTでは，やはりシーメンス社が展示していたphoton counting CT（PCCT）が一番インパクトが大きいと感じた。教育展示会場の中に設けられたLearning Center Theaterでの"Cutting Edge（Photon Counting CT）"（T7-STCE）内でもMSK領域の発表はいくつかあり，より少ない被ばく線量で，高いCNR・高分解能な筋骨格系のCT画像が得られることを，臨床例を基に発表されていた。今後，

ほかのベンダーからも開発され，さらに進化していくことが見込まれる。他社のCT技術については，AI/deep learning reconstructionを用いたノイズ低減，超解像技術が主なもので，特にすごく目新しい印象は受けなかった。

MRIにおいても，AI reconstructionが主なものであり，それぞれベンダーによって，GE社は「AIR Recon DL」，フィリップス社は「SmartSpeed」，シーメンス社は「Deep Resolve Boost」というように，名称ないしパテント名が異なる。すべてに共通するのは，撮像時間の短縮，ノイズ低減，解像度向上ということであり，従来の装置では適用できないものが多く，シーケンスの最適化についてはまだ向上中というのが現状であるかと思われる。日常診療ではスピードアップによる撮像件数増加の方向だけでなく，高分解能・高解像度化というメリハリをつけた方向での撮像にも適宜向かわせるようにすべきと，個人的には強く思う。ほかにはMSK領域というわけではないが，GE社のSPECT装置「StarGuide」は，リング状に並んだ12の検出器がガントリから出てきて，患者ととても近い位置で収集できる点が印象的であった。ソフトウエアでは，画像診断のワークフローを改善するような技術の開発が各社

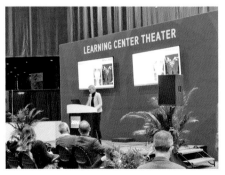

教育展示のある会場の中に設けられたLearning Center TheaterでのPCCTのセッション

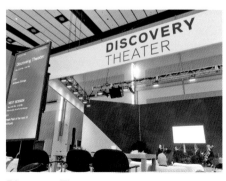

Discovery Theater
音楽の演奏もあり，休憩を兼ねて時々聞いていた。

で進んでいることも，今回のRSNAで実感したことの一つである。

● MSK領域の教育展示・教育講演・学術発表

次に，MSK領域のEducational CourseとScientific Session, Education Exhibitについて振り返る。

Educational Courseでは，"MSK Tumors：Pearls and Pitfalls"に参加したが，touch lesionとdon't touch lesionについてのdecision makingの手助けという内容で，満席かつ多くの立ち見になっており，人気の高さを感じた。書籍"Imaging of Soft Tissue Tumors"の編集のMark D. Murphey先生の講演は，さすがに貫禄を感じたところである。近年のトピックス的内容として，MSK領域のAIについての教育講演"The AI Revolution in MSK：Hot Topics"も現地で参加した。11月30日（水）午後の最後のセッションであったのもあるだろうが，前述の教育講演と比較して参加者は半分以下であった。AI reconstructionのadvantageとpitfallについて，全般的にわかりやすい内容であったと思う。Michael L. Richardson先生の"DIY MSK AI"は，聞いて明日から実践できるものではないものの，ス

ライドが独特であり，テンポも良い講演で飽きさせなかった。

Scientific Sessionについては，AI技術を用いた自動診断や診断能向上に関する研究，予後予測の研究が多くあったが，AI以外の従来の研究方法論としては，dual energy CT（DECT）を用いた診断能の向上に関するもの，高速撮影を用いて時間短縮を行ったシーケンスでの診断能，代謝関連ではサルコペニアや骨粗鬆症関連での筋肉や脂肪の質・定量研究などが発表されていた。全体的に，解析に用いられた症例数は多いものが多く（例えば，膝関節ではOA initiativeの縦断データを用いたビッグデータでの解析例など），ビッグデータを用いないと*Radiology*などのトップジャーナルに採択されるのは難しいという印象をさらに強く受けた。

Education Exhibitについては，"Achilles-calcaneus-plantar fascia system：Anatomy, Biomechanics and Patterns of Injury"（MKEE-1）は，疾患・外傷の診断は難しくないものの，解剖，バイオメカニクスを含めよくまとまった内容であった。"Pitch Perfect：Biomechanics and Patterns of Injury In the Throwing Arm"（MKEE-158）は，投球障害肩・肘について，バイオメカニ

クスとともに病態・画像を解説しており，一読する価値ありであった。"Fungal Musculoskeletal Infections：Who, When, Where and How? A Comprehensive Approach to Proper Diagnosis"（MKEE-43）は，ブラジルからの発表で，あまり見ることのない骨軟部領域への真菌感染の画像が多数あり，興味深い。"Update on Cartilaginous Tumors"（MKEE-56）は，2020年の世界保健機関（WHO）分類でintermediateに分類された管状骨のatypical cartilaginous tumorsなど，WHO分類改訂を踏まえて軟骨性腫瘍の画像を解説されており，目を通しておくと良い。"Musculoskeletal Manifestations of Systemic Lupus Erythematosus：An Imaging Overview"（MKEE-9）は，日常診療でよく出合うものとそうでないものがあるが，サラッと画像を見ておいてもよいかもしれない。

＊　＊　＊

以上，まとまりのない文章になってしまったが，もう少し日本からの骨軟部領域での発表が増えることを願って今回の報告を終えたい。

＊太字および（　）内は演題番号

---

2. CTの最新動向

檜垣　徹　広島大学大学院先進理工系科学研究科

● 最新動向：CT

本稿では，RSNA 2022で展示されていたり学術発表されていた最新のCT技術について，各社のフラッグシップ装置，各社のphoton counting detector CT（PCD-CT）事情，さまざまな中国発のCTメーカーの3項目に焦点を置いて報告する。

● 各社のフラッグシップ装置

キヤノンメディカルシステムズ社の「Aquilion ONE/PRISM Edition」（図1 a：写真は広島大学病院で撮影）は，最新の深層学習応用超解像再構成法である「Precise IQ Engine（PIQE）」を筆頭に，同社の得意とするAI再構成技術を紹介していた。また，銀フィルタを用いて低エネルギーX線をカットするシルバービームフィルタ技術は，

「Advanced intelligent Clear-IQ Engine（AiCE）」を併用することで胸部一般撮影に近い被ばく線量での肺野CT撮影が可能であり，肺がん検診などへの応用が期待される。

富士フイルムヘルスケア社の「SCENARIA View Plus」（図1 b）は，画質面では，深層学習を応用した画像再構成法「Iterative Progressive reconstruction with Visual modeling（IPV）」によるノイズ低減や，心臓検査

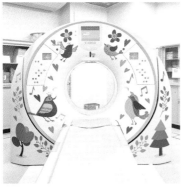
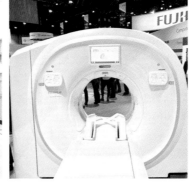
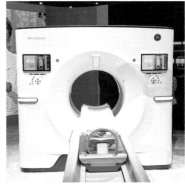
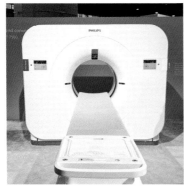
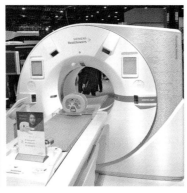

図1　各社のフラッグシップCT
a：Aquilion ONE/PRISM Edition
b：SCENARIA View Plus
c：Revolution Apex Elite
d：Spectral CT 7500
e：NAEOTOM Alpha

における 動 き 補 正 技 術「Cardio StillShot」によるモーションアーチファクトの抑制などが紹介されていた。そのほかに、ワークフローを向上させる技術である「SynergyDrive」など、64列装置でありながら多くの機能が搭載されていた。

GE社の「Revolution Apex Elite」（薬機法未承認）（図1 c）は、深層学習応用再構成法である「TrueFidelity」のほか、「GSI Xtream」や0.23秒/rotのガントリ回転速度など、ソフトウエアとハードウエアの両面から最新技術を紹介していた。また、dual energy CT（DECT）撮影であるGSIが心電図同期の心臓CT撮影に対応するなど、着実に進化している様子をうかがうことができた。

フィリップス社の「Spectral CT 7500」（図1 d）は、同社の2層検出器CTである「IQon Spectral CT」を踏襲し、最新の機能を搭載した装置として展示されていた。すべての検査に対してレトロスペクティブにDECT解析が可能であるという特徴に加え、深層学習を応用したノイズ低減やモーションアーチファクト低減など、さまざまな高画質化の仕組みも搭載されていた。

シーメンス社の「NAEOTOM Alpha」（図1 e）は、昨今話題の全身用PCD-CT

の初の商用機であり、展示スペースには多くの人だかりができていた。PCD-CTの特徴の一つである高分解能CT画像や、ノイズの少ない低線量CT画像、従来のDECTよりもさらに高品質となった仮想単色X線画像など、PCD-CTのアドバンテージを数多く紹介していた。

● 各社のPCD-CT事情

キヤノンメディカルシステムズ社は、自社が開発しているテルル化カドミウム（CdTe）ベースのPCD-CTの技術や画質特性について、ファントム評価を中心にいくつかの学術発表を行っていた。現時点ではまだ人体の撮影には至っていないが、国内では国立がん研究センターにプロトタイプが設置されたこともあり、今後の進捗が期待される。

GE社はシリコン（Si）ベースのPCDを採用しており、CdTeベースのPCDを採用する他社よりも検出器の厚みが大きくなっている。それを逆手に取り、検出器画素の側面から信号を読み出すEdge-on技術に関し、その利点などを中心に学術演題として発表していた。いくつかの共同研究サイトに装置を設置したとのことで、今後さまざまな臨床評価が報告されるだろう。

フィリップス社からは、少数ながら同

社のPCD-CTの画質を臨床で評価した学術演題を発表していた。同社はDECTの段階から検出器側でX線エネルギーを分離する方式を採用していたことから、他社よりもDECTからPCD-CTへの移行がシームレスであると考えられる。

現時点で、シーメンス社以外の他社はまだ3エネルギー以上の収集データの活用に至っていないことから、じっくりとしたスケジュールでPCD-CTへの移行を計画しているのかもしれない。

PCD-CT製品をいち早くリリースしたシーメンス社は、学術演題においても最多のPCD-CT関連の演題数を占めていた。ただし、リリースから間もないこともあり、まずはファントムを撮って画質を確認してみたような演題も多く、臨床における有用性を検証した演題は2023年以降に増加するだろう。

サムスン社は、ポータブルのPCD-CT（図2）を2017年に発表しており、毎年継続して装置の展示は見られたものの、探した範囲で学術演題は見つかっていなかった。しかし、2022年は動物実験により、同社のPCD-CTの画質を評価した演題が報告されていた。小児の全身や、成人であれば頭部を撮影できる程度のサイズであり、その用途は限られるものの、今後の展開が期待される。

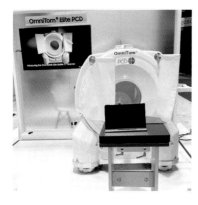

図2　ポータブル PCD-CT である
　　　OmniTom

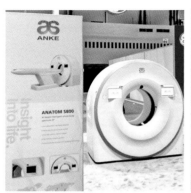
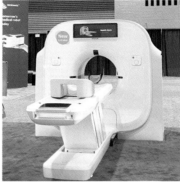
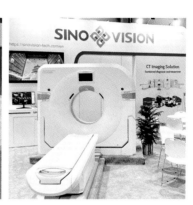

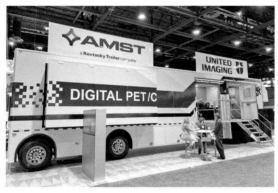

図3　さまざまな中国発の CT メーカーの展示
　　　a：ANATOM S800
　　　b：NeuViz Epoch CT
　　　c：InsitumCT
　　　d：PET／CT トレーラー

● さまざまな中国発の CTメーカー

　最近では，新興の中国メーカーによる CT装置の展示も多く目につくようになった。日本市場への参入は限定的ではあるものの，老舗メーカーの装置に迫るようなスペックを有する装置も散見される。Shenzhen Anke High-tech 社の「ANATOM S800」（図3 a）は，256列の面検出器CTで，その特性を生かして心臓関連の撮影・再構成技術について，深層学習を利用するなど特徴的な機能を有していた。Neusoft Medical Systems 社は比較的早期から参入していた企業であり，2022年は最新の256列の面検出器CT「NeuViz Epoch CT」

（図3 b）を展示していた。両社共にCTのみならず，超電導MRIやオープン型MRIもラインアップしている。SinoVision 社は，128列CT「InsitumCT」（図3 c）を筆頭に，普及機クラスの装置を多くラインアップしていた。United Imaging Healthcare 社は日本国内にも参入している企業で，ITEM 2022で展示をご覧になった先生方も多いだろう。CTのみならずMRIやPET／CTもラインアップしており，高い技術力を有していると考えられる。しかし，2022年のRSNAにはUnited Imaging Healthcare 社の企業展示はなく，小さな会議用ブースとPET／CT トレーラー（図3 d）が配置されているのみであった。中国政府のゼロコロナ政策の影響なのかもしれないが，

今後の動きを注視していきたい。

＊　　＊　　＊

　本稿では，RSNA 2022におけるCTメーカー各社のフラッグシップ装置，各社のPCD-CT事情，さまざまな中国初のCTメーカーについて報告した。各社のフラッグシップ装置については，大幅な更新はなかったものの，着実に進歩していることが確認できた。PCD-CT事情については，シーメンス社が優位な状況ではあるものの，各社ともに精力的に開発を進めている様子がうかがわれた。中国発のCTメーカーについては，日本への展開は限定的であるものの，老舗メーカーに比肩するようなスペックの装置も多く見られた。

3. MRIの最新動向

本杉宇太郎 　甲府共立病院放射線科

2022年11月27日（日）～12月1日（木）に，RSNA 2022が開催された。例年どおりシカゴ・マコーミックプレイスでの開催であったが，筆者はWeb参加となった。現地参加された方の話によると，米国ではコロナ禍はすっかり過去のものとなっているようである。先日，米国在住の友人がわが家に泊まりに来たのだが，「米国・ニューヨークでは，屋外はもちろん，バスや地下鉄，飛行機内でもマスクは不要。町の光景も人々の行動パターンもコロナ禍前に戻っている」「もうインフルエンザと同じ扱いだよ」と話してくれた。これには，新しいものに迅速に対応していく米国人気質を感じた。他人を気遣う日本の文化は素晴らしいと思う。他人に合わせ，不必要に自己主張しない日本人気質は，犯罪率がきわめて低い日本の平和社会を作っている大きな要因であろう。これをわれわれは「世間」と呼ぶ。世間という概念は，良き日本のバックボーンのようなものである。しかし，別の見方をすると，世の中を変えていくという前向きで推進力のあるリーダーシップが，「世間」から責められ実力を発揮できなくなるという負の側面もある。世間という得体の知れない生き物に翻弄され，日本社会はコロナ禍から立ち直り損ねて右往左往しているように思ってしまうのは，筆者だけだろうか。

さて，RSNA 2022のMRI最新動向について筆者が入手した情報を基に，機器展示におけるMRIブースの話題をいくつかご紹介する。

日立社改め富士フイルムヘルスケア社は，2021年に発表したhigh field open MRI「OASIS Velocity」を展示した（**図1**）。オープン型にもかかわらず超電導型1.2Tというコンセプトは非常に面白いと思った。高磁場装置であるにもかかわらず，オープン型の利点である広い

被検者スペースはそのままで，前後左右どこからでもアクセス可能である。閉所恐怖症の患者や，仰臥位を保てない患者，また，関節の屈曲・伸展撮像など，さまざまなニーズに対応できそうである。垂直磁場に対応した多チャンネルワークフローコイルと，画質を保ちながら高速撮像を可能にする「IP-RAPID」により，検査パフォーマンスも向上したとのことである。現時点では日本国内では販売予定なしとのことで残念であるが，臨床で用いた時にどのような画像が撮れるのか，非常に興味のある新機種が登場した。

深層学習を用いた画質改善はここ数年のトピックスであるが，各社とも継続して取り組んでいるようである。GE社の「AIR Recon DL」は，今回発表されたMR 30というソフトウエアバージョンにおいては，さらに適用シーケンスが増えるようである。従来でも2Dのfast spin echo（FSE）やgtadient echo（GRE），拡散強調画像（DWI）に対応していたが，今後は3Dシーケンス（LAVAやCube）やPROPELLERにも対応し，より高速かつより薄いスライスでの高画質なボリューム撮像ができるようになる。薄いスライス厚での撮像が可能になることで，リフォーマット画像の画質向上が期待できる。従来の腹部MRIでは，「呼吸停止下」という制限があるため，どうしても空間分解能に限界があった。これにより，3D撮像であってもスライス厚が十分に薄くできないため，リフォーマット画像では粗さが目立つ。これは，同部位のCT画像との決定的な違いであった。ディープラーニング再構成によって，撮像時間を延長せずにCTの空間分解能に迫ることができるのは，興味深いところである。実際の画像では，矢状断・冠状断再構成画像で

も，ボケがなくシャープな画像が提示されていた（**図2**）。また，フィリップス社は「SmartSpeed AI」と銘打って，「SENSE」，compressed sensingと，深層学習によるノイズリダクションを組み合わせてシンプルな形で撮像時間短縮・画質向上を実現している。現時点でほとんどすべてのシーケンスがSmartSpeed AIに対応しているとのことである。提示された2048マトリックス（ボクセルサイズ0.25mm×0.25mm×4.0mm）の膝MR画像は，細かい構造物まできれいに描出されており驚かされた（**図3**）。

そのほか，フィリップス社が2021年に発表したフラッグシップモデル「MR 7700」では，今後，多核種MRIのプラットフォームが追加されるとの話題提供があった（**図4**）。ナトリウム，リンなどの，プロトン以外の核種を対象としたMRIは，これまで一部の研究施設が独自のプラットフォームを開発して行う，いわゆるニッチな研究分野であった。それが市販のハードウエアやソフトウエアで実現できるようになるのは非常に興味深いことである。どうやら，コイルは

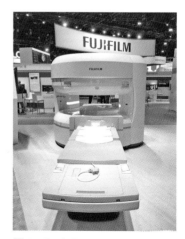

図1　OASIS Velocity
（画像提供：富士フイルムヘルスケア株式会社）

Rapid Biomedical社というドイツの会社が提供しているようであるが，フィリップス社が完全サポートして日本市場でも市販をめざしているとのことである。今後の展開から目が離せない。

＊　＊　＊

以上，興味を引かれたMRI最新動向について紹介した。ここ10年間で飛躍的に進歩したMRIであるが，まだまだ今後も進歩は続くという印象を与えられた。

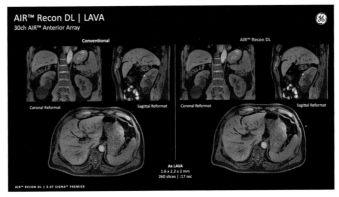

図2　AIR Recon DL
（画像提供：GEヘルスケア・ジャパン株式会社）

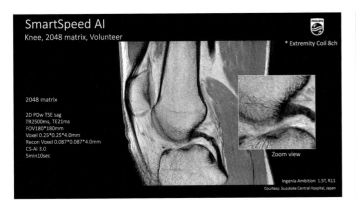

図3　SmartSpeed AI
（画像提供：株式会社フィリップス・ジャパン）

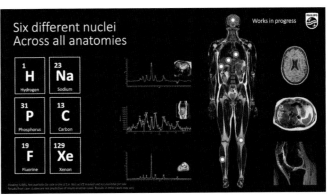

図4　MR7700の多核種MRIプラットフォーム（W.I.P.）
（画像提供：株式会社フィリップス・ジャパン）

エキスパートによるRSNA 2022ベストリポート

4. USの最新動向

杉本　勝俊　東京医科大学消化器内科

今回も「USの最新動向」というテーマで執筆依頼をいただいた。大変光栄なことであり，喜んでお引き受けさせていただいたが，筆者は肝臓を専門とする内科医であり，腹部，特に肝臓領域の内容に偏ってしまうことにご了承いただければと思う。

2020年から続く新型コロナウイルス感染症のパンデミック以来，RSNAの実地参加は遠ざかっていたが，日本の渡航規制が緩和したこともあり，思い切って久しぶりの実地参加とした。シカゴに到着してまず驚いたことが，皆まったくマスクを着用していないことである。噂では聞いていたが，海外との文化の違いに驚いた。逆に，マスクを着用していると具合が悪いように見えてしまうらしく，筆者も滞在中はマスクなしで過ごすこととした。

● NASH評価に関する国際共同試験中間報告

さて，本題のUSの最新動向であるが，今回筆者は "Gastrointestinal Imaging (Advanced Ultrasound Techniques)"（R4-SSGI20）というセッションで発表させていただいたので（図1），このセッションの演題内容を中心に記載する。ちなみに，このセッションは最終日の昼前にあり，聴講者はほとんどいないと予想をして

いたが，超音波で有名な米国のRichard G. Barr先生，イタリアのGiovanna Ferraioli先生，韓国のDong Ho Lee先生，Jeong Min Lee先生らをはじめ，多くの先生方がいたのは驚いた。筆者の発表は "Multiparametric US of the Liver for the Evaluation of NASH : A Global Multicenter Study" である。この研究は，キヤノンメディカルシステムズ社がスポンサーになっていただいているもので，日本，韓国，中国，米国，そして欧州の施設の国際共同試験であり，今回筆者がその中間報告を代表して行った。今までのわれわれの報告では，超音波エラストグラフィによるshear

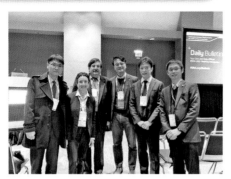

図1　発表後の集合写真
左から Dong Ho Lee 先生，Ferraioli 先生，
Barr 先生，Jeong Min Lee 先生，筆者，キヤ
ノンメディカルシステムズ社の吉田さん

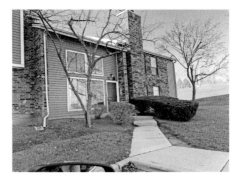

**図2　留学時代に住んでいたシカゴ郊外の
アパート**

wave speed（SWS）は非アルコール性脂肪性肝炎における肝線維化，粘性を反映する dispersion slope（DS）は小葉内炎症，超音波の減衰を反映する attenuation coefficient（AC）は脂肪肝の程度を判定する最も鋭敏なマーカーであったが，今回の中間解析では，SWSの方がDSよりも小葉内炎症との相関が強い傾向が認められた。アジア人と欧米人ではその体格差から肝表から皮膚までの距離がかなり異なり，そのことが測定値に影響を与えている可能性も考えられた。今後の最終解析に向けて，さらに症例を収集する予定である。

● **その他の発表と注目技術**

それ以外の発表は，韓国から，DSはSWSよりもB型肝炎患者の中でも治療介入が必要な人の診断に有用であるというものと，イタリアのFerraioli先生から

は，ACの測定における最適な条件に関する検討があった。現在，本邦でも，2022年4月より超音波による脂肪肝の定量が保険適用となり広がりを見せているが，今後，測定の標準化をめざす必要があると思われる。また，韓国のDong Ho Lee 先生から，膵臓がんに対する high intensity focused ultrasound（HIFU）の発表があり，現在行われている第2相試験の中間報告とのことであった。筆者の施設でも現在，膵臓がんに対するHIFUの治験が開始されており，その結果が待たれるところである。

RSNA 2022では，これらの発表以外でも目を見張るものが散見されたが，その中でも筆者はAIに注目した。GE社の「LOGIQ E10」には，乳腺と甲状腺の腫瘤の鑑別を行うAIが搭載されていた（本邦では薬機法未承認）。現在，本邦でも日本超音波医学会が主導し，肝

腫瘍の検出と診断をリアルタイムに行うAIを開発中とのことであるが，早く実臨床で使える日が来てほしいものである。

＊　＊　＊

筆者の発表したセッションの終了後，以前に筆者と一緒にシカゴ大学に留学していた仲間とシカゴの郊外にあるショッピングモールに車で向かった。その途中に，以前皆で住んでいたアパートにも立ち寄った。もう10年以上も前になるが，留学時代のことが懐かしく思い出された（**図2**）。その際によく通ったPatioというバーベキューリブのお店にも立ち寄り，舌鼓を打った。味は以前とまったく変わっていないようであった。連れて行っていただいた岐阜大学の原　武史先生，ありがとうございました！　以上で，筆者の稿を終えたいと思う。

＊太字および（　）内は演題番号

---

5. 核医学の最新動向

堀田　昌利　国立国際医療研究センター病院放射線核医学科

2022年11月27日（日）〜12月1日（木），第108回北米放射線学会（RSNA 2022）が開催された。コロナ禍が落ち着いたこともあり，会場は多くの参加者でにぎわっていた。マスク着用者がほとんどいなかったことに驚いたが，これが現在のグローバルスタンダードなのだろう。

本稿では，核医学領域の最新動向に関して，臨床と医療機器の面から報告する。

● **臨　床**

現在，核医学領域の最大のトピックは「セラノスティクス（theranostics）」であり，^{177}Lu-DOTATATE と ^{177}Lu-

PSMA に関するセッションが目を引いた。^{177}Lu-DOTATATE は神経内分泌腫瘍に対する核医学治療薬であり，日本でも2021年から臨床で使用可能になった。^{177}Lu-PSMA は前立腺がんに対する核医学治療薬で，2022年3月に米国食品医薬品局（FDA）から承認され

た。また，フッ素標識のPSMA-PET製剤（^{18}F-DcFPyL）も，2022年5月にFDAから承認された。フッ素標識製剤はガリウム標識製剤（^{68}Ga-PSMA-11）より分解能が高く，デリバリーもできるという利点がある。PSMA-PETは，今後ますます発展していく分野と考えられ，日本でも早く使用できるようになることが望まれる。

●**医療機器**

セラノスティクスの普及に伴い，各社ともに線量計算（dosimetry）に重点を置いたSPECT装置およびソフトウエアの開発に取り組んでいた。^{177}Luはβ線以外にγ線も放出するため，^{177}Lu投与後にSPECTを撮像することで，薬剤の線量分布を評価できる。dosimetryは核医学治療の副作用や治療効果の予測に役立つと期待される。

1. GE

PETでは「Omni」，SPECTでは「StarGuide」が展示されていた。Omniの特徴として，①BGOシンチレータ，②ディープラーニング画像再構成，③ディープラーニングカメラユニットが挙げられ，それぞれ①高感度，②ノイズ低減，③ベッドポジショニング自動化といったメリットがある。StarGuideは，リング状に12個の検出器を搭載しており，個々の検出器が被検者の体形に合わせて自動で移動する。実際に検出器が出てくるところを見学させてもらったが，大変ユニークで面白かった。本機は検出器がリング型に配置されているため，3D-dynamic収集が可能である。また，^{177}Luイメージングを見据えて，270keVまでのエネルギーに対応しているのも特徴である。

2. シーメンス

PETでは「Biograph Vision Quadra」が紹介されていた。本機は体軸方向距離が106cmと長く，頭頂部から大腿部まで1ベッドで撮像可能なため，撮像時間の大幅な短縮に加えて，whole-body dynamic PETを撮像可能である。これにより，全身の薬物動態をダイナミックに評価することが可能で，糖代謝と血流状態を別個に画像化することもできる。SPECTでは「Symbia Pro.specta」

が展示されていた。本機は最新レベルのCTを搭載しており，胸部X線検査と同等レベルの線量でCTを撮影できる。核医学治療のdosimetryには複数回のSPECT撮像が必要なため，SPECT装置でのCT被ばく低減も今後さらに重要になる。また，高精細CTによる画像と画像再構成技術「xSPECT」を用いて作成した画像の画質も素晴らしかった。

3. キヤノンメディカルシステムズ

今回，コロナ禍の影響もあってキヤノンメディカルシステムズ社のブースでの実機の展示はなく，オンラインでデモ展示を行っていた。PETでは「Cartesion Prime」が紹介されていた。本機は半導体光センサ（SiPM）を使用したデジタルPET検出器を搭載しており，優れたtime-of-fright（TOF）時間分解能（＜280ps）を実現している。また，ディープラーニング画像再構成を用いたノイズ低減もできる。そのほかに，冷却方式に空冷システムを採用しており，チラーが不要な点も見逃せない。そのため，省スペースでの設置が可能で，年間のランニングコストも数百万円程度削減できるという。コスト面での優位性から，米国では泌尿器科クリニックが（PSMA-PETのために）独自に本機を購入することもあるというから驚きである。

4. United Imaging Healthcare（UIH）

コロナ禍の影響で，今回のRSNAではUIH社のブースはなかったが，「UIH night」というレセプションが開催されたので，そちらに参加した。ゼロコロナ政策の影響か，中国からの参加者はほとんどいなかったものの，米国からの参加者が大変多く驚いた。日本ではUIH社はTotal-body PET（uEXPLORER）の印象が強いが，実際にはCTやMRIも製造しており，米国内でシェアを伸ばしているという。日本でも，UIH社のCT，MRIが導入される日は近いと感じた。uEXPLORERは，体軸方向距離が194cmと非常に長く，頭から足先までのダイナミック撮像が可能である。また，高分解能・高感度も実現しており，（値段さえ考慮しなければ）理想的なPETスキャナと言える。いつかは使ってみたいと考えている。

* * *

久しぶりにRSNAに現地参加したが，バーチャルでなくインパーソンで参加するのは改めて良いなと感じた。さまざまな人と直接話して，大変良い刺激をもらえた。個人的には2022年は受賞を逃したのが残念だったが，2023年以降も定期的に演題を出し，現地参加を継続したい。

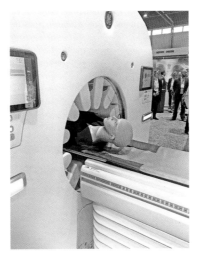

GE社のSPECT装置StarGuide
リング状に12個の検出器を搭載している。

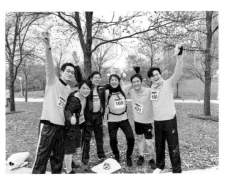

RSNA 5k Fun Run
2022年はあまり寒くなかった。

エキスパートによる**RSNA 2022**ベストリポート

6. IVRの最新動向

竹下　諒　足利赤十字病院放射線診断科

筆者が慶應義塾大学医学部放射線科に入局し，後期研修を開始したのが2020年の4月である。したがって，修練期間はすべて新型コロナウイルス感染症（COVID-19）とともにあり，RSNAを含む国際学会に現地参加するのは今回初めての経験であった。もちろんInterventional Radiologyのみであれば，正直に言えばSociety of Interventional Radiology（SIR）やCardiovascular and Interventional Radiology Society of Europe（CIRSE）に参加する方がよいと思われるが，まだまだ放射線科医としてあらゆる方面で修行を積まなければいけない身としては，網羅的に勉強できるRSNAへの参加は非常に楽しみにしていた。

往路の飛行機便でスーツケースをロストされるというトラブルには見舞われたものの，今回のシカゴは比較的暖かかったようで過ごしやすく，存分に会期を満喫することができた。本稿では，初参加の筆者が学び取れたことの一部を紹介させていただきたい。

●肝腫瘍関連

Interventionalに関する口頭でのScientific Sessionは，全日程を通して3セッション設けられており，その中で一つ興味深い発表があったので紹介する。Yanyan Cao氏（M7-SSIR01-2）が発表した，ウサギモデルにおいて経動脈的にoncolytic virusを注入し塞栓術と併用することで強い抗腫瘍効果が得られたとする報告であり，臨床応用までの道のりはまったく見えていないものであるが，塞栓術にウイルス療法を組み合わせるという特異な発想については非常に興味深く感じた。

Liver Cancer Intervention，IR Hot Topicsと題された2つのセッションにおいても，イダルビシンを用いた肝動脈化学塞栓療法（TACE）で良好な成績が得られたとするIDASPHERE II Trialが紹介されていた。

肝がんに対する血管内治療は，本邦において，レンバチニブなどの優れた薬剤の登場もあって激減しているが，使用する薬剤や併用する全身療法の工夫などさらなる研究の余地を感じ，勇気づけられた。

●門脈関連

Portal Hypertensionに関しては，独立したEducational Courseが設けられ，盛んに経頸静脈的肝内門脈大循環短絡術（TIPS）の適応と手技について触れられていた。現在の日本での一般的とは言い難い状況と対比すると異文化性を感じ，今後本邦においても血管内エコーを用いた穿刺を含めて普及が期待されるものである。一方で，演者の1人が「inter-ventional radiologyでの治療を提案しなければ症例は増えない」といった趣旨のことを言っており，自身の日々の臨床の実感と照らし合わせて共感するものも多かった。門脈圧亢進症に関連しては，abdominal 4D MR-Flowを用いた門脈系の非侵襲的な評価について，演題がいくつか発表されていた。画質向上や具体的に得られる画像・計測値のカットオフなど，未知な部分が多いものの，手技適応の判断に今後活用されうる技術であり，今後も併せてキャッチアップしていきたいと考えた。

●教育展示

Interventionalの領域でMagna Cum Laudeは，Seoul National UniversityのHyo-Cheol Kim氏による"Intra-arterial Treatment for Hepatocellular Carcinomas：How to Manage Shunting From the Artery"（IREE-77）の1題であった。

日本からの演題では，東京女子医科大学の森田　賢先生が"Recent Development of Augmented Reality and Mixed Reality for Needle Guidance"（IREE-7, 58ページ参照），熊本大学の田村吉高先生が"Various Approaches to the Portal Venous System"（IREE-48, 57ページ参照）で，共にCertificate of Meritを受賞している。筆者の演題は残念ながら受賞はならなかったが，特にInterventionalの領域ではアジアからの受賞が多く，自分自身が次回以降さらなる努力を重ねる決意につながった。

＊　＊　＊

最後に本原稿の執筆依頼を紹介してくださった慶応義塾大学の井上政則先生，近畿大学の鶴崎正勝先生に，この場を借りてお礼申し上げます。

＊太字および（　）内は演題番号

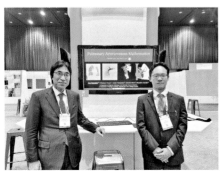

慶應義塾大学・陣崎雅弘教授（左）と筆者（右）：筆者の教育展示前にて

エキスパートによる**RSNA 2022**ベストリポート

7. DRの最新動向

田中　利恵　金沢大学医薬保健研究域

ライブ配信，オンデマンド配信，Digital Poster，Daily Bulletin，各社のRSNA特設ホームページ，さらに，現地入りした友人やインナービジョン誌取材班から届くSNSなど，オンライン＋αを駆使してRSNA 2022に参加した。本稿では，3つの次世代デジタルラジオグラフィ（DR）技術を紹介する。

● Triple-layer detector (SpectralDR)

1回のX線照射で，通常のX線画像，軟組織画像，骨画像の同時生成を可能にした3層構造のセンサtriple-layer detector技術が登場した。ウォータールー大学発のスタートアップであるKA Imaging社から，3層のセンサを有するカセッテ型ワイヤレスフラットパネルディテクタ（FPD）「Reveal 35C」が発表されていた〔米国食品医薬品局（FDA）認可〕[1]（図1）。KA Imaging社独自のSpectralDR技術によって，検出器内部でエネルギースペクトル分離が完結するため，X線源の制約がなく，既存のシステムにも導入しやすいとのことだった（Innovation Theater：IM7-IT109）。また，トロント大学とウォータールー大学の研究チームからは，同FPDで取得した軟組織画像ならびに骨画像が，読影時間を延長することなく，カテーテル先端の視認性向上に貢献したことが報告されていた（Education Exhibit：CHEE-110）。

● Dynamic Digital Radiography (DDR)

動画対応FPDとパルスX線によるX線動態撮影[2]が広がりを見せていた。コニカミノルタ社主催のLunch & Learns（IM1-LL101）では，デジタルX線動画撮影システム（DDR）のラインアップに移動型X線撮影装置が加わったこと，さらに，頸椎・肩関節・手関節・膝関節での使用経験が報告されていた（図2 a）。また，呼吸器・循環器領域のDDRを解説する教育展示も2演題あり（CHEE-34，CHEE-66），このうち九州大学の山崎誘三氏らの発表はCum Laudeを受賞し注目された（図2 b，49ページ参照）。今後のさらなる臨床展開を期待したい。

● Dark-field chest radiography

Dark-field radiographyは，物質表面でのX線散乱を画像化する技術である。胸部では，多くの空気－組織界面を有する肺胞，すなわち肺から高信号が得られる。RSNA 2021では，ウィスコンシン大学から胸部ファントムを用いた初期検討が報告されていたが，RSNA 2022では，ミュンヘン工科大学から，慢性閉塞性肺疾患の重症度評価に成功したこと（Scientific Poster Session：S3B-SPCH-7），さらに，CT画像上で確認される新型コロナウイルス感染症（COVID-19）症例の肺炎所見がdark-field image上で低信号領域として描出されたこと（Scientific Poster Session：T5B-SPPH-9）が報告されていた。DRの診断能を飛躍させる新しい撮影技術として，今後の展開を見守っていきたい。

● Technical Exhibit出展企業が提供するvirtual boothと特設Webサイト

現地での機器展示と，virtual exhibit

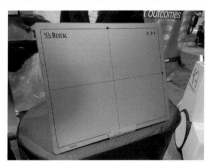
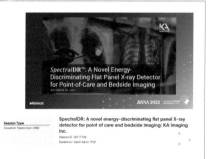
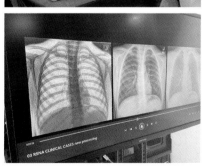
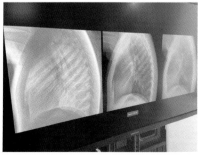

図1　Triple-layer detector
上段左から，KA Imaging社のブースに展示されていたFPDのReveal 35C（FDA承認）とオンデマンド配信されたInnovation Theater（IM7-IT109）のキャプチャ画面。下段は，SpectralDR技術で取得されたX線画像，軟組織画像，骨画像を示す。下段右のように，側面像や斜位にも対応する。（IM7-IT109より引用転載）

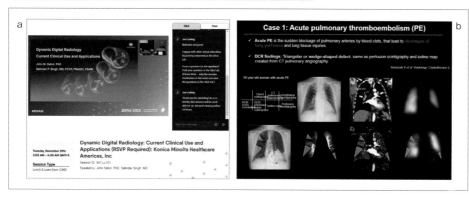

図2　オンデマンド配信された Lunch & Learns（IM1-LL101）のキャプチャ画面（a），肺塞栓の解析結果を報告する教育展示（CHEE-66）のキャプチャ画面（b）
（IM1-LL101，CHEE-66より引用転載）

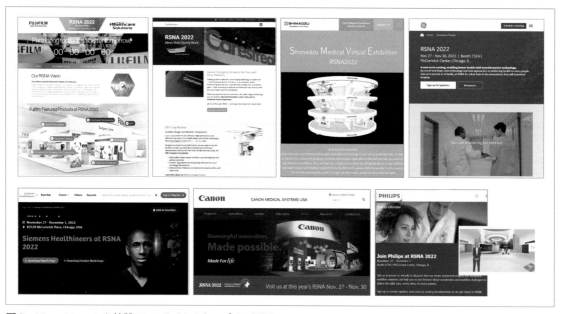

図3　Virtual booth や特設 Web サイトのキャプチャ画面
上段左上から，富士フイルム社，ケアストリームヘルス社，島津社，GE社，下段左から，シーメンス社，キヤノンメディカルシステムズ社，フィリップス社。どのサイトも，「英語の企業名」「RSNA」を組み合わせたキーワード検索でヒットする。

や特設Webサイトによる情報提供を並走させるのが，Technical Exhibitのニューノーマルと言えそうだ（図3）。各社のRSNA関連情報が集約されているので，現地参加する場合も上手に活用していきたい。

● 最後に，日本から「全力で」オンライン参加して感じたこと

コロナ禍前後で，オンライン参加（virtual only）の登録料は$199→$310に値上がりした。正直なところ「高いな〜」と感じたが，実際に参加してその考えを大きく改めることになった。ほぼすべてのプログラムは，ライブ配信に続いてオンデマンド配信されていたし＊，企業主催のSymposiums，Lunch & Learns，Innovation Theater，AI Theater presentations までもオンデマンドで視聴できたのはうれしい誤算だった。それらを暖かい自宅や職場から，時差との闘いなく，好みの再生速度で視聴できたので，現地参加とは別の達成感や満足感が得られた。しかし，現地参加のような高揚感は得られないし，機器展示の情報アクセスに大きな制約があるのは否めない。RSNA会場で人・モノ・情報との出会いを五感で楽しみ，さらに，オンデマンド配信で精査するスタイルが，RSNAのニューノーマルになっていくのかもしれない。

＊太字および（　）内は演題番号

＊一部のIndustry programはオンデマンド配信のみ，もしくは一切配信なし

● 参考文献
1) Karim, S.K. : Single-Exposure, Digital, Dual-Energy Subtraction X-Ray Ushers in a New Era of Diagnostic X-Ray Imaging. *Radiology Management*, 23-30, 2021.
2) 田中利恵：Ⅱ DRシステムの技術・臨床の最新動向および将来展望. 3. X線動画撮影システムの最新動向および将来展望. 特集　最新DRシステムが描き出すX線検査の未来──Digital Radiographyの技術動向と臨床の最前線. *INNERVISION*, 36（12）: 17-20, 2021.

令和5年1月25日発行

INNERVISION

2023 ● February
月刊インナービジョン第 443 号付録

RSNA
2022
Highlight

TECHNICAL EXHIBITS

Index

X線CT装置

NAEOTOM Alpha
with Quantum Technology

CT redefined.

www.siemens-healthineers.com/jp

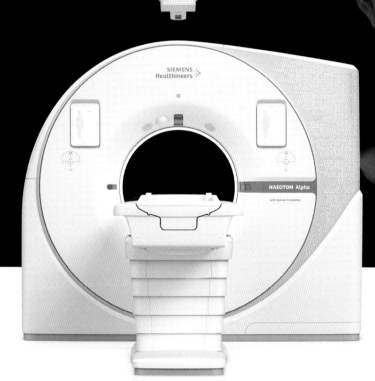

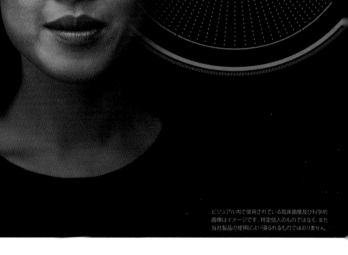

ビジュアル内で使用されている臨床画像及び科学的
画像はイメージです。特定個人のものではなく、また
当社製品の使用により得られるものではありません。

The world's first photon-counting CT

イノベーションにより技術が飛躍的に進歩すると、常識が変化することがあります。

世界初 * のフォトンカウンティング CT の登場はまさにその瞬間と言えます。

フォトンカウンティング検出器を採用した NAEOTOM Alpha は、CT の定義を一新しました。

QuantaMax detector は先進的な直接信号変換をベースとして開発されており、

より多角的に臨床情報を得ることが可能になります。

*2022年2月 自社調べ

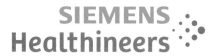

全身用X線CT診断装置　ネオトム Alpha　　認証番号：304AIBZX00004000

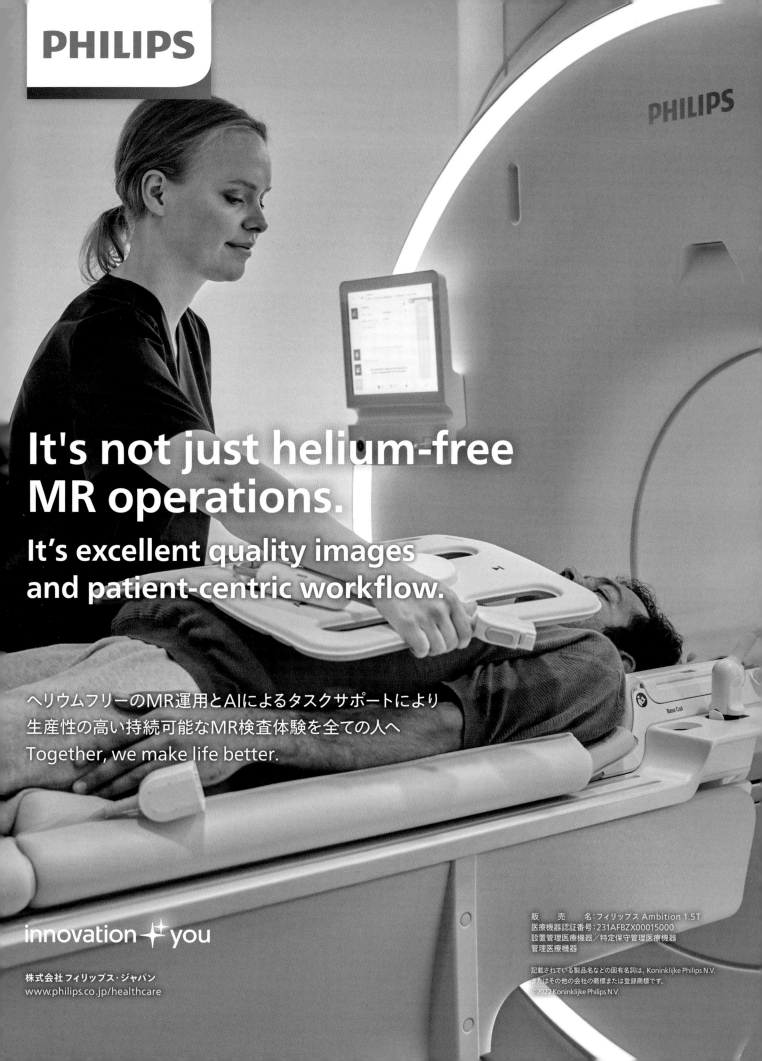

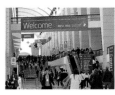
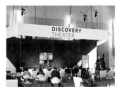

患者や家族，医療者に力を与える存在として
放射線診療にかかわる人々がするべきことを考える

2022年11月27日（日）〜12月1日（木），米国イリノイ州シカゴ市のマコーミックプレイスで，第108回北米放射線学会（RSNA 2022）が開催された。"Empowering Patients and Partners in Care" をテーマに，患者や家族，医療者に力を与える存在として，放射線診療に従事する人々がするべきことを考える機会となった。新型コロナウイルス感染症（COVID-19）の流行が続く中であったが，会場には日本からの参加者も多く見られた5日間であった。

放射線診療には患者の視点が求められている

初日11月27日には，Arie Crown Theaterにおいて，恒例のPresident's Address and Opening Session が行われた。大会長を務めるラトガース・ニュージャージー州立大学ロバート・ウッド・ジョンソン・メディカルスクール放射線科教授のBruce G. Haffty, M.D.は，President's Addressとして，"Diagnostic Imaging: Value from the Lens of the Patient" をテーマに講演した。Haffty大会長は講演の中で，医用画像の持つ意義に言及し，患者の視点に立って考えることが重要だと述べた。医用画像は，患者にとって，確実な診断につながるだけでなく，不安を減らし，心理的な負担を軽くする働きを持つという。さらに，Haffty大会長は，患者へのインタビュー映像を供覧して，患者やその家族の意思決定を支援し，治療効果を確認することで幸福感を得ることにもなると，医用画像の持つ意義を強調した。そして，患者がメリットを得るためには，放射線診療にかかわる人々が医用画像の価値を示していくことが求められていると訴えた。

続く，Opening Session Lectureでは，カリフォルニア大学デービス校メディカルセンター放射線科教授のElizabeth A. Morris, M.D.が，"Doctor as

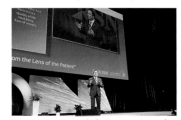
Bruce G. Haffty 大会長のPresident's Address

Patient: Imagining Cancer Survival for All" をテーマに，乳がん患者としての自らの経験に触れ，患者の視点を踏まえて講演した。Morris氏は，患者とのコミュニケーションをとることが重要だと述べた上で，乳がん患者が今後大幅に増加し「乳がんパンデミック」が起こると指摘。乳がんのスクリーニング検査の必要性を説明した上で，放射線科医の果たすべき役割を言及した。さらに，Morris氏は，がん診療における放射線科医の重要性が高まると述べた。

President's Address and Opening Session では，ほかにAmerican Association of Physicists in Medicine（AAPM）会長の J. Daniel Bourland, Ph.D.と，Chicago Radiological Society会長のMatthew Harkenrider, M.Dが挨拶を行った。

充実のPlenary Session ピューリッツァー賞作家も登壇

President's Address and Opening Session 以外のPlenary Session としては，2日目の11月28日に，医師でありピューリッツァー賞作家のSiddhartha Mukherjee, M.D.が "Three Visions for the Future of Medicine" をテーマに講演した。また，11月29日には，ヴァンダービルト大学医療センター放射線科教授のReed A. Omary, M.D.による講演 "Designing Radiology for Patients, Communities, & the Planet" が行われた。11月30日には，"Exciting Radiology Game Show: What's Your Emergency? Life in the STAT Lane" と "Machine Learning in Radiation Oncology Clinical Trials and Clinical

Practice" が設けられた。さらに，RSNA/AAPM Symposiumとして，"Together We Can Make A Difference" が12月1日に開かれた。

このほか，今回のRSNAは，19分野から900題以上のScientific Paper，1300題を超えるScientific Poster，約1450題のEducation Exhibitがあった。また，Education Courseは，300コース以上設けられた。

受賞については，会期中に発表されMagna Cum Laudeが20題選出された。日本人の発表としては，檜山貴志氏（国立がん研究センター東病院）らの "Post-treatment Head and Neck Cancer Imaging: Anatomical Considerations Based on Cancer Subsites"（HNEE-16），黒川真理子氏（ミシガン大学）らの "Clinical Applications of MR Spectroscopy in the Era of Molecular and Genetic Diagnosis and Treatment"（NREE-3）が栄光に輝いた。なお，Cum Laudeには43題が選出され，このうち7題が日本人の発表であった。

◎

RSNA 2022は，5日間で約3万8000人の登録があった。なお，RSNA 2022のバーチャルミーティングは，5月1日までアクセスが可能である。次回，RSNA 2023は，2023年11月26日（日）〜30日（木）の日程で，マコーミックプレイスで開催される。大会長は，ノースカロライナ大学放射線科教授のMatthew A. Mauro, M.D.が務める。

＊インナビネット「RSNA 2022 スペシャル」（http://www.innervision.co.jp/report/rsna/2022）を公開中です。

（文責・編集部）

企画・制作・発行：株式会社インナービジョン 〒113-0033 東京都文京区本郷3-15-1 TEL 03-3818-3502 FAX 03-3818-3522 印刷：欧文印刷株式会社
禁・無断転載

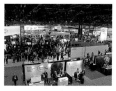

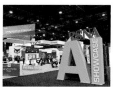

患者，そして放射線診療にかかわる医療者に力を与える技術が多数登場

RSNAの華，Technical Exhibitsは，本会議よりも1日会期が短い11月30日（水）までの4日間の日程で行われた。グランドコンコースを挟んでホールA（サウスビルディング）とホールB（ノースビルディング）に644社が集結。前回の495社から出展社数を回復しており，新型コロナウイルス感染症（COVID-19）やロシアのウクライナ侵攻など，世界を覆う停滞ムードを払拭するような活気が感じられた。今回の大会テーマ "Empowering Patients and Partners in Care" に応えるかのように，患者，そして放射線診療にかかわる医療者に力を与える技術が多数登場した。

医療現場が抱える課題の解決に向けてAIを用いた技術開発が広がる

COVID-19のパンデミックにより，RSNA 2020はバーチャルミーティングだけとなった。翌2021年は実地開催できたものの，ワクチン接種と会場内でのマスク着用義務が設けられた。これにより，Technical Exhibitsの出展社数も，2019年の740社から495社へと大きく落ち込んだ。しかし，この間も技術革新の歩みは止まることはなかった。前回は，世界初のフォトンカウンティングCTが登場し話題になったが，今回もパンデミックにより医療現場がひっ迫するという課題を解決するために，人工知能（AI）を用いて検査や診断を効率化する技術が数多く発表された。

近年のTechnical Exhibitsは，AI Showcaseといった企画展示を設けている。今回は，AI Showcaseのほかに，3D Printing & Mixed Reality Showcase，Educators Row，First-Time Exhibitor Pavilion，Recruiters Rowが用意された。このほか，出展企業によるIndustry Presentationも行われた。

これらを含め，今回の展示面積は36万4000平方フィート（約3万3817m²）を記録した。また，初参加は124社であった。

世界最速0.23s/rotのガントリ回転速度を誇るCTが登場

GEヘルスケアは，世界最速となるガントリ回転速度0.23s/rotを実現した「Revolution Apex Elite」（薬機法未承認）を発表した。同社のハイエンド装置に位置づけられる。その性能が最も発揮されるのが心臓CTだ。心臓CTにおけるモーションアーチファクトを抑制するアプリケーション「SnapShot Freeze 2.0」を用いた撮影で，明瞭かつ高精度の画像を得られる。また，検査のスループットを向上する技術も搭載されている。新デザインを採用したガントリ前面には，左右にタッチパネルが施され，直感的な操作で検査を進められる。AIを用いた「Deep Learning カメラユニット」は，寝台上の被検者のデータを解析して最適なポジショニングを自動で行う。ポジショニングの精度が上がり，高画質化にも寄与する。

心臓CTのための技術を搭載した装置としては，富士フイルムグループが「SCENARIA View FOCUS Edition」（日本国内では「SCENARIA View Plus」）を展示した。米国では2022年7月から販売を開始している。「Cardio StillShot」は，最大28msの実効時間分解能を実現しており，拍動によるブレを抑え，高精度の画像を描出する。さらに，AI技術「REiLI」を用いて開発された技術も搭載している。その一つ，検査のスループットを向上する「SynergyDrive」は，ポジショニングから画像解析までの操作を自動化する。また，画像処理機能「Intelli IPV」（日本国内では「IPV」）は，FBPよりも被ばく量を最大83%，画像ノイズを最大90%低減する。

シーメンスは，前回のRSNAで最も注目を浴びた世界初のフォトンカウンティングCT「NAEOTOM Alpha」を今回も展示した。RSNA 2022開催時点で欧州，米国，日本で約50台が稼働している。RSNA 2022で採択された関連研究は約90題となっており，発表後1年で多くの施設から有用性が報告されている。放射線科医などが登録している会員制WebサイトAuntMinnieでは，2021年，2022年のHottest clinical procedure，2022年のBest new radiology deviceに選出されており，その注目度はいまだ高い。

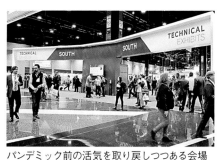

パンデミック前の活気を取り戻しつつある会場

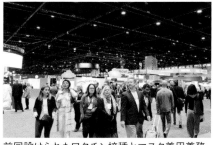

前回設けられたワクチン接種とマスク着用義務は撤廃

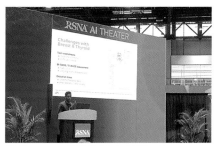

AI Showcaseに設けられたAI Theater

MRI AIを用いた自動化技術・画像再構成技術が当たり前に

富士フイルムグループでは，ワークフローを向上し，検査時間の短縮を可能にする最新の1.5T装置「ECHELON Synergy」（薬機法未承認）を発表した。新型コイル，タッチパネル操作，AIを用いた画像再構成を特長とする。新たに開発された頭頸部用「FlexFit Neuro Coil」は，頭頂部にあるレバーを操作するだけで片手でもセッティングが可能。優れた密着性が高画質にも寄与する。柔軟性のある体幹部用コイルも用意される。また，ガントリ前面の左右には，タッチパネルモニタを配置。画面上のスタートボタンをタップするだけで寝台が自動で移動してセッティングを行う。検査を自動化する「AutoExam」により，画像転送までの作業を省力化できる。また，ディープラーニング画像再構成技術「Synergy DLR」を採用している。

シーメンスは，「MAGNETOM Prisma」の後継機種となる3Tの「MAGNETOM Cima.X」（薬機法未承認）を発表した。脳神経外科領域をターゲットとした研究機に位置づけられる。最大の特徴は，従来機種の2.5倍となる200mT/m，スリューレート200T/m/sという超高傾斜磁場強度を実現していること。これにより，b値の高い拡散強調画像においてノイズを大幅に低減し，高画質化が図られた。

フィリップスも研究用途に対応した3T MRI「MR7700」を展示した。米国では2022年9月に上市されている。高い傾斜磁場強度によって，従来装置と同じ撮像時間で解像度が65％向上。神経叢の細部まで描出する。また，プロトンに加え，カーボン，キセノンなどの原子核が検出できる。これにより，臨床での多核種イメージングが可能になる（多核種イメージングは薬機法未承認）。

GEヘルスケアは，低コストで運用可能な新型1.5T装置「SIGNA Victor」（薬機法未承認）を発表した。従来装置と比較しヘリウムの使用量を70％削減可能で，電力消費も10％抑えられる。ユーザーインターフェイスには，最新の「SIGNA One」を採用。スムーズかつ確実に撮像を行える。また，ディープラーニングを用いた画像再構成技術「AIR Recon DL」も搭載している。将来的にガントリの開口径を70cmに拡大できる。

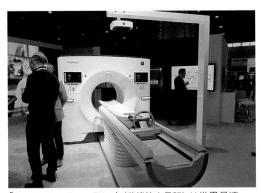
「Revolution Apex Elite」（薬機法未承認）は世界最速ガントリ回転速度を実現

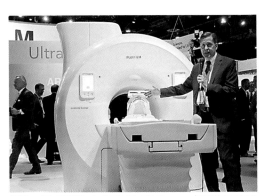
新型コイルを搭載した「ECHELON Synergy」（薬機法未承認）

X-RAY 安全かつフレキシブルに使用できる移動型X線撮影装置に注目

コニカミノルタは，独自技術であるX線動態撮影の米国での展開を拡大しており，呼吸器領域や整形外科領域などを中心に，研究，臨床応用が行われている。X線動態撮影に対応する装置として，移動型X線撮影装置「mKDR Xpress」を展示した（日本国内では「AeroDR TX m01」）。米国では，2022年7月にFDA承認を取得している。幅540mmのコンパクト設計により，ICUや救急，病棟のベッドサイドなど，フレキシブルに使用可能。4段階で最大1220mm伸縮するテレスコピックアームは，支柱が317°回転し，広範囲を撮影できる。また，19インチの大型メインモニタに加え，X線管球操作部にセカンドモニタ（8.4インチ）を配置。セカンドモニタ上で撮影条件の確認や変更ができるほか，X線管とパネルのピッチ角，ロール角を確認して，アライメントの調整を行える。

キヤノンメディカルシステムズは，移動型X線撮影装置「Mobirex i9」と小型軽量のデジタルラジオグラフィ「CXDI-Elite」を組み合わせたシステムを展示した。125μmの画素サイズにより高精細画像を得られる。また，IP57準拠の高い防水・防塵性能を有している。オプションで用意される「Built-in AEC Assistance（BiAA）」により，病棟や手術室においても適正な線量下での撮影を可能にする。

US 遠隔検査支援など臨床ニーズに応える進化

フィリップスは，汎用型の「Compact 5000」シリーズ（薬機法未承認）を発表した。名前のとおりコンパクトな設計でありながら，ハイエンド装置「EPIQ Elite」に搭載された技術を採用しており，検査経験にかかわらず，安定して高精度の画像を得られる。遠隔での検査手技支援などを可能にする「Collaboration Live」（薬機法未承認）にも対応。Collaboration Liveは，画像や音声，映像などを共有して，安全で高精度な手技を可能にする。米国内ではすでに約100施設で導入されるな

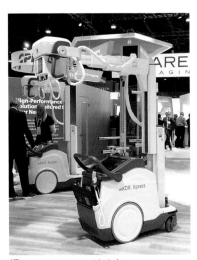
幅540mmでコンパクトな移動型X線撮影装置「mKDR Xpress」（日本では「AeroDR TX m01」）

ど，実績を積み重ねている。

コニカミノルタは，新製品として「SONIMAGE MX1 Platinum」(日本国内では「SNiBLE yb PREMIUM」)を展示した。「SONIMAGE MX1」の上位機種で，プローブはリニア型の「L18-4」「L11-3」，コンベックス型の「C5-2」を用意している。また，フレームレートを上げても分解能を維持できる画像処理機能「iXRET」を搭載した。米国仕様では外付けバッテリーを標準化したことで2時間の連続使用が可能だ。

キヤノンメディカルシステムズは，「Aplio i-series /Prism Edition」を紹介していた。超音波ビームフォーミング「iBeam＋」を採用。高密度の超音波ビームを高速処理して高画質を実現する。また，140°の広い視野角で浅部から深部まで均一な画像をリアルタイムで得られる「SuperWide View」を搭載している。同社独自の「SMI (Superb Micro-vascular Imaging)」も，Generation 4に進化した。高速の血流も観察できるようになり，検査の適応が全身へと拡大している。

富士フイルムグループは，「ARIETTA 850 DeepInsight」「ARIETTA 650 DeepInsight」を展示した。AIを用いて開発したノイズ除去技術「DeepInsight技術」を採用している。このDeepInsight技術は，スペックル信号と電気ノイズを高精度に分離し，電気ノイズを選択的に除去することで，組織などを明瞭に描出する。また，浅部から深部までフルフォーカスでボケのない画像を得られる「eFocusing」も搭載する。

セラノスティクスに向けて
被ばく低減技術の搭載が進む

シーメンスは，最新のSPECT/CT「Symbia Pro.specta」を展示した。CTには，「SOMATOM.go」を採用。「Tin filter」により胸部一般撮影と同等の被ばく線量で撮影が可能である。ニーズが高まっているセラノスティクス(核医学治療)において，被ばくを抑えることが

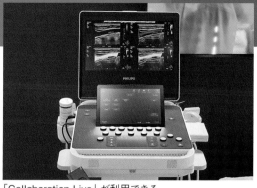
「Collaboration Live」が利用できる
「Compact 5000」シリーズ(共に薬機法未承認)

可能だ。SPECTはリストモード収集により自動で体動補正ができるほか，呼吸同期撮像でデバイスが不要となる。さらに，AIによって被検者のポジショニング，画像再構成などの操作を支援する「myExam Companion」を搭載しており，効率的に検査を行える。このほか，半導体検出器搭載のPET/CT「Biograph Vision Quadra」のスケールモデルを展示。106cmの体軸方向視野を有し，1ベッドで頭頂部から大腿部まで撮像可能だ。

GEヘルスケアは，最新鋭の半導体検出器搭載PET/CT「Omni」を披露した。シンチレータの素材にBGOクリスタルを採用しており，高感度を実現している。ディープラーニング画像再構成法の「Precision DL」を採用しており，ノイズを除去した画像を得られる。Deep Learning カメラユニットによるポジショニングの自動化が可能。検査担当者がベッドサイドにいる時間を削減でき，被ばくを抑えられる。また，最新のSPECT「StarGuide」を展示した。リング状に12の検出器を配置し，それぞれを個別に動かして被検者に近い位置に設定できる。フォーカスモードにより，画像の高画質化，撮像時間の短時間化を図れる。

業務効率を向上し
病院経営に寄与する

キヤノンメディカルシステムズは，医用画像処理ワークステーション「Vitrea」の最新アプリケーション「Open Rib」(510k Pending)を披露した。肋骨の解剖学的構造を把握しやすくするために，胸部CT画像をベースに，肋骨の展開画像

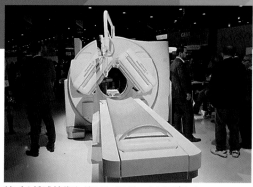
被ばく低減技術などセラノスティクスに適した
SPECT/CT「Symbia Pro.specta」

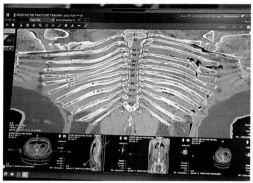
「Vitrea」の「Open Rib」(510k Pending)は
解剖学的構造の把握を容易に

を自動生成して，肋骨番号をラベリングする。画像はPACSに自動で保管することが可能だ。救急領域における肋骨の骨折診断をサポートし，速やかに治療へと移行できる。

フィリップスは，検査業務を遠隔でサポートする「Radiology Operations Command Center (ROCC)」(薬機法未承認)を紹介した。カメラで装置のコンソールをリアルタイムで把握できる。必要に応じて，検査業務を支援することで，経験の浅い検査担当者であっても，質の高い検査を確実に施行できる。また，「PerformanceBridge」(薬機法未承認)は，装置の稼働率や読影医ごとの読影件数などを分析し，KPI(重要業績評価指標)を管理できる。

コニカミノルタは米国で展開しているインテグレート型システム「Exa Enterprise Imaging」を紹介した。PACS，RIS，マンモグラフィ，請求などの機能を必要に応じてインテグレーションできる。クライアントサーバ式で提供され，クライアント側のハードウエアのスペックに依存することなく快適に使用できる。

(文責・編集部)

"Meaningful innovation." をテーマに臨床でのAI技術の活用・価値提供にフォーカスしたニューノーマルな展示を展開

キヤノンメディカルシステムズ（Canon USA Inc.）は，テーマに"Meaningful innovation." を掲げ，いち早く開発・実装に取り組んできた人工知能（AI）技術を，いかに臨床で活用してもらい，価値を提供していくかをブース全体で紹介した。COVID-19の完全な収束がいまだ見えぬ中，感染対策にも配慮したニューノーマル時代の新たな展示として，一部を除いて実機のない展示にチャレンジした。CTでは超解像技術「PIQE」や被ばく低減を可能にする「SilverBeam Filter」，MRIではノイズ低減技術「AiCE」や，アーチファクトに対応する「IMC」「RDC DWI」といった最新の技術や画像を紹介。医療現場に "意味のあるイノベーション" を起こすAI技術やソリューションをアピールした。

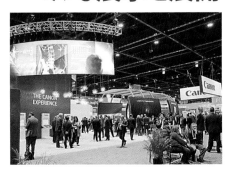

MRI
画質向上を実現するDLRやアーチファクト低減技術を紹介

MRIの展示では，AIブランド「Altivity」の下に開発されたディープラーニング画像再構成技術（DLR）「Advanced intelligent Clear-IQ Engine (AiCE)」や，アーチファクト・歪みを低減する技術が，臨床にどのような価値をもたらすかを紹介した。

同社のMRIは，Gmax 100mT/mを実現したフラッグシップの3T装置「Vantage Centurian」とAiCEを発売した2019年から，日本国内ではシェアを急拡大しており，2021年度には24.1%

（同社調べ）まで上昇している。Vantage Centurian / ZGOは国内稼働15台，AiCE搭載MRIの国内導入台数は265台に上る（いずれも予定含む）。

ディープラーニングを用いたSNR向上技術であるAiCEは，学習方法を工夫することで多様なシーケンスや高速撮像技術との併用を可能にした高い汎用性を特長としている。高周波のみを学習することでノイズを良好に低減しながら，低周波のコントラストを維持することが可能だ。AiCEにより高精細化や撮像時間の短縮，ノイズの影響を低減した定量画像の提供を実現する。

MRIの画質を決めるもう一つの重要要素となるアーチファクトに対しては，2つのアーチファクト抑制技術を紹介した。「IMC（Iterative Motion Correction）」は剛体（面内の並進・回転）と非剛体（形状の変化）を補正することで，体動や嚥下などによるモーションアーチファクトを抑制することができ，MRI検査の適用拡大にも貢献する。また，「RDC（Reverse encoding Distortion Correction）DWI」は，Phase Encode方向に対して2方向（順

方向・逆方向）にデータ収集を行い，それぞれの画像を補正後に加算することで，拡散強調画像の歪みを補正する。b0画像だけでなく，MPG印加撮像も使うことでB0＋渦電流による歪みまで補正することが特長だ。これにより下垂体の歪みや磁化率アーチファクト，Body DWIのつなぎ目部分のズレなどを補正し，より精度の高い画像の提供や他シーケンスとのフュージョンを可能にする。

CT
超解像技術やDLRによる高画質・被ばく低減をアピール

CT関連では，AIブランドAltivityの下に開発された超解像技術とノイズ低減技術，そして被ばく低減技術を中心に先進のCT技術を紹介した。ディープラーニングを応用した超解像画像再構成技術「Precise IQ Engine (PIQE)」は，高精細CT「Aquilion Precision」のデータで学習したdeep convolutional neural network (DCNN) により，ADCT「Aquilion ONE」などの通常解像度の画像を高精細化することができる。展示ではPIQEを用いた臨床画像を供覧し，プラーク評価における有用性や冠動脈ステントの視認性の向上をアピールした。現在は心臓領域で最適化されたDCNNが搭載されており，今後は他部位への展開も期待されている。

また，ノイズ低減技術としてAiCEを展示し，低線量胸部CTや1心拍撮影による心臓CT，高体重患者の腹部骨盤画像など多彩な画像を紹介した。CTのさらなる低被ばく化をめざして開発された

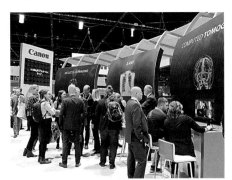

技術や画像の紹介を中心にしたニューノーマルな展示を展開

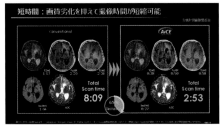

ノイズ低減によりMR撮像時間の短縮にも活用できるDLR「AiCE」

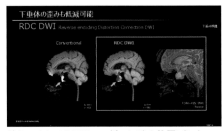

他シーケンスとのフュージョン時の位置ズレも低減できる「RDC DWI」

「SilverBeam Filter」は，銀（Ag）フィルタによりX線エネルギーの低エネルギー成分を低減して高エネルギー側へシフトすることで被ばくを大幅に抑制する。肺がんCTスクリーニングをターゲットにしており，AiCEとの併用により従来の1/5以下の実効線量で同等の画像を得られることを紹介した。

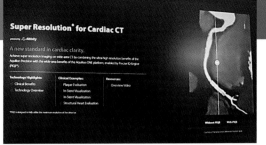

日常臨床で高精細CT画像を活用することをめざして開発された「PIQE」

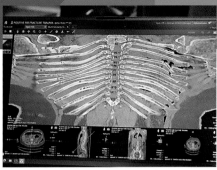

「Vitrea」に搭載予定の「Open Rib」（510k Pending）

Healthcare IT
最新アプリケーションや AI解析プラットフォームを紹介

ヘルスケアITコーナーでは，医用画像処理ワークステーション「Vitrea」の最新アプリケーションや，ベンダーに依存せずにさまざまな解析アプリケーションを搭載するAI自動化プラットフォーム「Automation Platform」などを紹介した。

Vitreaの最新アプリケーションとして展示された「Open Rib」（510k Pending）は，胸部CT画像から肋骨の展開画像を自動生成し，さらに肋骨番号をラベリングすることで解剖学的構造の把握を容易にする。Vitrea上で確認するだけでなく，処理後の画像を直接PACSなどへ自動転送する機能も有するため，院内の運用に応じた柔軟なワークフロー設計が可能である。救急医療における肋骨の骨折診断をサポートし，迅速な治療方針決定への貢献が期待される。

Automation Platformは，AIアプリケーションによる解析を自動化するプラットフォームである。画像分類，画像解析，結果出力を自動化することで，画像診断にかかわるワークフロー改善や生産性向上，治療方針判断のサポートに貢献する。解析結果はVitreaやPACS上での確認に加え，モバイル端末アプリケーションによる配信も可能である。現在は救急領域を中心にAIアプリケーションのラインアップを拡充しており，従来の脳卒中疾患向けに加え，急性胸痛向けアプリケーションを新たに搭載した。

US
AI技術を活用して開発された 「Aplio i-series / Prism Edition」

USは今回，"Depth & Detail with Confidence" "See More. Do More" "Expanding the Clinical Use of

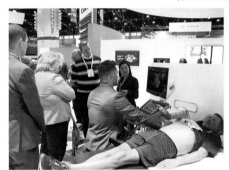

Live Scanで画質や機能を紹介した「Aplio i-series / Prism Edition」

Ultrasound"をキャッチフレーズに展示を企画。ノースビルディングのブースの超音波エリアと，サウスビルディングに出展したCanon Across Americaのトラック内で，AI技術を活用して開発された「Aplio i-series / Prism Edition」の実機を展示し，Live Scanを実施した。

展示では，Aplio i-series / Prism Editionで新たに開発された超音波ビームフォーミング「iBeam＋」により実現したさまざまな画像をアピールした。最大140°までの広い視野の表示が可能な「SuperWide View」は，時間分解能・空間分解能・広画角のトレードオフを解消し，これまでの超音波の常識を超えた超音波画像を描出する。また，高分解能を保ったまま従来の約2倍のペネトレーションを実現した高周波プローブの画像や，低流速血流を可視化する「SMI（Superb Micro-vascular Imaging）」が進化した，速いフレームレートで高流速まで描出可能な「SMI Generation 4（SMI Gen 4）」などにより，全身のさまざまな領域をサポートする。

また，超音波の客観性を向上する「Smart Body Mark」で新たな付加価値を提供する。磁気センサを用いてプローブの位置や向きを自動的にトラッキング，記録することで，特に乳腺領域のスクリーニングやフォローアップを支援することを紹介した。

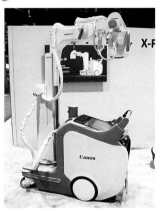

コンパクトで狭い場所での検査にも対応する「Mobirex i9」

X-RAY
新たなCXDIが組み合わされた 「Mobirex i9」

X-rayでは，回診用X線撮影装置2機種の実機展示を行った。日本国内でも展開している「Mobirex i9」は，キヤノン製のデジタルラジオグラフィ（FPD）の「CXDI」シリーズを搭載したシステムである。今回，キヤノングループにおける初展示となった「CXDI-Elite」との組み合わせを紹介した。CXDI-Eliteは軽量で持ちやすく，かつ画素サイズ125μm，防水・防塵規格IP57準拠という先進機能に加え，新たに「Built-in AEC Assistance（BiAA）」（オプション）に対応したFPDである。BiAAは照射されたX線に対する画素値をFPD面でリアルタイム検知，事前に設定された基準値に到達した時，X線発生装置へX線照射停止の通知を行うことで，病棟や手術室といった環境においても適正線量下での撮影が期待できる。

Mobirex i9は，全幅560mm，全長1285mmのコンパクト設計であり，病棟や手術室などスペースの限られた場所でも快適に移動・撮影できる。また，19インチ大画面タッチパネルモニタを搭載し，高い視認性と直感的な操作性を実現した。

（文責・編集部）

超高傾斜磁場強度を誇る「MAGNETOM Cima.X」や フォトンカウンティング CT など，パイオニアとしての存在感を示す

Siemens Healthineers（シーメンス）は，「We pioneer breakthroughs in healthcare. For everyone. Everywhere. ヘルスケアを，その先へ。すべての人々へ。」というパーパスの下，意欲的に新製品などを展示した。MRIでは超高傾斜磁場強度を誇る「MAGNETOM Cima.X」（薬機法未承認）を発表。また，前回参加者に大きなインパクトを与えたフォトンカウンティング CT「NAEOTOM Alpha」もアピールした。さらに，核医学関連では，日本国内で9月に発表されたSPECT/CTの最上位機種「Symbia Pro.specta」を披露するなど，数々の画期的なモダリティを世に送り出してきたパイオニアとしての存在感を示した。

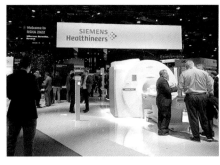

MRI

超高傾斜磁場強度を有する「MAGNETOM Cima.X」

シーメンスは今回のRSNAで，超高傾斜磁場強度を有する「MAGNETOM Cima.X」（薬機法未承認）を発表した。「MAGNETOM Prisma」の後継機種となる研究機に位置づけられており，脳神経外科領域での使用を想定している。最大の特徴は従来機種の2.5倍となる200mT/m，スリューレート200 T/m/sという超高傾斜磁場強度を実現していること。これにより，b値の高い拡散強調画像においてノイズを大幅に低減し，高画質化が図られた。

また，ブースでは，強化されたアプリケーションも紹介していた。ディープラーニングを用いた画像再構成技術「Deep Resolve」については，搭載する装置のラインアップを拡充。「MAGNETOM Aera」「MAGNETOM Skyra」でもDeep Resolveが使用できるようになったという朗報が，来場者に届けられた。Deep Resolveは，適用できるシーケンスも増えている。加えて，センサで生体情報をモニタリングして高精度の心臓MRIを可能にする「BioMatrix Beat Sensor」については，従来の1.5T装置に加えて，新たに3T装置でも使用できることをアナウンスしていた。

このほか，ブースでは，Deep Resolveによって1.5T装置に匹敵する画像を撮像できる0.55TのHigh-V MRI「MAGNETOM Free.Platform」を展示した。MAGNETOM Free.Platformは，ガントリの開口径が80cmの「MAGNETOM Free.Max」と，60cmの「MAGNETOM Free.Star」の2機種をラインアップしている。

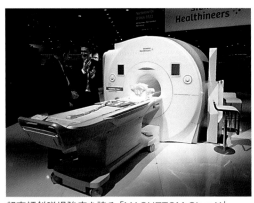

超高傾斜磁場強度を誇る「MAGNETOM Cima.X」（薬機法未承認）

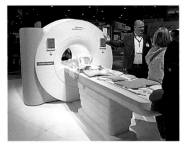

1.5T装置に匹敵する画質を実現した0.55T装置「MAGNETOM Free.Platform」

CT

いまだ大きなインパクトを与え続ける「NAEOTOM Alpha」

前回のRSNAで世界初のフォトンカウンティング CT（PCCT）「NAEOTOM Alpha」を披露したが，今回も同機を展示。多くの参加者の関心を集めて，発表から1年が経過しても，いまだ大きなインパクトを与えていることがうかがえた。RSNA 2022の開催時点で，すでに欧州，米国，そして日本でおよそ50台が稼働している。このうち日本では，東海大学医学部付属病院，メディカルスキャニング，板橋中央総合病院，岡山大学病院が導入している。関連する論文は約80編，RSNA 2022で採択された発表は約90題に上る。各所から高い評価を得ていて，放射線科医などの会員制WebサイトAuntMinnieにおいて，2021年，2022年のHottest clinical procedure，2022年のBest new

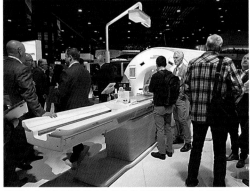

発表から1年が過ぎても多くの参加者の関心を集めた「NAEOTOM Alpha」

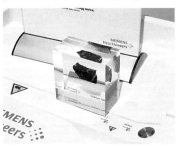

NAEOTOM Alphaの検出器に使われたテルル化カドミウム（CdTe）

radiology deviceに選出された。

　PCCTは他社も開発を進めているが，その中でもNAEOTOM Alphaがアドバンテージを保ち続けるであろう理由が，検出器の素材にテルル化カドミウム（CdTe）を採用したことだ。沖縄県にある企業アクロラドとの共同開発により誕生した半導体検出器は，100％の幾何学的な線量効率を実現，高いコントラストと高分解能のデータを低被ばくで得ることが可能である。

X-RAY

ワイドアングルでのトモシンセシスが可能な「MAMMOMAT Revelation」

　X線関連では，フルデジタルマンモグラフィ「MAMMOMAT Revelation」を紹介した。マンモグラフィのラインアップの中では，最上位機種となる。振り角±25°（トータル50°）のワイドアングルでのトモシンセシスに対応する。さらに，オプションでトモシンセシス画像を用いたトモバイオプシー機能「HD Tomo Biopsy」を用意。トモシンセシス画像を観察して手技を行えるため，通常のバイオプシーよりもターゲットの選択が容易となり，高精度かつ短時間でのバイオプシーが可能となる。

　また，トモシンセシス画像から合成2D画像を作成する「Insight 2D」，3Dボリューム画像処理を行う「Insight 3D」などのアプリケーションもそろっている。ブースでは，通常の2D画像とInsight 2Dの合成2D画像の比較表示を行った。

NM

多様な用途に対応するSPECT/CT「Symbia Pro.specta」

　核医学関連では，2022年9月に京都府で行われた世界核医学会のタイミングで発表したSPECT/CT「Symbia Pro.specta」を展示した。CTには，32スライスの「SOMATOM.go」を採用。素材にスズ（Sn）を用いることにより胸部一般撮影と同等の被ばく線量で撮影が可能な「Tin filter」を搭載。従来装置と比較し大幅な被ばくの低減を図れる。近年注目されるセラノスティクス（核医学治療）では，SPECT/CTを複数回撮像するため，被ばく線量を抑える必要がある。CTにSOMATOM.goを採用したことにより，被ばく線量を抑えた治療を施行できる。

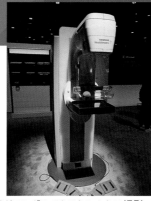

ワイドアングルでトモシンセシス撮影を行う「MAMMOMAT Revelation」

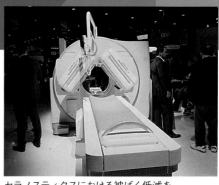

セラノスティクスにおける被ばく低減を期待できるSPECT/CT「Symbia Pro.specta」

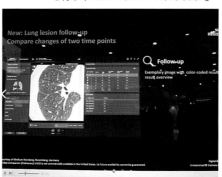

「AI-Rad Companion Chest CT」で新たに可能となった過去画像との比較評価

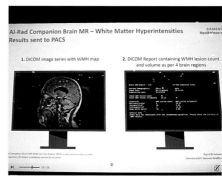

灰白質の高信号領域を自動抽出する機能が備わった「AI-Rad Companion Brain MR」

　一方，SPECTはリストモード収集が可能となり，自動での体動補正やデバイスを用いずに呼吸同期撮像を行える。このほかにも，被検者のポジショニング，画像再構成などの操作を支援する「myExam Companion」を搭載しており，質の高い検査を効率的に施行できるようになった。

　また，半導体検出器搭載のPET/CT「Biograph Vision Quadra」のスケールモデルも展示した。体軸方向視野が106cmで，1ベッドで頭頂部から大腿部まで撮像できる。これにより，FDGと6-リン酸化されたFDGをそれぞれ画像化するといったマルチパラメトリックPETが可能である。さらに，106cmの体軸方向視野と228psのtime-of-flight（TOF）時間分解能により，実効感度が大幅に向上。PET製剤の投与量低減や撮像時間の短縮を図れる。

Healthcare IT

機能がさらに充実した「AI-Rad Companion」のアプリケーション

　ヘルスケアIT関連では，医療クラウドプラットフォーム「teamplay digital health platform」で提供しているAI技術を用いた画像解析ソフトウエア「AI-Rad Companion」のアプリケーションの新機能などを紹介した。AI-Rad Companionのアプリケーションとしては，日本では現在，「AI-Rad Companion Chest CT」「AI-Rad Companion Brain MR」「AI-Rad Companion Prostate MR for Biopsy」「AI-Rad Companion Organs RT」をラインアップしている。このうち，AI-Rad Companion Chest CTでは，結節の大きさなどの変化を経時的に比較評価できるようになったことをアナウンスしていた。さらに，大動脈の計測についても，従来の9か所に加え上行大動脈と下行大動脈の最大径を計測できるようになった。一方，AI-Rad Companion Brain MRでは，灰白質の高信号領域の自動抽出が可能になった。なお，teamplay digital health platformでは，これらのAI技術を用いた画像解析ソフトウエアに加えて，サードパーティのAIソフトウエアも提供する。

　このほか，コンソールのモニタの画面共有やWebカメラ，チャットなどでリモートでの検査支援を行う「syngo Virtual Cockpit」，放射線画像だけでなく病理画像など診療情報を一覧表示する「Syngo Carbon」も紹介していた。

（文責・編集部）

"See beyond to a new perspective on patient care" をテーマに
"Health Informatics" を実現する最新鋭の装置やソリューションを展開

Philips（フィリップス）は，"See beyond to a new perspective on patient care" をテーマにブース展示を行った。同社は近年，患者を中心として検査開始から治療，フォローアップまでを一貫して支えることに加え，医療従事者の負担軽減をコンセプトとして掲げ，モダリティの性能向上にとどまらず，データのスムーズな収集や管理，統合を実現する "Health Informatics" ソリューションを追求している。RSNA 2022 ではその最新例が紹介された。また，米国で2022年9月に発売された3TのMRI装置「MR7700」の実機が初展示されたほか，最新のスペクトラルCTと血管撮影装置「Azurion」のフレックスアーム型を組み合わせるアンギオCT（FDA，薬機法未承認）など最先端のソリューションがアピールされた。

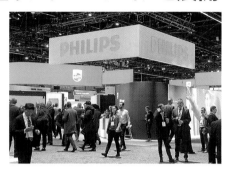

MRI
多核種イメージングの臨床への活用が期待される3Tの最上位機種「MR7700」

　MRI領域では，米国で2022年9月に発売された3TのMRI装置「MR7700」の実機が初展示された。MR7700は，分子イメージングを統合した先端研究を可能とする装置である。前回（2021年）の

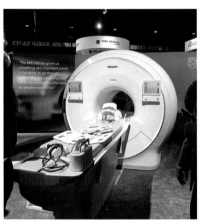

初の実機展示となった3T装置「MR7700」

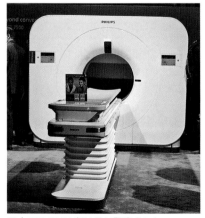

日本では2021年7月に発売された「Spectral CT 7500」

RSNAでは学術参考展示だったが，日本でも薬機法承認を取得し，一部研究施設での導入が予定されている。MR7700は，グラジエントの性能が大幅に向上したことで，撮像時間を変えることなく解像度が65％向上し，神経叢の細部描出が可能になるなど，より高画質な画像を提供する。さらに，プロトンはもとよりカーボン，キセノンなど，6つの原子核の検出が可能になり，従来は研究用途でのみ用いられていた多核種イメージングの臨床応用に道を開いた（多核種イメージングは薬機法未承認）。

　同社のMRI領域では，同じく3Tの

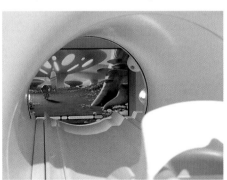

ヘッド部分のミラーを使用し，検査中にモニタ映像が確認可能

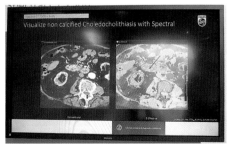

従来画像（左）に対し，スペクトラルCT画像（右）では視認性が大幅に向上

「Ingenia Elition X」や日本でも2022年3月に発売された1.5Tの「MR5300」など幅広いラインアップがそろい，施設の用途に合わせた提供が可能になった。

　また，検査中にモニタ映像を見ることができる「MR In-bore ソリューション」の新バージョンが紹介された。装置の奥に設置したモニタに映像を投影し，ヘッド部分のミラーに映して見るもので，検査の残り時間を表示したり，息止めを促す動画などの工夫を凝らした映像により，小児や閉所恐怖症者などでも安心して検査が受けられる。従来製品にも対応可能で，検査の事前説明にも利用できる。今後，大人向けの映像などを含む多彩なコンテンツを提供していく予定である。

CT
全領域で超高速スペクトラル撮影が可能な「Spectral CT 7500」

　CT領域では，スペクトラルCT「Spectral CT 7500」の実機が展示された。Spectral CT 7500は，2層検出器を搭載し，すべての領域で超高速スペクトラル撮影が可能な新装置で，日本では2021年7月に発売されている。512スライス超高速撮影により約2秒で全身高速スペクトラル検査が可能になったほか，ハードウエアの進化により，あらゆる体型の患者や救急撮影に迅速に対応する。また，新たに人工知能（AI）を活用して心臓のモーションアーチファクトを補正する「Precise Cardiac」を搭載，従来の後ろ向き心電図同期撮像アルゴリズム「Beat to beat variable delay algorithm」とともに活用することで，より明瞭な冠動

脈画像が得られるのも特長である。

Spectral CT 7500以外には，64列128スライスCT「Incisive CT 5100」のコンソールが再現・展示された（日本では「Incisive CT Premium」として2021年4月から展開）。Incisive CT 5100は，従来の「Incisive CT」にAIソリューション「CT Smart Workflow」を実装，ワークフローの改善や被ばく線量低減，低コントラスト検出能の改善などを実現した。CT Smart Workflowの一つであるAI画像再構成機能「Precise Image」は，ディープラーニングを画像再構成プロセスに採用することで，最大80％の線量低減や85％のノイズ低減，60％の低コントラスト検出能の改善を同時に実現する。また，自動ポジショニング機能「Precise Position」は，AIカメラを使用し，オペレータの経験などに依存せず，検査時間の短縮や精度向上に貢献する。

US

遠隔環境でのコミュニケーションを可能にする「Collaboration Live」

フィリップスの超音波診断領域は，据え置き型や携帯型など幅広いソリューションを展開している。RSNA 2022のブースでは，高性能で高度な自動化技術を搭載した据え置き型ハイエンド装置「EPIQ Elite」や携帯型装置「Lumify」が展示され，多くの来場者がデモンストレーションを通じてその性能を体験した。EPIQ Eliteは，3Dデータを取得して解析することで，大動脈瘤を3Dモデル化し計測する「AAA Model」や肝脂肪定量化ツール「Liver Fat Quantification」などの多彩なツールにより，幅広い領域に対応する。一方，Lumifyは3種類（セクタ，リニア，コンベックス）のトランスジューサが選択可能で，高画質かつ迅速な診断をサポートする。

さらに，新製品の「Compact 5000」シリーズが発表された。また，医療従事者同士の遠隔環境でのコミュニケーションが可能な「Collaboration Live」も紹介された（いずれも薬機法未承認）。Collaboration Liveは，米国など一部の地域限定でローンチされており，米国内ではすでに約100施設で導入されている。

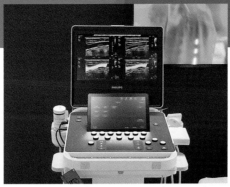

新たに発表された「Compact 5000」シリーズ（薬機法未承認）

今後，遠隔超音波診療のさらなる展開が期待される。

X-RAY

患者中心の医療を支える最先端のモダリティ群を紹介

X線領域では，天井走行式Cアーム装置「Azurion 7 C20 with FlexArm」が紹介された。Azurion 7 C20 with FlexArmは，ベッドサイドの操作盤で自在に操作できるほか，「インスタントパラレルワーキング機能」により画像撮影中に画像処理を並行して行うことが可能で，検査時間短縮化や業務の効率化に貢献する。

さらに，Cアーム型X線透視診断装置「Zenition 70」が30cm×30cmサイズの検出器を搭載して実機展示されたほか，最先端の開発として，Azurion 7 C20 with FlexArmとSpectral CT 7500という最新鋭装置同士を組み合わせるアンギオCTのイメージが紹介された（FDA，薬機法共に未承認で，日本を含めた世界での販売は未定）。

Healthcare IT

患者中心の医療と医療従事者の負担軽減を両立する "Health Informatics"

フィリップスのヘルスケアITは，患者を中心として検査の開始から治療，フォローアップまでを "Health Informatics" でつなぐことをコンセプトに，モダリティの枠を超えたソリューション群を開発・提供している。その一つである「Radiology Operations Command Center（ROCC）」（薬機法未承認）は，カメラを通してリアルタイムに装置コンソールの状態を共有し，大学病院やグループ病院などの大規模施設でのあらゆる検査を，コマンドセンターにいる熟練した診療放射線技師が遠隔でサポートすることで，検査

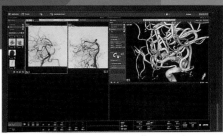

撮影と画像処理を並行して行える「Azurion」シリーズの「インスタントパラレルワーキング機能」

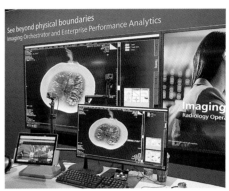

「Radiology Operations Command Center（ROCC）」のイメージ（薬機法未承認）

のクオリティを保持する。どのメーカーのモダリティでも対応が可能で，米国では250台，欧州では50台がすでに稼働している。また，各装置の稼働率や読影医ごとの読影件数などを分析し，KPI（重要業績評価指標）を管理する「PerformanceBridge」（薬機法未承認）と組み合わせることで，より効率的な運用を実現する。

また，「HealthSuite Marketplace」は画像解析AIアプリケーションをワークフローに組み込むソリューションで，クラウドベースで解析用AIを適宜購入して利用できる。領域ごとにアプリケーションがラインアップされ，そのうち前立腺領域では，PACSからクラウドに送られたMR画像を解析，PI-RADSスコアに準拠したレポートを作成するAIソフトウエアが紹介された（いずれも薬機法未承認）。

そのほかに，AIソフトウエアとPACSをつなぎ，AIを活用した診断結果やレポートをスムーズにPACSに保存できる「AI Manager」，がん患者ごとの全情報を1つのプラットフォームに集約する「Oncology Informatics」など，患者中心の医療を維持しつつ，医療従事者の負担軽減を図るソリューション群がアピールされた（いずれも薬機法未承認）。

（文責・編集部）

"Create a world where healthcare has no limits" を パーパスに掲げる新生GEヘルスケアをアピール

GEは，2023年初頭にヘルスケア部門を分社化する。新たに誕生するGE HealthCare（GEヘルスケア）に向けて準備が進んでおり，今回の展示にもこれからのGEヘルスケアの姿が垣間見えた。新生GEヘルスケアが掲げるパーパスが，"Create a world where healthcare has no limits"。この言葉を柱に据えて，限界のない医療のための技術を参加者に披露した。今回は40を超える新製品・ソリューションを広大なブースに展示。CTではハイエンドクラスの「Revolution Apex Elite」（薬機法未承認），MRIでは「SIGNA Victor」（薬機法未承認），PET/CTでは「Omni」など，主要なモダリティで意欲的な新製品が登場した。

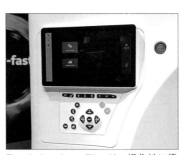

CT

世界最速ガントリ回転速度を誇る「Revolution Apex Elite」

ブースでは，最新鋭のハイエンドCT「Revolution Apex Elite」（薬機法未承認）を展示した。ガントリの回転速度は世界最速となる0.23s/rotを実現。その高速なスキャンスピードを生かし，心臓CTにおいて「SnapShot Freeze 2.0」と組み合わせることで，モーションアーチファクトを抑えた高精度の画像を提供する。ガントリのデザインも一新しており，左右にタッチパネルモニタを配置するなど，操作性も従来装置と一線を画している。また，「Deep Learning カメラユニット」も採用しており，自動ポジショニングが可能。ワークフローを効率化して，検査時間の短縮を図れる。

なお，GEヘルスケアでは，RSNA開催前の11月21日に，米国ウィスコンシン大学マディソン校において，現在開発を進めるフォトンカウンティングCT（PCCT）の臨床評価を開始したことをアナウンスした（日本国内では11月29日に報道発表）。ディープシリコン検出器を搭載したPCCTで，米国以外ではスウェーデンのカロリンスカ医科大学研究所で最初の臨床評価を行っている。

MRI

検査効率を高め，経済性にも優れる1.5T「SIGNA Victor」

「SIGNA」ブランドで確固たる地位を築いたGEヘルスケアのMRIだが，それを揺るぎないものにする新型1.5T装置「SIGNA Victor」（薬機法未承認）を発表した。RSNA 2022の2日目，11月28日（月）にブース内で発表イベントが行われたSIGNA Victorは，新型の軽量マグネットを採用。従来装置より，ヘリウムの使用量を70%削減でき，電力消費も10%抑えられるなど，低コストでの運用を可能にしている。新たなユーザーインターフェイスである「SIGNA One」を採用し，検査者の経験によらず，スムーズかつ確実な検査を施行できる。また，ディープラーニング画像再構成技術である「AIR Recon DL」も搭載。AIR Recon DLは，適用できるシーケンスを拡大しており，99%の検査をカバーできる。さらに，コイルエレメントを自動選択する「AIR Touch」やスライスの自動設定を行う「AIRx」により，検査効率の向上も図られている。なお，ガントリの開口径は，将来的に70cmへ拡大できるようになる。

このSIGNA Victorに組み合わせが可能なブランケットタイプの「AIR Coils」もマイナーチェンジが図られた。サイズとチャンネル数が異なる4タイプをラインアップしており，コイルの縁に色をつけて識別しや

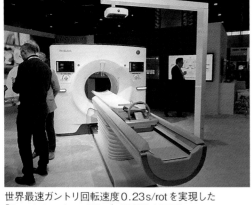

世界最速ガントリ回転速度0.23s/rotを実現した「Revolution Apex Elite」（薬機法未承認）

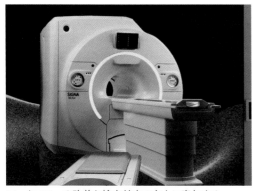

ワークフローの改善と検査効率の向上に寄与する最新1.5T MRI「SIGNA Victor」（薬機法未承認）

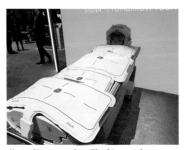

Revolution Apex Eliteは，操作性に優れるタッチパネルモニタを採用

サイズとチャンネル数ごとに4色に色分けされた「AIR Coils」

すくした。2つのコイルを組み合わせて使用することで, 再セッティングを行うことなく広範囲を撮像できる。このほか, ブース内では, 前回のRSNAで発表した「SIGNA Hero」(薬機法未承認)を展示した。

X-RAY
バージョンアップで適応を拡大した「OEC」シリーズ

X線関連では, 外科用CアームX線撮影装置「OEC」シリーズのシステムのバージョンアップを行い, ラインアップを強化したことをアナウンスした。ブース内に設置された「OEC 3D」は, すでに日本国内でもユーザーを増やしているが, 最新型では最大の特長であるコーンビームCT機能を強化している。利便性の向上に加えて, 適応領域を拡大。従来, 脊椎の手術支援をメインターゲットとしていたが, 新たに肺生検に適した3D画像表示機能を追加し, 2D撮影においてもCO$_2$造影に対応するなどの機能強化が図られた。これにより, より多くの診療科, 領域でモバイルCアームによる3D・2D画像を撮影できるようになる。

また, 四肢専用の「OEC MiniView」も製品名こそ変更はないものの, ハードウエア・ソフトウエアの両方で大幅な改良を施した。従来19インチのモニタを2面配置していたが, 27インチ4Kモニタへと大型化。モニタが従来よりも高精細になったことで, 撮影した高精度画像の視認性が向上し, 確実な手技を支援する。

Women's Health
検査から診断, 治療までのトータルソリューションを提案

Women's Healthに関しては, GEヘルスケアのブースから離れた一角に, "One-Stop Clinic Experience for Breast"と銘打った特設ブースを設けて展示を行った。この特設ブースでは, 乳腺領域における検査から診断, 治療までをワンストップで提供するソリューションを体験できるようになっていた。内部を実際のクリニックに見立てて, モダリティだけでなく, 医師が患者に説明を行うカンファレンスルームなどを設けて, 来場者が実際のワークフローをイメージしやすくした。モダリティは, マンモグラフィ「Senographe Pristina」, 自動乳房超音波診断装置「Invenia ABUS」, ハイエンド汎用

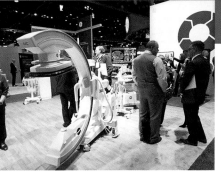
脊椎以外に肺生検など適応を拡大した「OEC 3D」

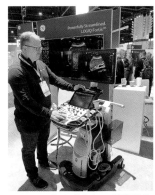
「LOGIQ Fortis」はデザインが評価されIF Design Award 2022を受賞

超音波診断装置「LOGIQ E10」, Senographe Pristinaと組み合わせる造影マンモグラフィバイオプシー機能「Serena Bright」を展示。また, 乳房MRIや骨密度検査なども紹介した。このワンストップソリューションは, 米国St. Luke's University Health Networkが採用している。

US
「cSoundイメージフォーマー」搭載の「LOGIQ」ブランドの2機種を紹介

GEヘルスケアの超音波診断装置は, 領域・目的別にブランドを設け, 幅広いラインアップを展開している。今回のブースでは, 汎用型のハイエンド装置となる「LOGIQ E10シリーズ」などを展示した。LOGIQ E10シリーズは, 信号処理技術である「cSoundイメージフォーマー」により, 近位部の画質向上を図れるとともに深部まで均一なフルフォーカス画像を得られる。ブース内では, このcSoundイメージフォーマーなどLOGIQ E10シリーズの技術を継承した「LOGIQ Fortis」も展示した。高画質という特長に加えて, エルゴノミクスに基づいたデザインを採用。操作パネルを改良して, 操作性を高めている。検査担当者の負担を軽減するデザインが評価され, 世界三大

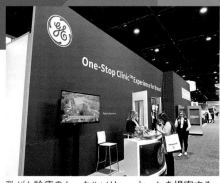
乳がん診療のトータルソリューションを提案する"One-Stop Clinic Experience for Breast"

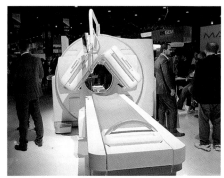
シンチレータの素材にBGOクリスタルを採用したPET/CT「Omni」

デザイン賞の一つとされるIF Design Award 2022を受賞している。

NM
BGOクリスタル採用のPET/CT「Omni」

核医学関連では, 今後日本での販売を計画しているPET/CT「Omni」と, 日本では2022年9月に京都府で開催された世界核医学会に合わせて発表したSPECT「StarGuide」を展示した。どちらも半導体検出器を搭載している。

Omniは, シンチレータの素材にBGOクリスタルを採用。これにより感度を大幅に高めている。また, ディープラーニング技術を用いた画像再構成法「Precision DL」により, ノイズを大幅に抑えている。加えて, CTに採用して実績のあるDeep Learningカメラユニットを用意しており, ポジショニングの自動化が可能。これにより, 検査担当者がベッドサイドにいる時間を減らすことができ, 被ばくを抑えられる。

StarGuideは, リング状に12の検出器を配置し, それぞれを個別に動かして被検者に近い位置に設定できるようにした。フォーカスモードにより, 画像の高画質化, 撮像時間の短時間化を図れる。また, 3Dダイナミック収集を可能にしている。

(文責・編集部)

X線動態撮影に対応する撮影装置ラインアップの充実など，ソリューションのさらなる可能性を追求

Konica Minolta Healthcare Americas, Inc.（コニカミノルタ）は，"Endless Possibilities for BETTER SOLUTIONS" をテーマに展示を行った。近年同社が注力するX線動態撮影（Dynamic Digital Radiography）では，移動型X線撮影装置「mKDR Xpress」（日本では「AeroDR TX m01」）や天井走行式X線撮影装置「KDR Flex」（日本未発売）がアピールされた。また，ITEM 2022で発表されたワイヤレスDR「AeroDR」シリーズの新製品や超音波診断装置の新モデルなどが展示されたほか，ヘルスケアIT領域では，PACSやRISなどを1つのシステムに統合するインテグレート型システム「Exa Enterprise Imaging」など，米国で実績を持つシステムが紹介された。

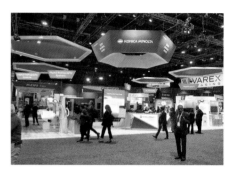

X-RAY

移動型・天井走行式撮影装置が X線動態撮影を対応可能に

コニカミノルタのX線撮影領域は，2015年のViztek社買収を皮切りに製品ラインアップを拡充すると同時に，コニカミノルタ独自のX線動態撮影（Dynamic Digital Radiography：DDR）の展開に力を入れている。日本で2018年に発表されたデジタルX線動態撮影システムは，パルスX線を1秒間に15回連続照射し，15fpsの動画像を作成する。横隔膜や肺などの動きを可視化するほか，画像処理機能により定量評価を実現，従来の一般撮影の静止画では得られなかった情報の提供を可能にする。米国でも，X線動態撮影にも対応したコンソール「ULTRA EXAM EXPRESS」（日本では「CS-7」の名称で販売）がFDA承認を取得，医療現場での展開を開始しており，呼吸器領域や整形外科領域などを中心に，X線動態撮影の活用や研究が進められている。

米国では，X線動態撮影に対応する撮影装置として，移動型や天井走行式，Uアーム型などのラインアップをそろえる。そのうち，RSNA 2022の目玉となったのが移動型X線撮影装置「mKDR Xpress」と天井走行式X線撮影装置「KDR Flex」（日本未発売）である。

2022年7月にFDA承認を取得したmKDR Xpressは，日本では「AeroDR TX m01」の名称で2022年3月に発売されている。mKDR Xpressは幅540mmのコンパクト設計で，検査室を離れてICUや救急，病棟のベッドサイドなどでもX線動態撮影を行えるようになったことで，活用の可能性が広がった。また，アームは4段階のテレスコピックアーム（伸縮式アーム）で，最大1220mmの伸縮が可能な上，支柱も317°回転し，広範囲の撮影領域をカバーする。さらに，タッチセンサでの制御が可能で，ハンドブレーキに触れるだけで電磁ブレーキが解除され，電動パワーアシストにより負担なく操作で

きる。19インチの大型メインモニタのほか，X線管球操作部にセカンドモニタ（8.4インチ）が設置され，セカンドモニタでは撮影条件の確認や変更が可能なほか，X線管とパネルのピッチ角，ロール角を表示し，アライメントの状態を容易に確認できる「アライメントサポート」機能が搭載された。また，超音波センサにより被写体との距離を測定する機能がオプションで搭載可能となり，"ポジショニングサポート" を付加価値として提供する。なお，コンソールは米国独自のULTRA EXAM EXPRESSを搭載している。

装置本体の前後には，合計3枚（14×17インチ，17×17インチ，10×12インチ）のパネルが収納可能なキャビネットが設置された。充電機能を備え，装填するだけで自動充電が可能である。グリッドや感染防止用ビニールなども収納できる。

また，KDR Flexは高画質・低被ばく

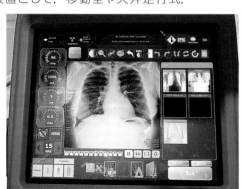

米国でも注目を集めるX線動態撮影

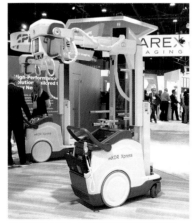

操作性にも優れた移動型X線撮影装置「mKDR Xpress」（日本では「AeroDR TX m01」）

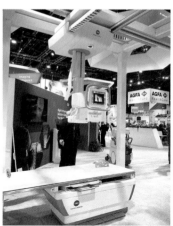

新製品の天井走行式X線撮影装置「KDR Flex」（日本未発売）も動態撮影に対応

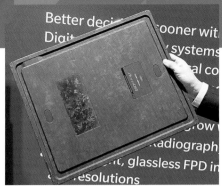

最新の「AeroDR GL」は軽量化を実現

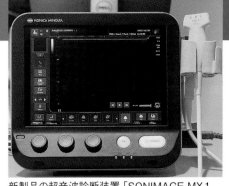

新製品の超音波診断装置「SONIMAGE MX 1 Platinum」（日本では「SNiBLE yb PREMIUM」）

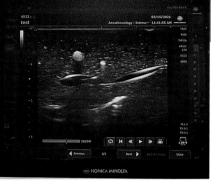

穿刺の精度向上をサポートする「Simple Needle Visualization」機能

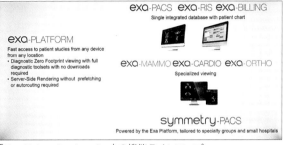

「Exa Enterprise Imaging」の機能ラインアップ

を両立するほか，ワークフローの向上などにより，操作者の負担を軽減する。

そのほかに，Uアーム型撮影装置「KDR AU System」（米国でのみ販売）も展示された。KDR AU Systemは，整形外科領域を対象に，比較的小規模な施設向けに展開している。

X-RAY
ワイヤレスDR「AeroDR」シリーズの新製品「AeroDR GL」

ワイヤレスDR「AeroDR」シリーズでは，最新の「AeroDR GL」（日本での販売名は「AeroDR swift」）が展示された。「AeroDR」は，「空気のような」を意味し，軽く，撮影室の雰囲気を一新するという願いが込められている。AeroDR GLは，薄型フィルム基板のTFTを採用，ガラス基板をなくす（ガラスレス＝GL）ことでさらなる軽量化を図り，半切サイズ（14×17インチ）のうちバッテリー1個タイプは重量1.8kg，2個タイプは1.9kg，17×17インチは2.3kgを実現した（17×17インチは米国では今後展開予定）。また，CsIシンチレータ（蛍光体）の改良やTFT基板のX線入射側の内部構造の薄膜化によりシンチレータに到達するX線量のロスを低減したことで，AeroDRシリーズ最高のDQE59%を達成した。

さらに，X線動態撮影に対応可能なワイヤレスDR「AeroDR Carbon」（日本では「AeroDR fine motion」の名称で販売）も展開しており，施設ごとの用途や運用に応じて選択できる。いずれのタイプも，FPDに求められる軽量性や堅牢性をよりいっそう向上させている。パネルの裏面に深さ4mmのくぼみを設け，カセッテカバー越しでも高い把持性が維持できるほか，面荷重400kg，2辺支持荷重130kgという高い耐荷重性を備えている。また，

外装素材のカーボンSMC（炭素繊維強化シート成形複合材料）に抗菌剤を混練し，擦れやキズが生じた場合でも抗菌性能を維持するほか，日本診療放射線技師会の感染症対策ガイドライン（Version1.1）に準拠した1%次亜塩素酸ナトリウム溶液での消毒にも対応可能である。

US
高画質で連続2時間の使用が可能な「SONIMAGE MX 1 Platinum」

超音波診断領域では，2022年11月に発売された新製品「SONIMAGE MX 1 Platinum」とシンプルかつ高画質が特長の「SONIMAGE HS 2」を中心に紹介した。

SONIMAGE MX 1 Platinumは，日本では「SNiBLE yb PREMIUM」の名称で販売されている。従来米国で展開している「SONIMAGE MX 1」の上位機種で，SONIMAGE HS 2に搭載されている，高感度・広帯域を両立した「L18-4」や「L11-3」などのリニアプローブや，コンベックスプローブ「C5-2」を搭載している。また，同社独自の新たな画像処理機能「iXRET」を搭載する。iXRETは，フレームレートを維持しながら高分解能を実現する。さらに，日本ではオプションの外付けバッテリーを標準装備し，2時間の連続使用が可能である。

一方，「SONIMAGE HS 1」の後継機種として2020年2月に発表されたSONIMAGE HS 2は，8個のハードキーやトラックボールなどによるシンプルなコントロールパネルで，直感的な操作が可能な上，高パフォーマンスなCPUでストレスのない超音波診断に貢献する。

日本では，いずれの装置にも穿刺針を

強調表示し，穿刺精度向上をサポートする「Simple Needle Visualization」機能や血流量の測定を支援する「Vascular NAVI」を搭載している。米国では，麻酔科や整形外科，透析を主なターゲットとして展開していく。

Healthcare IT
米国で展開するインテグレート型システム「Exa Enterprise Imaging」

ヘルスケアIT領域では，インテグレート型システム「Exa Enterprise Imaging」を紹介した。同様のシステムとして日本では「FINO.Vita」を展開しているが，米国では旧Viztek社の技術を土台としたExa Enterprise Imagingを提供している。PACS機能（exa-PACS）を中心に，RIS（exa-RIS）やマンモグラフィ（exa-MAMMO），請求（exa-BILLING）機能など，必要に応じてオプションでソフトウエアを購入，追加できる仕組みで，それらを1つのプラットフォームの中で動かすことで共通のデータベースとなり，シームレスな連携が可能になる。前身のシステムと合算すると，米国ではすでに約2000〜2500のシステムが稼働している。

サーバサイドレンダリング技術により，クライアントのスペックに依存することなくどのような環境でも展開可能で，マンモグラフィなどでも高スペックなクライアント端末を必要としないのが特長である。

（文責・編集部）

事業統合でラインアップ拡充やコア技術の融合を実現し 集中と団結で医療に貢献する姿勢をアピール

富士フイルムグループは，人工知能（AI）などのコア技術を集結し，一体となって医療現場へアプローチしていく "集中と団結" を掲げ，画像診断機器からITソリューションまでラインアップが拡充したヘルスケア事業を紹介した。新製品として1.5T MRI「ECHELON Synergy」（薬機法未承認）を発表し，新開発のコイルやディープラーニング再構成技術による検査効率の大幅な向上をアピールした。また，心臓検査に対応する64列128スライスCT「SCENARIA View FOCUS Edition」（日本国内では「SCENARIA View Plus」），AI技術を活用したノイズ除去技術を搭載した超音波診断装置「ARIETTA 850 DeepInsight」「ARIETTA 650 DeepInsight」がRSNA初展示となった。

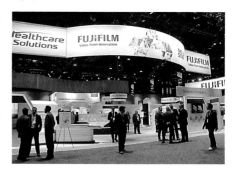

MRI

ワークフローを向上させる1.5T MRI「ECHELON Synergy」を発表

RSNA 2022初日，ブースでは1.5T MRI「ECHELON Synergy」（薬機法未承認）がアンベールされた。新開発のFlexFitコイル，タッチパネルを用いたワンタッチ操作，ディープラーニング技術によるノイズ低減という3つの特長により，ワークフローの向上，検査時間の短縮を実現する。70cmのワイドボアと幅の広いテーブルを搭載してスムーズなポジショニングを支援するほか，ハードウエア，ソフトウエア共にスキャン開始までのワークフロー改善をめざして開発された。

「FlexFit Neuro Coil」は，ITEMで来場者にヒアリングした要望から誕生した，片手でのセッティングが可能な頭頸部コイルである。頭頂側のレバーでコイルをセットすると，クッションの付いた首側のコイルも連動してセットされる。密着性が高く，高感度の撮像が可能な点も特長となっている。また，軽く柔軟性の高い体幹部用コイルもラインアップされた。サイズが大きく広範囲をカバーするため，シビアな調整が不要で，被検者の身体にさっと載せるだけセッティングが完了する。

ガントリ前面の両サイドにはタッチパネルが搭載され，スタートボタンをタップすると検査部位が撮像中心となるように自動でテーブルが移動する。「AutoExam」とも連動し，頭部や膝の撮像ではスタートボタンをタップしてシールド扉を閉じると，後処理・画像転送までが自動で行われ，ワークフローが大幅に向上する。画像再構成においては，ディープラーニングによりノイズを低減する画像再構成法「Synergy DLR」を新たに開発し，スキャン時間の短縮を実現している。

このほか，米国向けのオープンMRI「OASIS Velocity」も展示。ブランケットタイプの受信コイルにも対応し，より快適なMRI検査の提供が可能になったことをアピールした。

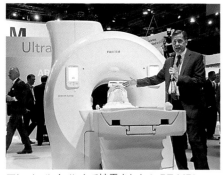

アンベールイベントで披露された1.5T MRI「ECHELON Synergy」（薬機法未承認）

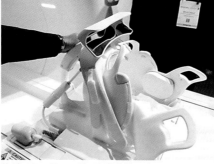

片手でセッティングでき密着性の高い「FlexFit Neuro Coil」

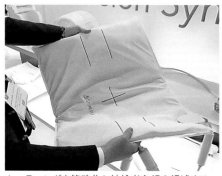

セッティングを簡略化し被検者負担を軽減するECHELON Synergyの体幹部用コイル

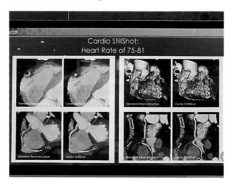

ブレの少ない画像で冠動脈や心臓弁の評価を支援する「Cardio StillShot」

CT

"止める技術" によるブレの少ない心臓撮影で高精度な診断を支援

CTコーナーは，米国で2022年7月より販売を開始した64列128スライスCT「SCENARIA View FOCUS Edition」（日本国内では「SCENARIA View Plus」）を展示した。大きな特長が心臓の拍動による画像のブレを低減する技術「Cardio StillShot」で，高い時間分解能を実現して良好な心臓の画像を提供する。富士フイルムのAI技術である「REiLI」を活用して開発した画像処理機能「Intelli IPV」（日本国内では「IPV」）や検査効率向上技術「SynergyDrive」も搭載し，高画質・低

被ばくで，かつワークフローの向上が可能なシステムとして紹介した。

Cardio StillShotは，最大28msの実効時間分解能を実現。"止める技術"によりブレの少ない心臓の画像を提供し，高精度な臨床診断を支援する。幅広い心拍数の被検者や心拍変動にも対応し，常に動いている冠動脈や心臓の弁も止まっているかのように良好に描出できる。

Intelli IPVは，FBPと比較して被ばく量を最大83％，画像ノイズを最大90％削減でき，低線量・高画質撮影を実現する。また，演算ユニット「FOCUS Engine」の搭載により従来の最大2倍の画像処理速度を有し，Intelli IPV適用時でも高スループットな検査を可能にする。

さらに，医療現場で課題となる検査効率・時間短縮については，SynergyDriveにより改善を図っている。「Quick Entry」や「AutoPose」，高速な画像再構成，並行処理により，検査全体の時間を短縮可能なことを紹介した。このほか，メタルアーチファクトを低減する「HiMAR／HiMAR Plus」など，臨床的有用性の高いアプリケーションも搭載している。HiMAR Plusではより強いアーチファクトに対しても低減が可能で，人工股関節置換術後などで大きな金属製インプラントが留置されている症例でも，良好にアーチファクトを抑制できる。

US
超音波画像の理想形 "DeepInsight" を実装した2機種をRSNA初出展

USエリアでは，AI技術を活用したノイズ除去技術である"DeepInsight技術"を搭載した超音波診断装置「ARIETTA 850 DeepInsight」「ARIETTA 650 DeepInsight」をRSNAで初めて展示した。DeepInsight技術は，スペックル信号と電気ノイズを高精度に区別することでノイズだけを効果的に抑制する，同社が超音波画像の理想形を実現するための技術の一つである。両装置とも浅部から深部までのフルフォーカスを実現する「eFocusing」を実装（850はeFocusing PLUS，650はeFocusing LITE）しており，プレミアムモデルのARIETTA 850 DeepInsightは，高画質と高機能が求められる検査室などのニー

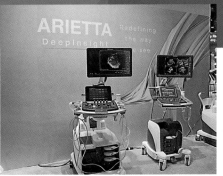
AI技術を活用した「DeepInsight技術」を搭載した最新2機種をRSNA初展示

ズに応えるほか，「Real-time Virtual Sonography（RVS）」などアプリケーションを搭載し治療まで支援する。

また，併せて展示された「ARIETTA 750」は，目的や使用シーンに合わせて選べるLE，SE，VEをラインアップ。eFocusingや組織構造の視認性を向上させる「Carving Imaging」を実装し，早期発見から診断，治療，フォローアップまでサポートする。

Healthcare IT
「SYNAPSE」のMicrosoft Edge 正式サポートなどを紹介

ヘルスケアIT関連では，PACSやビューワの最新バージョンや，RIS，レポーティングシステム，デジタルパソロジーなど，放射線，循環器，病理領域を中心とした幅広い製品ラインアップを展示した。PACSやビューワについては，最新のアップデートや開発中の機能が紹介された。PACS「SYNAPSE」の最新アップデートとしては，Internet Explorerのサポートが2022年6月に終了したことを受け，米国では8月からMicrosoft Edge対応を開始したことをアナウンスした。日本国内でのMicrosoft Edgeサポートは，2022年末〜2023年にかけて予定している。

また，米国で今後リリースを予定している次期バージョンに実装予定の「Diagnostic Viewer」は，高速なレンダリング性能を有するビューワで，従来のWebビューワの2.5倍のスクロール速度を実現する。米国では病院経営の視点から読影のさらなる効率化へのニーズが高く，それに応える形で開発を進めている。スクロール性能だけでなく，複数の読影を同時並行に進められるタブ機能も特徴だ。なお，日本国内で医療AIのREiLiブランドとして展開されている読影ビューワ「SYNAPSE SAI viewer」では，すでに

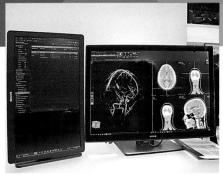
Microsoft Edge を正式サポートしたPACS「SYNAPSE」の最新バージョン

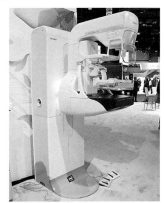
「なごむね」を搭載したデジタルマンモグラフィ「ASPIRE Cristalle」（日本国内では「AMULET Innovality」）

Diagnostic Viewerと同じスクロール性能を達成している。

Women's Health
受診者負担を軽減して受診率向上をめざすデジタルマンモグラフィ

Women's Healthエリアでは，マンモグラフィやワークステーションなどブレストイメージングのソリューションを展示した。デジタルマンモグラフィ「ASPIRE Cristalle」（日本国内では「AMULET Innovality」）は，画素サイズ50μmの直接変換方式FPDの採用により高画質画像を提供するとともに，微細構造鮮明化処理「FSC」などにより低線量化も実現した，トモシンセシス対応のシステムである。画像処理に新ダイナミック処理の「Dynamic Visualization Ⅱ」が適用されたことで，乳腺濃度の高い領域の性状や石灰化の形状などの関心領域のコントラストを高めることができる。

また，受診者にやさしい検査を提供することもめざし，圧迫時の痛み軽減するための圧迫自動減圧制御（Comfort Comp）機能「なごむね」を搭載。受診者負担の少ないマンモグラフィ検査を提供することで，検診受診率向上に貢献することをねらいとしている。　　（文責・編集部）

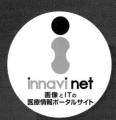

Say hello again.

インナビネット

RSNA 2022
スペシャル

Empowering Patients and Partners in Care

ニューノーマル時代のRSNAも
インナビネットで。
もちろん，スマホでも。

http://www.innervision.co.jp

インナビネット

株式会社インナービジョン
〒113-0033　東京都文京区本郷3-15-1　TEL：03-3818-3502　FAX：03-3818-3522　E-mail：info@innervision.co.jp　URL：http://www.innervision.co.jp

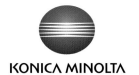

Giving Shape to Ideas

多様な視点で未来をデザインする
RETHINK WHAT'S POSSIBLE

Dynamic Digital Radiography
デジタルX線動画撮影システム

ポータブル撮影の可能性を広げる
ワイヤレス動画撮影を実現

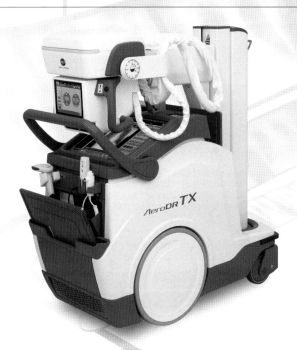

撮影した動画像は、X線動画解析ワークステーション「KINOSIS」へ送信することにより、視認性の向上や定量化を目的とした様々な画像解析処理を実施することができます。

左の二次元コードから動画像をご覧頂けます

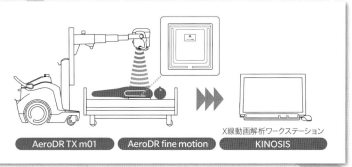

AeroDR TX m01 ／ AeroDR fine motion ／ X線動画解析ワークステーション KINOSIS

Mobile X-Ray System
AeroDR TX m01

販売名：移動型汎用X線装置 AeroDR TX m01（製造販売認証番号：303ABBZX00055000）
★ AeroDR fine motion/fineは、『デジタルラジオグラフィー SKR 3000』（製造販売認証番号：228ABBZX00115000）の呼称です。
★ X線動画解析ワークステーション KINOSIS、及びKINOSISは、『画像診断ワークステーション コニカミノルタ DI-X1』（製造販売認証番号：230ABBZX00092000）の呼称です。
★記載の会社名、製品名は、各社の商標または登録商標です。

製造販売元：コニカミノルタ株式会社　　販売元：コニカミノルタ ジャパン株式会社　105-0023 東京都港区芝浦1-1-1　http://www.konicaminolta.jp/healthcare

FUJIFILM
Value from Innovation

富士フイルムの
AI技術で経営を革新する。

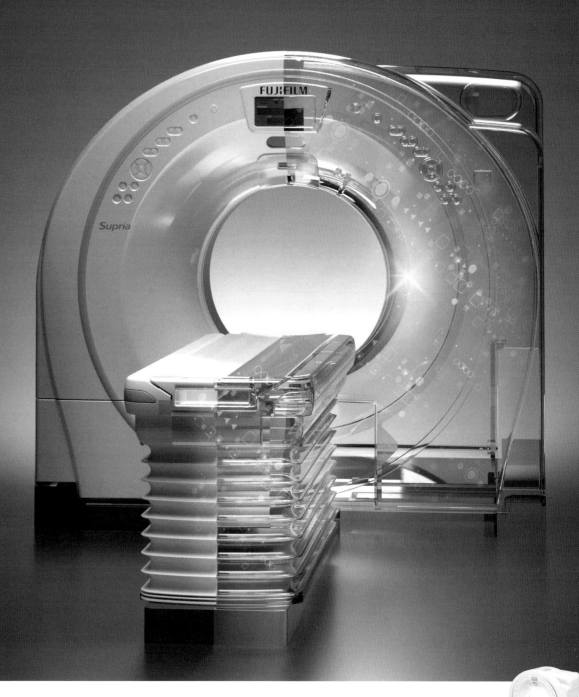

富士フイルムは医療画像診断支援、医療現場のワークフロー支援、そして医療機器の保守サービスに活用できるAI技術の開発を進め、これらの領域で活用できる技術を「REiLI（レイリ）」というブランド名称で展開しています。●Supria、Supria Opticaは富士フイルムヘルスケア株式会社の登録商標です。名称で展開しています。

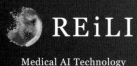

REiLI

Medical AI Technology

さらなる"革新"を、あなたに。

Supria Optica

販売名：全身用X線CT診断装置 Supria
医療機器認証番号：225ABBZX00127000

製品サイトはこちら

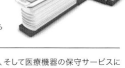

FUJIFILM

富士フイルムヘルスケア株式会社

〒107-0052　東京都港区赤坂九丁目7番3号
https://www.fujifilm.com/fhc

●富士フイルムは医療画像診断支援、医療現場のワークフロー支援、そして医療機器の保守サービスに活用できるAI技術の開発を進め、これらの領域で活用できる技術を「REiLI（レイリ）」というブランド名称で展開しています。●Supria、Supria Opticaは富士フイルムヘルスケア株式会社の登録商標です。
●Supria Opticaは、Supriaの64列検出器、かつ2MHUのX線管装置を搭載したモデルの呼称です。

SAVING YOU TIME WHILE YOU SAVE LIVES.

That's Intelligently Efficient.

大切な時間、命を守るために。

GEヘルスケアでは、テクノロジーが医療従事者の皆様のより良いパートナーとして
機能するよう、そのインテリジェンスに着目して開発を進めています。
製品やデータ分析・ソフトウェアサービスを通じて、予防から診断、治療、予後の管理まで
効果的にサポートし、患者さんが求める医療を提供できるよう最善を尽くします。
詳しくは、gehealthcare.co.jpをご覧ください。

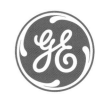

JB03484JA

Canon

私たちは、
「いのち」から
始まる。

激動する世界で「いのち」の輝きこそが未来への
希望であり、前へ進む力であると
キヤノンメディカルシステムズは信じています。
医療機器メーカーである私たちの使命は、
尊い「いのち」を守る医療への貢献。
創業以来、つねに医療関係者の方々と手を携え、
数々の技術開発に挑んできました。その想いは、
経営スローガン「Made for Life」として、
世界中の社員一人ひとりの胸に変わることなく
息づいています。
医療の現場を全力で支え、
健康と「いのち」を守る臨床価値を創出するために。
私たちはこれからも"いま"を拓き続けてまいります。

患者さんのために、
あなたのために、
そして、
ともに歩むために。

Made For life

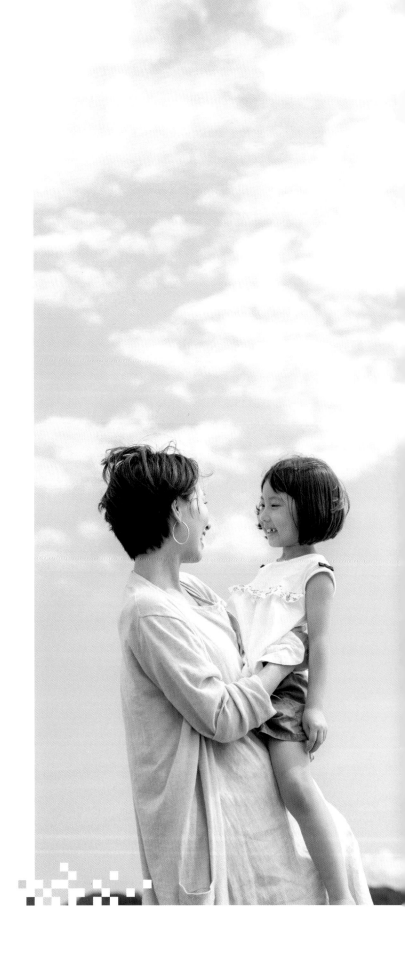

キヤノンメディカルシステムズ株式会社　https://jp.medical.canon

Z000059-04

8. 放射線治療の最新動向

高松 繁行 金沢大学附属病院放射線治療科/金沢大学大学院医薬保健学総合研究科内科系医学領域放射線科学

RSNA 2022は，放射線腫瘍医であるBruce G. Haffty氏を大会長として開催された。メインテーマを "Empowering Patients and Partners in Care" とし，患者目線で見た放射線医学の価値というテーマで会長講演が行われた。本大会を通して，放射線医学の領域において，artificial intelligence（AI），コンピュータ支援診断など，医用画像にかかわる技術的な複雑さがますます増しており，放射線診断医と放射線腫瘍医との連携，放射線科医（放射線診断医・放射線腫瘍医）と医学物理学者との密接な連携が，これまで以上に重要であることが述べられた。

Plenary Session

Radiation Oncology（RO）領域のPlenary Session年間演説は，放射線腫瘍学の臨床試験と臨床実践における機械学習についてというテーマだった。Quynh-Thu Le氏は，放射線腫瘍学において，AIはリスク層別化，放射線治療での一連のワークフロー（治療方針の決定，治療計画画像の収集，治療計画作成，治療計画の品質管理，照射の提供），経過観察において，非常に有用であることを示し，AIを適用することで，放射線腫瘍学の臨床試験と臨床実践を後押しすることができると述べた[1]〜[3]。Michael Gensheimer氏は，転移性がん患者の短期生存率の予測において，電子カルテ記録（EMR）ベースのAIアルゴリズムがスタンフォード大学臨床医の予測よりも優れていたことを示す研究結果を発表した[4]。Felix Y. Feng氏（病理学者）は，前立腺がん病理診断に基づいたAIツールによる予後予測において，前立腺がんでの標準的なリスク分類を凌駕し，前立腺がんに対するアンドロゲン抑制療法に反応する患者の予測に

も有効であると述べた[5]。Ruijiang Li氏は，腫瘍の放射線学的特徴をAIアルゴリズムで解析するradiomicsについて述べた。画像上の腫瘍微小環境は，がんの進行と治療反応に重要な役割を果たしており，画像特徴を解析することで，腫瘍微小環境の状態を予測できるようになってきていることを報告した[6]〜[9]。また，将来的に，治療方針の決定精度を最大限に高め，治療後転帰の予測が可能となるであろうと述べた[10]。

Scientific Session

RO領域でのScientific Sessionは，連日4セッション（消化管，乳房・生殖器，肺がん，中枢神経・頭頸部）が開催された。

消化管セッションでは，Brian De氏が，肝外転移を伴う肝内胆管がんにおいて，化学療法だけでなく，肝内病巣局所への放射線治療を追加することの意義を後方視的に検討し，その有用性を報告した（M3-SSRO01-2）。肝外転移を伴う肝内胆管がんに対する標準治療は化学療法であるが，肝内主病巣への照射を行うことで，生存期間中央値が9か月（化学療法群）から21か月（肝臓照射群）と有意な延長を認めた。肝臓への照射によって死因も変化し，化学療法群は82％が肝不全死（肺転移17％，腹膜播種12％）を来すが，肝臓照射群は肝不全死が47％に減り，肺転移（30％）や腹膜播種（25％）による死亡が増えると報告した（Liver Cancer誌投稿中）。

遠隔転移を伴う進行がんにおける原発巣への放射線治療の有用性については議論[11]があるところだが，前立腺がんにおけるSTAMPEDE試験[12]や頭頸部がん[13]のように，一部の肝内胆管がんについては原発巣への照射が予後に寄

与する可能性が示唆され，大変興味深かった。

肺がんのセッションでは，Janardhana Ponnatapura氏が，Ⅲ期肺がんに対する治療計画作成において，放射線診断医と放射線腫瘍医が連携して作成することの有用性を検証する臨床試験〔Collaborative Oncology：Radiation and Radiology Evaluation of Contoured Targets（CORRECT試験）〕について報告した（W3-SSRO03-1）。画像診断医と放射線腫瘍医との密な連携が非常に重要であることを改めて認識した。

中枢神経・頭頸部のセッションでは，本邦から名古屋大学・田岡俊昭先生（R3-SSRO04-5）が，全脳照射後に中枢神経のglymphaticシステムが変化することを報告した。glymphaticシステムは，アルツハイマー病などの変性疾患に関連した異常タンパクの排泄など，脳内の老廃物排泄経路とされる。同システムの変化と認知機能低下の関連性など，大変興味深く，今後のさらなる発展が期待される。

Scientific Poster

RO領域のポスター研究発表は7演題あり，本邦からの発表はなかった。興味深かったのが，Luna Geraci氏らによる膵がん術前化学放射線療法（定位照射）後のCT画像解析による切除可能性の評価（T5A-SPRO-1）についてである。CT画像解析により，切除可能性，切除断端陰性や術後の無再発生存期間の予測ができると報告された。

教育展示

RO領域の教育展示は7演題であり，前回よりもさらに減少していた。受賞演題は，Certificate of Meritが1演題で，メイヨークリニック・Cameron J. Overfield

氏らによる“Chemoradiation and Immunotherapy Complications in the Head and Neck : What the Oncologists Wants to Know”（ROEE-1）であった。頭頸部がんへの治療選択肢である放射線治療，化学療法，免疫療法の特徴や，各々に生じうる合併症について，急性期，晩期障害の特徴や画像所見を，多数の明瞭な症例画像を用いてわかりやすく提示していた。放射線治療の晩期障害（軟骨壊死，顎骨壊死，視神経障害，二次発がん）などの画像変化を本展示にて効率良く学ぶことができた。本邦からは1演題のみであり，聖隷三方原病院画像診断部・鈴木千晶氏ら（ROEE-3）による，前立腺がん密封小線源治療後のポストプラン計画用CTでの金属アーチファクト低減処理による線源同定の際の工夫という内容であった。

ほかには，骨盤部悪性腫瘍関連2題，中枢神経腫瘍関連1題，イメージガイド下放射線治療関連1題，胆管がん関連1題であった。

● 機器展示

MIM Software社による「MIM Maestro」は，治療計画支援ソフトウエアとして，輪郭作成，治療計画評価，計画線量の独立検証が可能である。今回，新たな機能として「MIM SurePlan MRT」（https://www.mimsoftware. com/nuclear-medicine/sureplan-mrt）が紹介されていた。内用療法の線量評価が可能であり，本邦でも^{177}Lu内用療法が開始されたこともあり，今後普及する可能性がある。（図1）。

前回紹介されていたスタンドアロン版（Local Deployment版）の深層学習AI自動輪郭作成ソフトウエア「Contour ProtégéAI」は，欧米では順次新しいモ

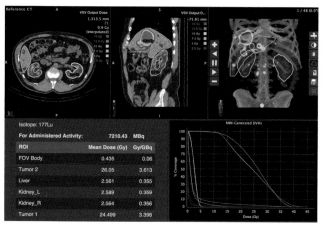

図1 「MIM SurePlan MRT」を用いた^{177}Lu内用療法でのCT画像上での線量情報結果
（画像提供：MIM Software Inc.）

デルもリリースされ，適合可能部位が増えているようだが，本邦で使用可能となるにはまだ時間がかかるようである（https://go.mimsoftware.com/contour-protegeai）。

* * *

以上，RSNA 2022における放射線治療領域のトピックスについて報告した。

*太字および（　）内は演題番号

● 参考文献
1）Huynh, E., et al. : Artificial intelligence in radiation oncology. *Nat. Rev. Clin. Oncol.*, 17 （12）: 771-781, 2020.
2）Primakov, S.P., et al. : Automated detection and segmentation of non-small cell lung cancer computed tomography images. *Nat. Commun.*, 13（1）: 3423, 2022.
3）Zhao, W., et al. : Markerless Pancreatic Tumor Target Localization Enabled By Deep Learning. *Int. J. Radiat. Oncol. Biol. Phys.*, 105（2）: 432-439, 2019.
4）Gensheimer, M., et al. : Automated model versus treating physician for predicting survival time of patients with metastatic cancer. *J. Am. Med. Inform. Assoc.*, 28（6）: 1108-1116, 2021.
5）Esteva, A., et al. : Prostate cancer therapy personalization via multi-modal deep learning on randomized phase III clinical trials. *NPJ Digit. Med.*, 5（1）: 71, 2022.
6）Hosny, A., et al. : Artificial intelligence in radiology. *Nat. Rev. Cancer.*, 18（8）: 500-510, 2018.
7）Wu, J., et al. : Radiological tumor classification across imaging modality and histology. *Nat. Mach. Intell.*, 3 : 787-798, 2021.
8）Wu, J., et al. : Integrating Tumor and Nodal Imaging Characteristics at Baseline and Mid-Treatment Computed Tomography Scans to Predict Distant Metastasis in Oropharyngeal Cancer Treated With Concurrent Chemoradiotherapy. *Int. J. Radiat. Oncol. Biol. Phys.*, 104（4）: 942-952, 2019.
9）Jiang, Y., et al. : Predicting peritoneal recurrence and disease-free survival from CT images in gastric cancer with multitask deep learning : A retrospective study. *Lancet Digit. Health*, 4（5）:e340-e350 2022.
10）Boehm, M.K., et al. : Harnessing multimodal data integration to advance precision oncology. *Nat. Rev. Cancer*, 22（2）: 114-126, 2022.
11）Ryckman, J.M., et al. : Local Treatment of the Primary Tumor for Patients With Metastatic Cancer（PRIME-TX）: A Meta-Analysis. *Int. J. Radiat. Oncol. Biol. Phys.*, 114（5）: 919-935, 2022.
12）Parker, C.C., et al. : Radiotherapy to the primary tumour for newly diagnosed, metastatic prostate cancer（STAMPEDE）: a randomised controlled phase 3 trial. *Lancet*, 392（10162）: 2353-2366, 2018.
13）You, R., et al. : Efficacy and Safety of Locoregional Radiotherapy With Chemotherapy vs Chemotherapy Alone in De Novo Metastatic Nasopharyngeal Carcinoma : A Multicenter Phase 3 Randomized Clinical Trial. *JAMA Oncol.*, 6（9）: 1345-1352, 2020.

エキスパートによるRSNA 2022ベストリポート

9. 人工知能（AI）の最新動向
RSNA 2022におけるAI関連セッション

森　健策　名古屋大学大学院情報学研究科／名古屋大学情報基盤センター／国立情報学研究所医療ビッグデータ研究センター

　3年ぶりに現地参加となるRSNAであった。2019年当時と比較して，現地での参加者は少なくなったようにも感じられる会議であった。一方，virtual accessも充実しており，時差を気にせずすむため，単に発表を聞くということであれば現地参加でなくても問題はないのかもしれない。もちろん，学会参加は単なる聴講だけではなく，学会参加者との何気ない会話，会場を歩くことによって感じる研究開発のトレンドなど，やはり現地参加でしか得られない情報が数多くある。現地参加であっても，virtual accessはきわめて有用である。例えば，発表会場で遠くに見えるスクリーンを手元のタブレット画面で見る，あるいは，あるセッションに参加しながら異なる会場のセッションを同時に聴講するなど，これまではできなかったような聴講も可能となる。現地参加でも，RSNAを100％以上に楽しむためには，virtual accessの購入は必須かもしれない。

● RSNA 2022における AI関連セッション

　さて，筆者が参加したセッションを中心に，今回のRSNAにおけるAIセッションについて簡単にレビューしてみたい。今回のRSNAにおけるAIを一言で表すとすれば，一時のフィーバーを超えて，かなり落ち着きを示してきたと言えよう。AIの使い方，データサイズについての理解，なぜ予定した精度が出ないのか，などに関する発表が多く行われていたように感じられた。また，サイバーセキュリティといった，これまでのRSNAでは考えられなかったようなセッションが設けられていたことも印象的であった。

1. データ選択の重要性

　"Data Curation for AI with Proper Medical Imaging Physics Context" （M3-CPH09）と題されたセッションにおいては，データのクオリティやデータサイズがどのように分類精度に影響を与えるのか，AIモデルの汎化方法，データサイズが精度に与える影響，データ準備の方法などが示された。例えば，データサイズを増加させたとしても精度は頭打ちとなること，1つの機関から収集されていても十分にcurationされたデータであれば汎化性能の高いAIモデルが得られること，データサイズよりもデータの質が重要であること，などが示された。このほか，臨床現場において正しいデータをどう選択するのか，どのようなツールを使えばよいのかなども併せて紹介された。

2. AIを臨床現場で活用するために

　AIが単なるブームではなく，重要な手法としてRSNAの中で定着していることを示すセッションとしては，"Breaking Through the Hype of AI : A Case-based Review of Benefits and Pitfalls" （M6-CIN10）があろう。この中において，コロラド大学のDr. Jayashree Kalpathy-Cramerによる発表は，AIに関するいくつかの問題点を具体的に示すとともに，AIを利用する前のチェックリストを示しており，非常に示唆に富むものであった。この発表でAIモデル展開前にチェックすべき事項として紹介されていたのは，繰り返し性，再現性，ポータビリティ，モデルのキャリブレーション，モデルが重大な間違いを犯す頻度と間違えに確信を持ってしまっているか？　画質評価はされているか？　モデルは自分の病院に適用できるものか？　AIを継続的にモニタリングする計画を持っているか？　などである。AIの実運用が進むにつれて，このようなチェックリスト，あるいは，ガイドラインをユーザーにとってわかりやすく提示することは非

常に重要になってくるであろう。

3. AIを用いた画質改善

　臓器の動き補正，ノイズ低減など，AIを用いた医用画像の画質向上は，AIの重要なアプリケーションの一つでもある。例えば，"Physics (Deep-learning in CT Imaging)" （S4-SSPH03）のセッションでは，胸部CTにおける心拍動補正の方法，variational autoencoder （VAE）を用いたdenoisingの方法，noise 2 noiseフレームワークによるノイズ低減の方法とspectral CTへの応用などが示されたdenoisingの評価の方法のほか，uncertainty quantification pipelineが示されており，uncertaintyが評価メトリックとして利用できることは興味深い内容であった。

4. AIのサイバーセキュリティ

　AIのサイバーセキュリティは，RSNAにおいても今後注目される分野となるであろう。"Artificial Intelligence and Cybersecurity in Healthcare" （M1-CIN01）は，このAIサイバーセキュリティに関して議論するセッションであった。ヘルスケアシステムがサイバー攻撃の対象となっていること，offensive AI/defensive AI，画像改ざん，さまざまなAIへのattack方法などが示された。

5. MICCAIとのコラボレーション

　最後に，新たに開発されるAI技術を，臨床現場に展開する取り組みも重要である。このような取り組みを紹介するセッションとして "Translational AI Science : Bringing Advances in Deep Learning into Clinical Practice" （S1-RCP32）があった。このセッションは，RSNAとThe Medical Image Computing and Computer Assisted Intervention （MICCAI） Societyとのジョイントセッションとして開かれた。セッション中では，AIアルゴリズムの

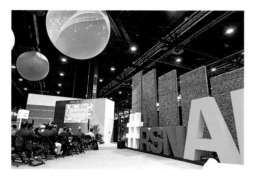

図1 RSNA AI Showcase における AI Theater

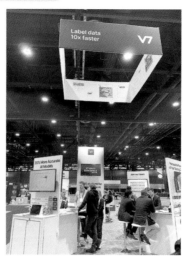

図2 データアノテーションソリューションを提供するV7社

PACSへの統合について議論があった。具体的には，学習データの生成において，普段のワークフロー上で利用されているPACSにセグメンテーションなどのAIアルゴリズムが統合されることで，読影の段階においてセグメンテーションを行うと，さまざまな特徴量が抽出される。これにより，AI用のデータが蓄積され，さらなる精度の向上などを図ることができるというわけである。別の発表では，AIの臨床現場へのtranslationにおいては，data diversityの重要性が強調された。そのための一つの方法として，federated learningについて紹介された。また，translationにおいては，cultural consideration，computational consideration，regulatory considerationの3つが重要で，そのためにはcollaborationが大事であることも強調された。MICCAIは医用画像処理に関するトップカンファレンスであり，筆者も2013年に，名古屋においてGeneral Chairとして MICCAIを開催した。RSNAの場において，MICCAIとの共同セッションが開かれることも非常に意義深いと考える。

RSNA 2022における AI展示

RSNA 2022においても，放射線分野におけるAI関連企業を集めた展示スペースが用意されていた（**図1**）。多数の企業が展示を行っており，特に，韓国からのスタートアップ企業が積極的に展示を行い，自社技術を紹介していたことは非常に印象的であった。AI関連企業からの展示は数多くあったが，筆者が最も関心を持ったのは，英国のV7社という企業によるデータアノテーションを効率的に行うシステムであった（**図2**）。

AIモデルの開発では，現状，数多くの学習データを必要とする。いかに効率的に学習用データを生成できるかが，AIモデル開発力に直結していると言っても過言ではない。このような学習用データを効率的に生成できるシステムが展示されていたことを記しておきたい。

＊ ＊ ＊

RSNAへの参加は，コロナ禍による渡航規制を除いて，2000年から毎年継続的に行ってきた。AIがRSNAの最も重要なキーワードとなることは，2000年には考えられなかった。RSNA 2022は，AIが臨床現場で使われ始めたからこそ見えてくる問題点を議論する大会であったように感じる。RSNA 2023への期待が膨らむ。

【番外】RSNA 2022における 3Dプリンティング

3Dプリンティングブームまっただ中であった2014～2015年と比べると，RSNAにおける3Dプリンティングに関する発表は少なくなったようにも見える。RSNA 3D Printing Special Interest Group（SIG）は積極的に活動を続けており（**図3**），3Dプリンタメーカーからの企業展示も数多くあった。RSNAにおける3D Printingも市民権を得たと言っても過言ではないであろう。

＊太字および（ ）内は演題番号

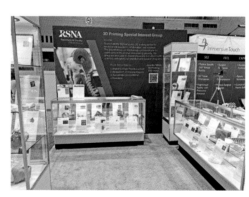

図3 3Dプリンティングの展示

エキスパートによるRSNA 2022ベストリポート

9. 人工知能（AI）の最新動向
AI Showcaseのトピックス

藤田　広志 岐阜大学工学部

今回は例年に比べて短期間ではあったが，2019年11月以来の3年ぶりの現地参加となった。思い返せば，1983年に初めてRSNAに参加・発表して以来，毎年ほとんどの大会に参加し，書き切れないほどの懐かしい思い出がある。例えば，1984年，ワシントンDCでの開催（これ以降はすべてシカゴでの開催），2001年，CRの画像評価でRSNA初受賞，2007年，研究室関係者での受理演題数として最高の19演題の発表などである。コロナ禍で昨今のRSNAは大きな変容を遂げ，参加形態もハイブリッドで多様性が増している。そこで，今回は現地には短期間の滞在で，機器展示会場などを中心に回り，また，久々に会う方々とのしばしの談話を楽しむこととし，各種の講演や電子ポスター類は，後日，オンデマンドでゆっくり閲覧・視聴することとした。以下では，AI Showcaseについて，興味を持ったいわゆるAI-CADの研究開発企業（CADベンダー）を中心にリポートする。

AI Showcaseは，かつてのような別棟ではなく，South Hallの一角に設けられた黒いカーペットのエリアに存在し（119のブース：https://rsna2022.rsna.org/ai_showcase/），機器展示会場の一部に完全に吸収されていた（図1）。いまやもうAIが特別であることを示す壁はなくなり，まさしくAIの時代を象徴していると言えよう。

● ClariPi

ClariPi（π）社は，旧知のソウル国立大学のKim教授が立ち上げた韓国のスタートアップ企業（図2）で，同教授の研究室で開発した医用画像AI群がここで商品化されている。会場内の多くの場所やDaily Bulletinでも宣伝ポスターや広告が見られ，大々的な宣伝が行われ

ていた。代表商品である「ClariCT.AI」は，ディープラーニング技術を用いたCT画像のノイズ低減ソフトウエアで〔2019年米国食品医薬品局（FDA）認可・CE認証取得〕，今回はphoton counting CT画像の例をパネル展示していた（図3）。同社はRSNA直前に，このソフトウエアがシーメンス社の「デジタルマーケットプレイス（Digital Marketplace）」でリリースされると発表しており（https://www.claripi.com/），強い勢いが感じられた。

今回の展示では，同じくCT用途の「ClariPulmo」「ClariOsteo」「ClariAdipo」「ClariACE」，あるいはマンモグラフィ用途の乳腺濃度計測ソフトウエア「ClariSIGMAM」と，開発商品群が大幅に増え，急成長している様子が垣間見えた。ClariSIGMAMについては，医用画像AI統合プラットフォームとして「Calantic Digital Solutions」（https://www.calantic.com/）を有するバイエル社（図4）との提携契約も成立したとの発表もあった。

● iCAD

デジタルブレストトモシンセシスのための「ProFound AI」や，個別化された短期の乳がんリスク推定を行う「ProFound AI Risk」などの商品を取り扱うiCAD

社の話題は，2つの大型提携に関するものである。1つは，RSNA期間中にアナウンスがあったGoogle Health社との提携である。Google Health社のAI技術を活用し，また，Google Cloudのインフラストラクチャも使用することによって，iCAD社の持つ乳房画像AIの技術レベルの向上などが期待される。この契約は，Google Health社が乳房画像AIを臨床診療に導入する最初の商業的提携とのことである。もう1つは，米国内の3250を超える病院やその他の医療施設にサービスを提供しているというRadiology Partners社との提携である。

● annalise.ai

オーストラリア発のannalise.ai社（図5）は，AuntMinnie.comによって2022年のベストニューラジオロジーベンダーに選ばれている（2022年11月16日）。また，2022年3月に胸部X線画像（CXR）における気胸のトリアージおよび通知ソフトウエア（CADt）「Annalise Enterprise CXR Triage Pneumothorax」でFDA承認を取得している。このCADtは，94％の感度と92％の特異度で単純性気胸を検出し，94.5％の感度と95.3％の特異度で緊張性気胸を検出したという[1]。今回の展示では，まだFDA未承認ではあるが，「Annalise Enterprise CXR」

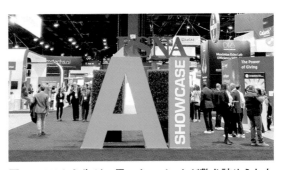

図1　ここから先が，黒いカーペットが敷き詰められたAI Showcaseのエリア

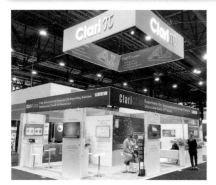

図2 ClariPi社のブース全景

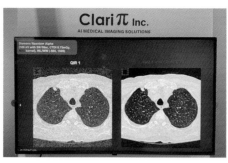

図3 ClariCT.AIによるphoton counting CT における胸部CT画像のノイズ除去

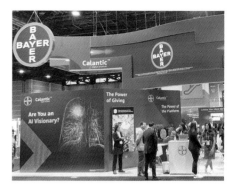

図4 バイエル社のブースの一角にある Calantic Digital Solutionsの展示

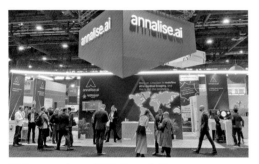

図5 annalise.ai社のブース全景

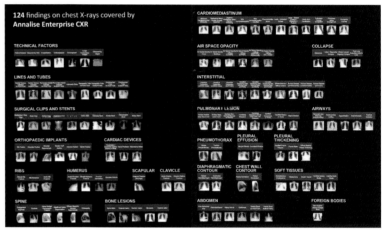

図6 annalise.ai社で配布されていた「Annalise Enterprise CXR」の パンフレットより
124の画像所見が提示される。

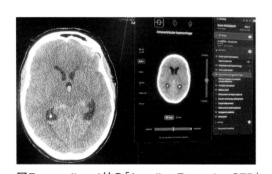

図7 annalise.ai社の「Annalise Enterprise CTB」 (非造影脳CT)のデモ画面
右側に所見候補名が,画像の下に確信度バーが表示 される。130の画像所見が提示される。

として単に1病変だけではなく124にも 及ぶ画像所見を (図6),また,「Annalise Enterprise CTB」という非造影脳CT から130の画像所見を提示する (図7), きわめてユニークな診断支援AIのデモ が中心であった (同様の機能の胸部CT については開発中とのこと)。Annalise Enterprise CXRの開発に対して,78万 枚以上の画像から,2億8千万ものラベ ル付けを総勢148名の放射線科医が手 動で行った (https://annalise.ai/ solutions/annalise-cxr/)というからも のすごい! *Lancet Digital Health*[2] に 関連論文が掲載されており,3つのディー プラーニングモデルで構成されている (属 性モデル,分類モデル,セグメンテー ションモデル)。RSNA会期中に同社と Nuance Communications社 (マイクロ ソフトの子会社) とのコラボレーションが 発表され,「Nuance Clinical Analytics」 プラットフォームの強化にannalise.ai社 のAIが融合されるという。

● GLEAMER

フランス発のGLEAMER社は,X線 写真から骨折や骨外傷を検出,ワークリ ストの優先順位づけをする「BoneView」 を展示していた (図8)。本製品は2022年 3月にFDA承認ずみで,富士フイルム 社やAidoc社など複数で使われていると のことである。また,胸部単純X線写 真から複数病変 (気胸,胸水,肺胞症 候群,結節,縦隔腫瘍) を検出,トリ アージ/通知をする「ChestView」のデ モ展示もあった。

● その他

誌幅の関係で紹介できなかったが,ア ノテーション/ラベル付け支援やモデル 構築支援ツールを主に取り扱う「研究支 援ベンダー」で,RSNA初出展となる英 国発の視覚野 (V1〜V6) の名称からの ネーミングであるV7社 (図9,10) や, AIプラットフォーマーとしてたくさんの AIアプリケーションを取り扱うdeepc 社 (図11) など,興味深い企業がほかに もたくさんあったのは言うまでもない。

AI Theaterでは,後述のチャレンジ

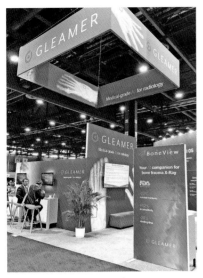

図8　GLEAMER社のブース
X線写真から骨折や骨外傷の検出支援，あるいは胸部単純X線写真における複数病変を検出支援するAIを展示していた。

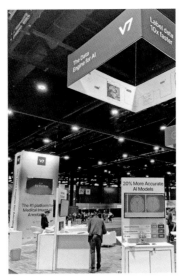

図9　V7社の展示ブース

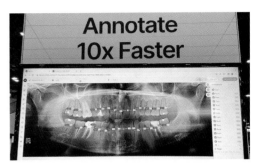

図10　V7社のソフトウエアによる歯科パノラマ写真における歯牙のアノテーション例

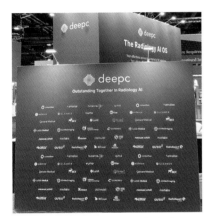

図11　AIアプリケーション数を誇るdeepc社

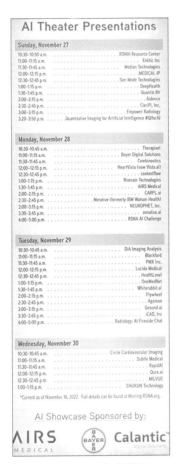

図12　AI Theaterにおけるプレゼンテーションスケジュール

ング4位：https://www.kaggle.com/haqishen）。次回のチャレンジは，RSNA Screening Mammography Breast Cancer Detection AI Challengeとして，スクリーニングマンモグラフィ乳がん検出がテーマである。8位までの入賞者には総額3万ドルが分配される。エントリー締切は2023年2月20日で，詳細はRSNAのWebサイトをご覧いただきたい。

＊　＊　＊

今回も韓国勢がすごく元気であったのに比べ，国内からの出展企業は皆無で，誠に残念なかぎりである。最近の日本経済新聞の記事には，「画像診断AI，1年以内に早期承認　普及へ新制度検討」との見出しが見られた（2022年12月21日18：00）。欧米などに比べ1／10以下と，大幅に薬機法承認された画像診断AIの数が少ない現状であり，遅きに失した感はあるが，新制度に期待するところ大である。

●参考文献
1) Hillis, J.M., Bizzo, B.C., Mercaldo, S., et al. : Evaluation of an artificial intelligence model for detection of pneumothorax and tension pneumothorax in chest radiographs. *JAMA Netw. Open*, 5（12）: e2247172, 2022.
2) Seah, J.C.Y., Tang, C.H.M., Buchlak, Q.D., et al. : Effect of a comprehensive deep-learning model on the accuracy of chest x-ray interpretation by radiologists : A retrospective, multireader multicase study. *Lancet Digit. Health*, 3（8）: e496-e506, 2021.

関係も含め，出展企業のうち約40社からのプレゼンテーションが，15分単位で4日間にわたり行われていた（**図12**）。

● AI Challenge

AI Showcase内のAI Theaterで，今回の頸椎骨折AI Challengeの上位入賞者の発表と受賞講演があった。1位は日本からのQishen Ha氏（Kaggleアカウント）であり，同氏はLINE社の機械学習エンジニアで，余暇を使いKaggleのコンペで活躍されている（世界ランキ

エキスパートによる**RSNA 2022**ベストリポート

9. 人工知能（AI）の最新動向
画像診断医の視点から見たトピックス

伊藤倫太郎　名古屋大学大学院医学系研究科革新的生体可視化技術開発産学協同研究講座

人工知能（AI）に関する研究は，2022年のRSNAでも多く発表されていた。その中でも気になったものについて紹介する。

M2-SPCH-5のAIが間違ったフィードバックをしたらどうなるかという検討は，実臨床でのAI使用の問題点を浮かび上がらせたと思う。これは，AIが間違ったフィードバックをした時に，医師が誤判定を行う可能性が高くなるという報告である。副次的な解析としてAIの結果を保存する場合と，結果を保存しない場合で，読影結果がどうなるかという検討も行っている。AIソフトウエアの結果を放射線科医のみが参照できるようにするか，院内に配信するかという問題への答えの一つかもしれない。

脳出血検出AIは複数のメーカーから発表されており，よく使用されるAIの一つである。今回は，この脳出血検出AIにおける偽陽性所見についてまとめたものがあった（R2-SPNR-1）。類似のAIを導入される予定がある病院の方は必見かと思われる。どのような画像でエラーが起こりやすいかという点についてまとめられており，ひととおり知っておく必要がある。

また，骨年齢を予測するAIもいくつか報告があった。以前のRSNAのAIチャレンジで骨年齢の予測を行ったコンテストがあったため，このような研究が多いのだと思われる。RSNAのAIチャレンジで取り扱う項目に関してはAI研究が発展しやすいので，今後も注目していく必要があるだろう。S1-SSMK01-6は，単純X線写真の画像を多少加工する（回転など）とAIの骨年齢の解析がどうなるかという検証である。実際に臨床で撮影される画像は，多くが正しい位置で撮影された画像である。しかし，体位が取れない人や小児においては，やはり普段と違った角度で撮影を行わなければいけないという事例は発生する。このような場合に，AIがどのような精度で回答を返すことができるのかという点は，興味深いものであった。AIソフトウエアには，入力する前に，そのAI自体が適切に判断できる画像であるかどうかという判定を行う必要があるのではないかと筆者は思っている。先ほどの研究では，加工前の画像であれば十分な精度が出たそうである。

AIにおけるバイアスをまとめた発表（INEE-47）は参考になった。これはAI管理を行っている放射線科医，診療放射線技師，病院のシステム担当の方は把握しておいた方がよい内容かと思う。AIの体系的なバイアス，そして個別のシステムにおける偽陽性・偽陰性所見については，AIソフトウエアを導入する前に，管理者が把握する必要があると思われる。

胸部単純X線写真において，AIを補助として読影した場合に，所見の有無によって読影時間に差が出るのだろうかという報告があった（T3-SSCH04-4）。陰性であれば読影時間が短縮し，所見があれば読影時間に差がないという報告がされている。臨床でAIを使用する上では，スクリーニング目的であれば有用であることを示しているかもしれない。マンモグラフィでAIを補助的に使用し，精度を保ちつつ作業時間を短縮できるという報告も複数あった。今後のマンモグラフィのスクリーニング読影では，AIを補助的に使用していくことが標準になるのかもしれない。

T3-SSNPM02-3では，AIを使用して患者に自動的にフォローアップの連絡を送るという試みがされていた。患者にフォローの連絡を送ることで，フォローアップ漏れが減るというのはとても良い点だと思う。臨床で問題となる課題について，AIを使って解決しようという試みがすばらしいと思われた。自然言語処理とショートメッセージサービス（SMS）を使っているので，将来的に商品化された場合，活用されやすいシステムであると思う。

過去に遡った所見と画像AIについての検討があった（T3-SSNPM02-1）。過去の画像に対してAIを適用して所見を拾い出し，自然言語処理を用いて拾い出した所見とレポートに記載してある所見が一致していないものを拾い出すという検討である。画像AIと自然言語処理を組み合わせた研究であり，このほかにも複数の演題が見られた。これらの研究では，見逃しをある程度AIでサポート可能であることを示していた。ただ，この研究において，所見の陽性的中率が31％であり，まだまだAIにすべてを任せきりにするのは難しそうである。

＊　＊　＊

2023年のRSNAは，一般AIにおいて2022年に流行したstable diffusionなどの画像生成系の発表があるのではないかと思っている。これらに関しては膨大なデータが必要なので，まずは単純X線写真領域から，次に統一しやすい頭部CT，MRI，胸部CT，腹部CTという流れで続いていくと思われる。画像生成に関しては，画像を言語化するシステムの構築がまずは必要である。次に，次世代生成モデルであるdiffusion modelとの融合，膨大な計算量が必要である。

また，別の観点から言うと，2022年度はvirtual reality（VR）やaugmented reality（AR）デバイスが複数発表された年でもあった。ハイエンドのVRシステムである「Meta Quest Pro」も発表された。これらの活用についても期待している。

＊太字および（　）内は演題番号

エキスパートによるRSNA 2022ベストリポート

10. VR/AR/MR/XR/Metaverseの最新動向
Mixed reality & Metaverse in recent radiology

杉本　真樹[*1, 2]/末吉　巧弥[*2]
＊1 帝京大学冲永総合研究所 Innovation Lab　＊2 帝京大学医学部外科学講座肝胆膵外科

第108回北米放射線学会（RSNA 2022）は，新型コロナウイルス感染症のパンデミックの影響が継続している中，"Empowering Patients and Partners in Care"をテーマにシカゴで開催され，仮想現実（VR），拡張現実（AR），複合現実（MR）などのextended reality（XR）技術に関する話題は，前回より採択演題数も企業展示も増えた印象であった。特にノースホールでの"3D Printing & Mixed Reality Showcase"では，数多くの企業が実際にXRウエアラブルデバイスを装着し，体験できる展示をしていた（図1）。

● XR, metaverseに関する注目の発表

1. Educational Applications of Metaverse and XR Extended Reality（VR, AR, MR）for Radiology and Telemedicine
（INEE-24, 63ページ参照）
（Maki Sugimoto, Teikyo University, Tokyo）

筆らは，Education ExhibitのInformaticsにて，メタバースとXR拡張現実（VR, AR, MR）の放射線医学と遠隔医療への教育的応用の可能性と限界について解説した。CTやMRIなど医用画像のDICOMデータから，対象臓器のポリゴンを抽出して書き出す方法，自動XRアプリ化クラウドサービス「Holoeyes XR」「Holoeyes MD」[1]，メタバース遠隔医療システム，XRデバイスの活用方法，医学教育，手術計画，シミュレーション，ナビゲーションなどの臨床事例を解説した。さらに，アバター（分身）を活用したメタバースとXRを統合し，空間認識能力を向上させる方法を説明した。なお，本演題は，RSNAの学会機関誌である*RadioGraphics*誌への投稿推薦演題（Identified for *RadioGraphics*）に選出された（図2, 3）。

2. Recent Development of Augmented Reality and Mixed Reality for Needle Guidance
（IREE-7, 58ページ参照）
（Satoru Morita, Tokyo Women's Medical University Hospital, Tokyo）

IREE-7では，AR/MRによる穿刺ガイドアプリケーションの開発とその成果を報告していた。発表では，「Microsoft HoloLens 2（以下，HoloLens 2）」を用いたMR針誘導アプリケーション「MR Puncture」を開発し，空間座標系とMR座標系を合わせることで，事前の画像再構成やインポートが不要となったことが報告された。また，CTガイド下生検を支援するiPhoneアプリ「AR Puncture/AR Needle Guide」を開発した。このア

プリは，生検針の角度を非接触でリアルタイムに計測し，CTや患者体軸に基づいた座標系で表示できる。これらAR/MRアプリケーションの開発方法を紹介し，AR/MRの可能性と展望を報告していた。なお，本演題は，RSNA 2022 Certificate of Meritを受賞した。

3. Real-Time Augmented Reality（AR）Navigation Technology From Medical Images : Toward Medical Metaverse Era（R5B-SPNR-8）
（Yun-Sik Dho, Chungbuk National University Hospital）

R5B-SPNR-8では，脳腫瘍の手術計画と手技における医用画像AR技術をポスター発表していた。発表では，リアルタイムインサイドアウト（RTIO）トラッキングするARナビゲーションシステムの開発について説明した。レジストレーション精度を検証するため，脳腫瘍患者のARモデルと実物大の3Dプリントモデルを使用し，RTIOトラッキングを評価することで，可視化デバイスの動きに関係なく，ARモデルが3Dプリントモデルと一致し動揺がないことを確認，手術計画に使用できる可能性があると述べた。さらに，MRIベースのニューロナビゲーションと比較し，より直感的に解剖構造をチェックしながら，手術中に利用できるとした。

4. NVIDIA

ヘルスケア事業開発ディレクターのDavid Niewolny氏によるNVIDIA RSNA 2022 Special Addressにて，医用画像におけるAI活用の革新として，VRによる手術計画やシミュレーションの様子などを紹介し，NVIDIA社がいかに世界中の医療センターにおいてAI画像処理エコシステムの構築を支援しているかを紹介した（図4, 5）。

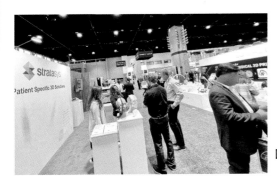

図1　3D Printing & Mixed Reality Showcase

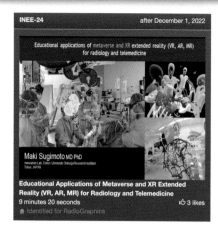

図2 Sugimoto, M. : Educational Applications of Metaverse and XR Extended Reality (VR, AR, MR) for Radiology and Telemedicine (INEE-24)
左下に Identified for *RadioGraphics* の受賞リボン

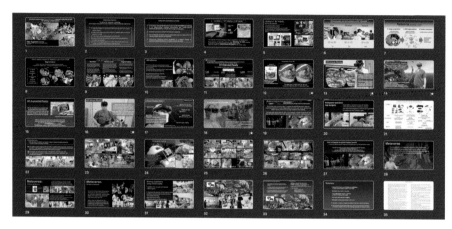

図3 Education Exhibit での全スライド (INEE-24)

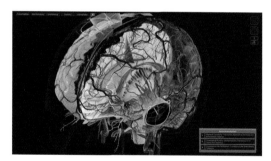

図4 NVIDIA AI と XR による治療シミュレーション
(https://www.nvidia.com/en-us/events/rsna/)

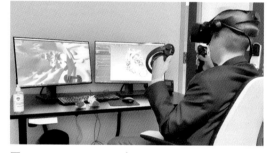

図5 NVIDIA XR アプリケーション
(https://www.nvidia.com/en-us/events/rsna/)

5. EducationXR

XR の教育クロスプラットフォーム「EducationXR」が，GE 社，ブラッコ・メディカル・テクノロジーズ社，MAVIG 社などのブースで展示され，医療従事者の業務トレーニングを支援する CG アニメーションコンテンツ体験を提供していた。

● 3D Printing & Mixed Reality Showcase で注目の企業展示 (XR関連)

1. Avalon Holographics

Avalon Holographics 社は，29インチ裸眼3D立体視ディスプレイを展示していた。これは，メガネやヘッドセットが不要で，複数のユーザーによる同時視聴を可能にした。また，平面テーブル上部の半透過ガラス面へ，内部に斜めに設置されたディスプレイを反射させる，立体解剖教育コンテンツを展示していた (図6)。

2. Luxsonic Technologies

Luxsonic Technologies 社は，ヘッドマウントディスプレイをかぶり，VR 空間で3D volume rendering も可能な DICOM ビューワを展示していた (図7)。

3. Immersive Touch

Immersive Touch 社が展示した「ImmersiveView VR」は，手術計画，手術リハーサル，3D プリント用手術ガイド，患者説明などを提供し，VR による心血管系，頭頸部腫瘍，上下顎，脳神経，整形外科，オンコロジー，教育ツールを提供する (図8)。

4. Materialise

Materialise 社は，3D プリンタ用のポリゴンデータ編集を VR や MR で行うアプリケーションをデモ展示していた。「Meta Quest 2」や HoloLens 2 による3D ビューワもデモ展示を行っていた (図9)。

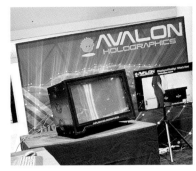

図6　Avalon Holographics

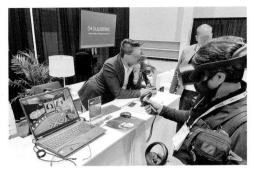

図7　Luxsonic Technologies

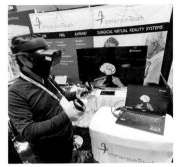

図8　Immersive Touch

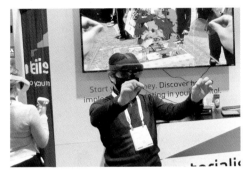

図9　Materialise

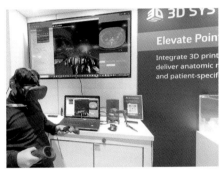

図10　3D Systems

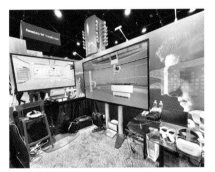

図11　Ethosh Digital

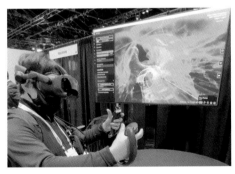
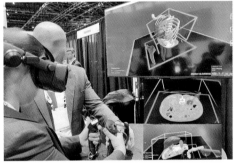

図12　Realize Medical

5. 3D Systems

　3D Systems 社は，3Dプリンタ用のポリゴンデータ編集をVRやMRで行うアプリケーションをデモ展示していた。HTC社の「VIVE」やHoloLens 2による3Dビューワもデモ展示を行っていた。ポリゴン表示（volume rendering）が可能となっていた（図10）。

6. Ethosh Digital

　Ethosh Digital 社では，VRゴーグルによる体験型医療メタバースとして，CGアニメーションによる透視室や手術室などの医療現場の業務体験や，機器操作のシミュレーション，医療機器の製品説明をVRヘッドセットで体験できる展示がされていた（図11）。

●その他の展示ブース

1. Realize Medical

　Realize Medical 社は，VRプラットフォームをモバイル体験できるXR拡張機能である「Elucis Mobile」を，フルカラー3Dパススルーに対応した「Meta Quest Pro」で，周囲環境をほぼ遅延なく透過しながらデモ展示していた。関心領域（ROI）のセグメンテーションを，VR空間で直感的に行える。ハンドトラッキングにも対応している。また，「Pico 3ヘッドセット」，HoloLens 2とも空間共有できるデモ展示を行っていた（図12）。

2. MediView

　MediView 社は，RSNA 2022に合わせて，GE社およびマイクロソフト社との

パートナーシップを発表した。ARによる可視化プラットフォームで，直感的な3D X線画像の可視化，シームレスな遠隔コラボレーション，根拠に基づくデータ解析により，画像誘導医療手技を変革するとした。MediView 社は，「OmnifyXR Interventional Suite System」の開発を通じて医療イメージングを混合現実ソリューションに統合するためにGE社と提携し，未来のインターベンション・スイートを共同開発・創造するとした。これにより，バーチャルモニタ，ホログラフィック3D解剖学とのインターフェイスを同時に活用し，遠隔共同作業ができる。また，HoloLens 2によるIVR支援を提供する。これは複数のライブ画像をHoloLens 2に統合し，

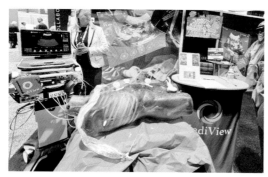
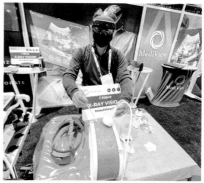

図13　MediViewの軟性樹脂製ファントム人体モデルを使った超音波ガイド穿刺

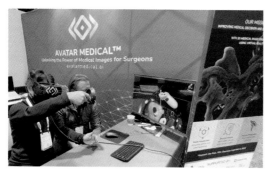
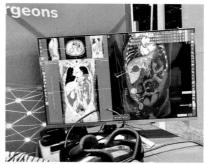

図14　AVATAR MEDICAL

遠隔地と協業が可能で，トレーニングやプロクターができる。展示会場では，軟性樹脂製ファントム人体モデルを使った超音波ガイド穿刺を，VRヘッドセットやHoloLens 2でガイドするデモが行われた（**図13**）。

3. AVATAR MEDICAL

AVATAR MEDICAL社では，医用画像から患者の3Dアバターをロスレスで，リアルタイムに生成するVRソリューションを発表していた。外科医が患者のフォトリアリスティックなVR像と対話することで，手技の手順をより適切に準備でき，乳房切除術の低侵襲化や再建手術の時間短縮，整形外科手術のデバイス選択にも役立つとした（**図14**）。

*太字および（　）内は演題番号

●参考文献
1）Holoeyes株式会社WEBサイト
　https://holoeyes.jp

11. 3Dプリンティングの最新動向
3D printing in recent radiology

杉本　真樹[*1, 2]／末吉　巧弥[*2]
＊1 帝京大学冲永総合研究所 Innovation Lab　＊2 帝京大学医学部外科学講座肝胆膵外科

新型コロナウイルス感染症のパンデミックが続く中，第108回北米放射線学会（RSNA 2022）は，"Empowering Patients and Partners in Care" をテーマに，11月27日（日）〜12月1日（木），シカゴのマコーミックプレイスで開催され，筆者もEducation Exhibit（教育展示）演者として参加した。

2022年のプログラムは，約400の教育コース，約2500の学術発表，教育展示，ポスター発表で構成され，プログラムのほぼすべてが2023年5月1日までバーチャルコンテンツとしてオンライン視聴できる。技術展示ホールでは600以上の展示があり，ノースホールでは "3D Printing & Mixed Reality Showcase" が企画され，3Dプリンティング，3D画像解析ソフトウエアから，仮想現実（VR），拡張現実（AR），複合現実（MR）などのextended reality（XR）技術などの展示ブースが集約されていた（**図1**）。

また，"RSNA 3D Printing Special Interest Group（SIG）Showcase" が開催され，参加者が3Dプリントされた解剖モデルとガイドの作成を経験し，議論を共有する機会が提供された。このブースには，3Dプリンティングを医療現場で実践活用する機関から，実際の3D造形モデルとケーススタディが数多く展示された。

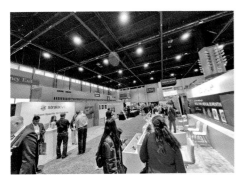

図1　3D Printing & Mixed Reality Showcase

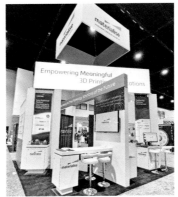

図2　Materialise

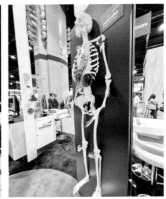

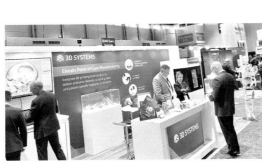

図3　3D Systems

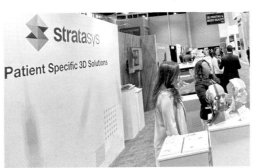

図4　Stratasys

図5　MEDICAL IP

● 3D Printing & Mixed Reality Showcase で注目の企業展示（3D printing）

1. Materialise

　Materialise社では，3Dプリンタによる各種臓器模型が展示され，そのデータ編集をVRやMRで行うアプリケーションをデモ展示していた。「Meta Quest 2」や「Microsoft HoloLens 2（以下，HoloLens 2）」による3Dビューワもデモ展示されていた（図2）。

2. 3D Systems

　3D Systems社は，3Dプリンタによる各種臓器模型を展示し，そのデータ編集をVRやMRで行うアプリケーションをデモ展示していた。HTC社の「VIVE」やHoloLens 2による3Dビューワもデモ展示されており，ポリゴン表示（volume rendering）が可能となっていた（図3）。

3. Stratasys

　Stratasys社は，解剖臓器モデル用の3Dプリンタ，材料，ソフトウエアの主要メーカーで，Axial3D社との共同パートナーシップ計画について展示していた。Axial3D社のソフトウエアの人工知能アルゴリズムにより，CTやMRIの臓器セグメンテーションを効率化する。Stratasys社の各種プリンタと材料は，多くの分野で術前手術計画や診断用の解剖学的モデル製造の検証を受け，FDA 510（k）の認可を受けた。これにより，より個別化した3Dプリント解剖モデル市場への参入をアピールしていた。手術時間の短縮や患者予後の改善を目的に，術前計画や診断目的での活用，教育やトレーニング，医療機器の作成にも活用されている（図4）。

4. MEDICAL IP

　韓国のMEDICAL IP社は，医療用3Dプリンティングソリューション「ANATDEL」と3D臓器モデルを展示していた。臓器の質感，サイズ，色をリアルに再現し，手術計画，シミュレーション，トレーニングに活用できる（図5）。

● 注目発表

1. Initial Report of Case Characteristics From the RSNA-ACR 3D Printing Registry (M3-SSIN02-4)
（Kenneth Wang, University of Maryland, Maryland）

メリーランド大学のKenneth Wang博士が，米国の医療施設における3Dプリンティングの初の大規模評価となる，RSNA-American College of Radiology（ACR）3D Printing Registryの詳細な分析により，3Dプリント技術によって手術室やインターベンション室での作業が平均35分以上短縮されたとの報告を発表した。約2年間に1420個の解剖モデルと543個の解剖ガイドが含まれる1963件の症例を登録した15の医療施設のデータを分析し，作成時間が111症例にて平均38.5分短縮した。臓器別では，神経系426症例，乳腺405症例，心臓399症例，生殖器334症例，筋骨格系327症例で，そのほかの臓器系は少数であった。臓器モデル内部のコンポーネントの数により造形が複雑となった。結論として，臨床応用のさらなる可能性が示唆され，3Dプリント関連のワークフローの時間短縮により，患者ケアに直接影響を与えるとした。

2. A New Paradigm in Procedure Simulation Using 3D Printing and CT Scans (M5B-SPIR-3)
（Eugene Moon, Creighton University School of Medicine AZ Campus, Phoenix）

3Dプリントされた血管系モデルは，シミュレーションやトレーニングにて費用対効果に優れている。M5B-SPIR-3では，腹部CT血管造影（CTA）を脾動脈塞栓術などのシミュレーションのために3Dプリントモデルに変換する作業を解説していた。市販のシミュレーションやトレーニング用に販売されている多くのモデルよりも大幅に低コストで，下行大動脈とその腹腔血管を3Dプリントで忠実に再現でき，カテーテルとワイヤを進めるシミュレーションにて，触覚と視覚のフィードバックが得られた。

3. Adding Value in Radiology : 3D Imaging Lab (INEE-17)
（Larson Hsu, Roswell Park Comprehensive Cancer Center, Buffalo）

INEE-17では，3Dイメージングラボの経験を共有し，放射線科にどのような付加価値を与え，患者ケアを向上させるかを紹介した。3Dプリンタ臓器モデルとスタンドアロンVRヘッドセット，AR/MR技術は，今後も共存していくと考えられる。従来のボリュームレンダリングによる静止画像ではなく，患者の解剖構造をセグメンテーション後，3Dモデルとしてエクスポートし，さらに，さまざまなアプリケーションで活用することで，疾病の空間的理解を深めることができる。例えば，3Dモデルは，コンピュータや平面スクリーン上のインタラクティブなビューワで確認したり，VRやARで視覚化したりすることができる。また，術前計画のための解剖学的モデルとして3Dプリントしたり，切除線のガイドやインプラントのような患者専用の医療機器を設計するための基礎として使用することも可能である。

4. 3D Printing and Digital Surgical Rehearsal in Complex Spine Surgery (INEE-8)
（Lumarie Santiago, University of Texas MD Anderson Cancer Center, Houston）

複雑な脊椎手術の一環として3Dプリントを使用すると，外科医は標的の病態を視覚化できるだけでなく，手術計画やリハーサルを支援できる。INEE-8では，技術の進歩により3Dプリントが容易かつ手軽になったことで，臨床診療に革命をもたらすと報告した。3Dモデルの開発における重要な要因として，画像処理技術が時間やコストの削減，および手術成績の改善に重要であるとした。実臨床事例から3Dプリントのワークフローを説明し，計画プロセスの一部である品質保証について詳しく説明していた。腫瘍のセグメンテーションを行うための最適な画像検査とシーケンスの決定，外科医との3Dレンダリングの確認が重要で，外科医との密接な連携が3Dモデルと臨床成績を統合するプロセスであることを詳細に説明した。また，プリント素材の選択は，強度と柔軟性，および計画された外科的アプローチを考慮するための重要な要因とした。症例の解剖学的構造に類似した特性を持つ素材を選択することで，外科医は手術前にこれらの操作を練習し，医療機器やそのほかのデバイスをテストフィットさせることができると報告した。

＊太字および（ ）内は演題番号

Magna Cum Laude

Cum Laude

Certificate of Merit

Certificate of Merit

GIEE-100	Gastrointestinal Neuroendocrine Neoplasms on Multimodality Imaging with Emphasis on Dynamic CT : Case Review with Radiology Pathology Correlation 竹山信之（昭和大学藤が丘病院内科系診療センター放射線科）ほか ▶▶▶ 54P
GIEE-17	Imaging Diagnosis of Hepatocellular Carcinoma in the Era of Molecular Targeted Therapy and Immunotherapy 北尾　梓（金沢大学）ほか
GIEE-3	To surgery or to follow up? That is the question : The dilemma of diagnosis of IPMNs 田村明生（岩手医科大学放射線医学講座）ほか ▶▶▶ 55P
GIEE-36	Peritumoral Area of Focal Liver Lesions : Imaging-pathological Correlation and Clinical Significance 尾崎公美（福井大学医学部病態解析医学講座放射線医学領域）ほか ▶▶▶ 55P
INEE-2	Development of A Training Simulator of Plain Radiography Using Augmented Reality Technology 及川憩人（群馬県立県民健康科学大学大学院診療放射線学研究科）ほか ▶▶▶ 56P
INEE-3	Prognostic AI-based survival models : How to predict the survival of patients with idiopathic pulmonary fibrosis（IPF） 渡利千夏（ハーバード大学医学部マサチューセッツ総合病院放射線科／新松戸中央総合病院）ほか ▶▶▶ 57P
IREE-48	Various approaches to the portal venous system 田村吉高（熊本大学病院画像診断・治療科）ほか ▶▶▶ 57P
IREE-7	Recent Development of Augmented Reality and Mixed Reality for Needle Guidance 森田　賢（東京女子医科大学病院画像診断学・核医学科）ほか ▶▶▶ 58P
MKEE-24	Axial Spondyloarthritis : What the Radiologist Needs to Know 野崎太希（聖路加国際病院放射線科）ほか ▶▶▶ 59P
MSEE-2	Solitary Fibrous Tumor in the Brain, Head and Neck, and Spine : Basic and Advanced Neuroimaging 黒川　遼（ミシガン大学放射線科／東京大学医学部放射線医学教室）ほか ▶▶▶ 59P
NMMIEE-9	Spectrum of PET Emergent Findings Among Various Radiotracers 高橋宏彰（メイヨークリニック）ほか
NREE-12	Pearls and Pitfalls of Diagnosing Spinal Cord Abnormalities : Emphasis on Patterns in T2-, Postcontrast T1- and Diffusion-Weighted Images 黒川真理子（ミシガン大学放射線科／東京大学医学部放射線医学教室）ほか ▶▶▶ 60P
NREE-27	Pediatric Neurodegenerative Diseases : Pathophysiology and Neuroimaging features 黒川　遼（ミシガン大学放射線科／東京大学医学部放射線医学教室）ほか ▶▶▶ 59P
PDEE-30	RASopathies for Radiologists : Familiarizing Radiologists With the Common Genetic Thread Linking Diseases of the Ras/ MAPK Signaling Pathway 半田淳比古（ボストン小児病院）ほか
PDEE-49	Imaging diagnosis of ventricular enlargement and hydrocephalus in fetuses and children 森　啓純（さいたま市立病院放射線診断科）ほか ▶▶▶ 61P

● Education Exhibit **Magna Cum Laude** 受賞報告　　　　　　　　　　　HNEE-16

Post-treatment Head and Neck Cancer Imaging : Anatomical Considerations Based on Cancer Subsites

（頭頸部がん治療後の画像診断：解剖学的亜部位からの考察）

檜山　貴志[*1]／宮坂　祐輔[*1]／久野　博文[*1]／関谷浩太郎[*1]／坂下　信悟[*2]／小林　達伺[*1]

＊1 国立がん研究センター東病院放射線診断科　＊2 国立がん研究センター東病院先端医療開発センター臨床腫瘍病理分野

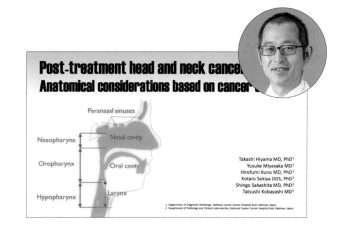

　RSNA 2022の教育展示にてMagna Cum Laudeという栄誉ある賞をいただき，大変光栄です。今回の発表では，頭頸部がん画像診断の中の，フォローアップの際に必要な知識をまとめました。日常診療では新規症例よりも圧倒的にフォローアップ症例の読影が多く，再発を効率良く検出するための知識を一度まとめて整理してみたいと思っていました。フォローアップの読影時には，依頼文・カルテなどを見て治療歴を確認するのですが，慣れてくると何となく画像のみで何の治療が行われたかが，ある程度わかるようになってきます（一時期，依頼文の確認前に何の治療がなされたかを当ててみていました）。そして，その"何の治療が行われたか"というのは，"正常の治療後変化を読み取る"ということですので，再発を発見する上で重要なポイントとなってきます。

　頭頸部がんの治療後変化や再発所見はエビデンスの積み重ねによりすでに確立している分野で，一般的な照射後の変化，術後の皮弁の変化など，多くの研究報告があります。しかし，頭頸部がんの治療後とは言っても，頭頸部には，例えば口腔一つをとっても，舌，歯肉，硬口蓋などの多くの亜部位があります。また，亜部位やがんの進行度によって行われる治療も異なってきます。そのため，こういった複雑さの中で，頭頸部がん治療後変化を亜部位や治療（主に手術と化学放射線療法）に分けて，術後変化と再発の好発部位を議論するのが

より実践的と考えました。実際にやってみると，予想どおり大変な作業となりましたが，最終的には普段の読影に生かせるようなまとめとなり，自分自身でも治療後フォローアップの読影方法を再確認することができました。

　末筆となりますが，本展示には多くの先生方のご協力，ご鞭撻をいただきました。共著者の宮坂祐輔先生，久野博文先生，関谷浩太郎先生，坂下信悟先生，小林達伺先生に，この場をお借りして感謝申し上げます。

● Education Exhibit **Magna Cum Laude** 受賞報告　　　　　　　　　　　NREE-3

Clinical Applications of MR Spectroscopy in the Era of Molecular and Genetic Diagnosis and Treatment

（分子遺伝学的検査による診断や治療を行う個別化医療の時代における，MR spectroscopy の臨床応用について）

黒川真理子　ミシガン大学放射線科／東京大学医学部放射線医学教室

　放射線科医は座位あるいは重たい鉛を着て仕事をすることが多く，腰痛に苦しむ人が少なくないと思います。RSNAのスライド締め切り2週間前に，私もひどい腰痛に悩まされ，激痛になったため救急外来を受診しました。両側の腎結石および尿管結石があり，米国で入院するという経験をしました。あれから約2か月経ちますが，保険が適用されるのか，医療費がいくらになるのか，まだわかりません。米国の医療保険制度の恐ろしさを身をもって体験しました。

　本演題のテーマであるMR spectroscopy（MRS）は，米国では保険適用されないことが多く，おそらく数万〜数十万円

かかる高額の検査代を払う必要があり，患者にとっても，検査をオーダする臨床医にとってもハードルの高い検査です。一方で，MRSの研究は日々進んでおり，病態の把握，腫瘍のグレーディング，治療効果の判定，予後予測など，さまざまな臨床応用の可能性が示されています。医学における遺伝子診断が発達して久しいですが，遺伝子診断とMRSの関連性（例えばIDH遺伝子変異を有する神経膠腫と2-HGの測定）についても多数の研究があり，低侵襲な診断への挑戦がなされています。このように，臨床的価値が高いのに米国では多くの保険でカバーされていないという問題は，審査員に着目

されるのではないかという指導医の森谷聡男先生（ミシガン大学）のご助言をもとに，このテーマを掘り下げることにして受賞することができました。このような俯瞰的な視点は森谷先生なくしては得られないものでした。また，網羅性の高い展示にするために，MRSのエキスパートである相田典子先生（神奈川県立こども医療センター）やLillian Lai先生（アイオワ大学）に貴重な症例提供をいただけたのは，非常にありがたく恵まれたことでした。ご指導してくださった共同演者の先生方全員に，この場を借りて深謝申し上げます。

受賞したのは大変栄誉なことであると同時に，たくさんの先生方のご協力の賜物であり，私自身も次回以降の演題にぜひ協力したいと思っているので，いつでもご連絡いただけたら幸いです。

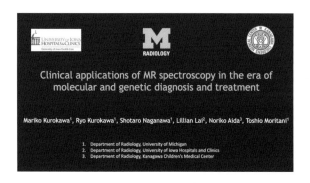

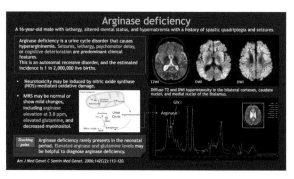

● Education Exhibit **Cum Laude** 受賞報告   CHEE-30

Developments in Lung Cancer-What Radiologists Should Know About the WHO Classification Updates and Developments in Molecular Biology Research

（肺がんの発展——WHO分類改訂と分子生物学の発展について放射線科医が知るべきこと）

佐々木智章   国立がん研究センター東病院放射線診断科

このたび，RSNA 2022のEducation ExhibitにおいてCum Laudeを受賞することができ，大変光栄です。胸部腫瘍のWHO分類が2021年に改訂されてから今回が初めてのRSNAですが，受賞演題はそのWHO分類の改訂された内容の紹介とともに，肺がんの画像と病理との対比，および画像と遺伝子との関係性についてまとめたものです。特に，共同演者の呼吸器外科ならびに病理の先生方に深く感謝申し上げます。

今回のWHO分類における肺がんの改訂項目は，実はそれほど多いものではなかったのですが，肺腺癌の病理診断の記載の仕方が変更になったことがトピックとして挙げられます。これまではacinar predominant, papillary predominantなど，最も多いサブタイプをpredominantとして記載する方式でした。しかし，今回からはacinar 30％, papillary 40％などのように，各サブタイプの割合を記載することとなりました。この変更によって，何より病理の先生方の負担が増えることが容易に想像できるのですが，当院ではこの各サブタイプの割合の記載が以前よりルーチンでなされていました（病理の先生方の不断の努力に敬意を払うばかりです）。そのため，今回のWHO分類変更の概念も理解しやすく，このたびの教育展示の発想に至りました。

たまたま国立がん研究センター中央病院の加末佐和子先生

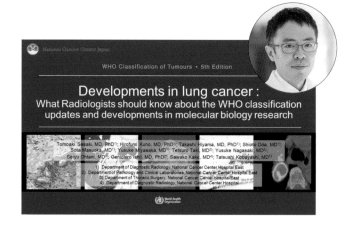

が当院に来られて，当院だけでは集められなかった症例を加えることができたのも大きかったです。また，当科の共同演者の先生方には，スライドの表現や展示の仕方について多くのアドバイスをしていただき，スライドの完成度も見違えるほどのものになりました。

本当に多くの共同演者の協力と自分を支えてくれた家族の協力の上での受賞だと思います。この場を借りて改めてお礼申し上げます。

● Education Exhibit **Cum Laude** 受賞報告　　　　　　　　　　CHEE-66

Dynamic Chest Radiography for Pulmonary Vascular Diseases : Clinical Applications and Correlation with Other Imaging Modalities

（胸部X線動態撮影による肺血流イメージ：臨床応用と他モダリティとの比較）

山崎　誘三　九州大学大学院医学研究院臨床放射線科学分野

このたび，RSNA 2022のEducation ExhibitにてCum Laudeを受賞しました。大変うれしく，光栄に思っています。ご指導いただきました共同演者の先生方，共同研究先のコニカミノルタ社に深く感謝申し上げます。

発表のタイトルは，"Dynamic Chest Radiography for Pulmonary Vascular Diseases : Clinical Applications and Correlation with Other Imaging Modalities"で，新規イメージング手法である胸部X線動態撮影の肺血管疾患に対する臨床的な有用性をまとめたものです。

胸部X線動態撮影を用いた肺血流イメージングは，もともと金沢大学の田中利恵先生らが考案されたもので，フラットパネルディテクタを含む一般X線診断装置から，低被ばく・無侵襲で，造影剤も使用せずに肺血流を可視化できるというすばらしいシステムです。その後，九州大学とコニカミノルタ社共同で，疾患への応用をめざして，さらに追加開発を続けています。この3年ほどで，"European Heart Journal" "American Journal of Respiratory and Critical Care Medicine" "Radiology"など，各分野のトップジャーナルに次々掲載され，その注目度の高さを肌で感じていました。本発表ではそれらを踏まえながら，基本から臨床応用まで，わかりやすくまとめています。

肺血流を可視化する技術と聞くと，まずは肺塞栓症への応用が思いつくと思いますが，肺塞栓症にとどまらず，さまざまな疾患に応用可能であることを紹介しています。また，肺塞栓症に関しても，単に診断能を検討するだけではなく，どのように使用すると臨床的に有用であるのか，といった視点から説明しています。

これまでの研究成果は，西日本新聞や科学新聞，"Science Japan"（Japan Science and Technology Agencyが海外向けに国内の科学研究を発信しているサイト）をはじめとするメディアにも多数取り上げていただいています。胸部X線動態撮影は，10年後には世界中に広く普及している可能性のある技術と思っています。まだRSNA 2022のサイトにて視聴可能ですので，ご興味のある方はぜひオンラインでご覧ください。

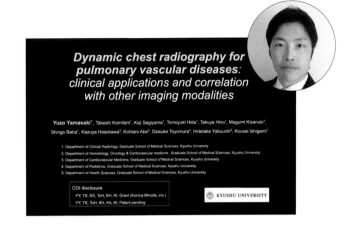

● Education Exhibit **Cum Laude** 受賞報告　　　　　　　　　　GIEE-115

Clinical And Radiological Features Of Hepatocellular Carcinoma : An Update In The Era Of Systemic Therapy

（薬物療法時代における肝細胞がんの臨床的・画像的特徴）

入里真理子　奈良県立医科大学放射線・核医学科

このたび，第108回北米放射線学会（RSNA 2022）のEducation Exhibitにて，Cum Laudeを受賞することができました。大変うれしく光栄に思っています。今回受賞した演題は，肝細胞がん（HCC）の免疫チェックポイント阻害薬を含めた最新の治療選択と，主にMRIの肝細胞相の信号との関連についてこれまでの知見をまとめたものになります。奈良県立医科大学は肝動脈化学塞栓療法（TACE）や肝動注化学療法（HAIC）などを含む，HCCに対する多様な治療を他科と連携して行っており，過去のさまざまな症例を振り返っ

て最新の知見と照らし合わせることができました。国をまたいでご指導いただいた南口貴世介先生（MD Anderson Cancer Center）はじめ，田中利洋教授（奈良県立医科大学），今回の発表に関してお世話になった医局の先生方に深く感謝申し上げます。

Gd-EOB-DTPA造影MRIは，これまでの画像診断の基本となる形態学や血流といった視点に加え，そのトランスポーターであるOATP1B3の発現という機能的な面を反映した検査です。近年，Wnt/β-catenin標的遺伝子群をはじめとす

る分子病理学的な背景が明らかになり，免疫チェックポイント阻害剤の登場と相まって，これまでの質的診断を超えた個別化治療への応用が研究されています。診断・IVRでHCCに深くかかわる放射線科医は，このトピックを理解しておく必要があると考えています。今回は，Gd-EOB-DTPAの基本的な事項から，薬物療法を含めたさまざまなHCCの治療と，効果予測にかかわる画像所見とその鑑別診断までまとめさせていただきました。皆様の理解の一助となれば幸いです。

　私自身，海外学会への参加は初めてであり，今回の演題について勉強しまとめる中で，普段の臨床の背景で世界レベルでどんな研究がされているのかを知る良い機会になり，少し自分の視野が広がった気がします。この研究が臨床で応用され，画像所見を基にHCCの個別化治療が図れる時代も近いのではないかという期待を込めてスライドを作成しました。また，アメリカ・シカゴへ足を運び，現地でさまざまな熱意のこもっ

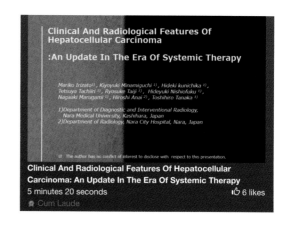

Clinical And Radiological Features Of Hepatocellular Carcinoma: An Update In The Era Of Systemic Therapy
5 minutes 20 seconds　　　6 likes
Cum Laude

た発表や展示を見て，大変刺激を受けました。今回の受賞を励みにして，今後ともHCCの診断から治療まで高いレベルで携わっていける放射線科医をめざして励んでいく所存です。

● Education Exhibit Cum Laude 受賞報告　　　　　GIEE-80

LR-M in LI-RADS v2018 :
Non-HCC Malignancies and HCC with Atypical Imaging Features

〔LI-RADS v2018 における LR-M：肝悪性腫瘍（非肝細胞がん）と非典型的な画像所見を呈する肝細胞がん〕

東南　辰幸　久留米大学放射線医学教室

　このたび，RSNA 2022のEducation ExhibitにおいてCum Laudeを受賞し，大変うれしく光栄に思っています。今回受賞した演題は，American College of Radiology（ACR）によって提唱された肝細胞がんの診断アルゴリズムであるLiver Imaging Reporting and Data System（LI-RADS）のLR-M（LI-RADS M；probably or definite malignancy, but not specific for HCC, suggestive of non-HCC malignancy）に着目し，2017年に更新されたLR-M categoryの詳細に関してMR画像／病理所見を対比させて報告しました。

　LI-RADSにおけるLR-Mはtargetoidもしくはnontargetoid imaging appearanceを呈する悪性腫瘍として定義され，肝内胆管がんをはじめ混合型肝がんなど辺縁部に見られる高密度の腫瘍細胞と，中心部の線維性間質あるいは虚血によりtargetoid imaging appearanceを示す悪性腫瘍が典型例であると考えられていますが，非典型的な画像所見を示す肝細胞がんを否定することはできないとされています。また，nontargetoid imaging appearanceに関しても同様にatypical imaging featureを伴う肝細胞がんを否定できない上で，浸潤性に発育する腫瘍や著明な拡散制限を示す腫瘍，壊死・高度な虚血を伴う腫瘍や，放射線科医が肝細胞がん以外の悪性腫瘍と判断したものと定義されています。これらの画像所見はさ

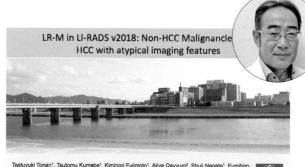

LR-M in LI-RADS v2018: Non-HCC Malignancie HCC with atypical imaging features

Tastuyuki Tonan¹, Tsutomu Kumabe¹, Kiminori Fujimoto¹, Aliya Qayyum², Shuji Nagata¹, Fumihiro Tsubaki¹, Keisuke Mizoguchi¹, Takumi Kawaguchi¹, Osamu Nakashima¹, Toshi Abe¹
¹Kurume University School of Medicine, Kurume, JAPAN, ²Moffitt Cancer Center, Tampa, FL, USA.

まざまな肝悪性腫瘍で見られ，疾患特異性を示すものではありませんが，今回の発表がLI-RADSにおけるLR-M categoryの理解の一助になれば幸いです。

　今回のRSNAは，新型コロナウイルス感染症の蔓延ならびに諸事情によりバーチャルミーティングでの参加となりましたが，次回はぜひ，現地参加したいと思います。

　最後になりますが，今回の受賞に当たりご指導，ご協力いただきました先生方に厚くお礼申し上げるとともに，このような受賞報告の機会を与えていただき誠にありがとうございました。

● Education Exhibit **Cum Laude** 受賞報告　　　　　　　　　　　HNEE-32

Clinical Impact of MR Bone Imaging on Head and Neck Diseases
（頭部および頸部疾患における MR bone imaging のクリニカルインパクト）

五明　美穂　杏林大学医学部放射線医学教室

　このたび，第108回北米放射線学会（RSNA 2022）の Education Exhibit にて Cum Laude を受賞することができ，大変うれしく光栄に感じています。本教育展示は，MR bone imaging の基礎と，頭部および頸部疾患での臨床応用につきまとめたものになります。骨はプロトン密度が低く T2緩和時間が非常に短い組織であるため，従来のMRIでは描出が困難でしたが，近年，短い TE を用いる MR bone imaging（CT-like MRI）が開発され，骨皮質や海綿骨などの骨構造を明瞭に描出できるようになりました。MR bone imaging は頭蓋骨や顔面骨の骨折，骨腫瘍の内部性状や辺縁の骨皮質の状態，反応性の骨硬化や erosion だけでなく，硬膜や脳実質内腫瘍内部の石灰化のほか，生理的石灰化も評価することが可能です。また，MR bone imaging を血管壁イメージングに応用することで石灰化プラークも描出でき，頸動脈では分岐部の高位診断も評価することができます。従来のMRI検査に加えることで，これまでCTでしか得られなかった骨や石灰化の情報を同時に取得することができる MR bone imaging は，水晶体や甲状腺など放射線感受性の高い組織が存在する頭部および頸部領域では有用な撮像法であると考えられます。骨同様に TE の短い空気や出血との区別など課題は残されて

いますが，疾患や部位によっては放射線被ばくの回数を減らすことができる可能性を秘めた撮像法であると感じています。
　受賞の通知をいただいた際には大変驚きましたが，放射線被ばくなしで骨を可視化できる MR bone imaging への関心度の高さを改めて実感することができました。本教育展示の発表に際しご指導くださった土屋一洋先生，ならびに日々の臨床を支えてくださっている共同演者の先生方に心より感謝申し上げます。

Clinical Impact of MR Bone Imaging on Head and Neck Diseases

Miho Gomyo[1], Kazuhiro Tsuchiya[2], Shichiro Katase[1], Hisae Shiga[1], Keita Fukushima[3], Tatsuya Yoshioka[3], Kenichi Yokoyama[1]

[1]Department of Radiology, Faculty of Medicine, Kyorin University, Tokyo, Japan
[2]Department of Radiology, JR Tokyo General Hospital, Tokyo, Japan
[3]Section of Radiology, Kyorin University Hospital, Tokyo, Japan

The author has no conflict of interest to disclose with respect to this educational exhibit.

● Education Exhibit **Cum Laude** 受賞報告　　　　　　　　　　　HNEE-46

Advanced Imaging of Head and Neck Infections
（頭頸部感染症の最新画像）

馬場　亮　ミシガン大学放射線科神経放射線部門／東京慈恵会医科大学放射線医学講座

　筆者は2021年4月から米国ミシガン大学に留学しています。留学中で最後の参加となる RSNA 2022 の Education Exhibit で Cum Laude を受賞することができ，大変うれしく思っています。
　今回の受賞演題は，頭頸部感染症における最新画像を概説した内容です。頭頸部感染症は，疾患の緊急性から通常は造影CT（ないし非造影CT）が第一選択の標準的モダリティとなり，最新画像技術の使用頻度は決して高くありません。しかしながら，dual energy CT や金属アーチファクト低減アルゴリズム（metal artifact reduction：MAR），MRIのさまざまな撮像方法，サブトラクションCT技術，^{18}F-FDG-PET/CT などによる最新技術は，頭頸部感染症の画像診断においてさまざまな有用性を示します。これらの最新画像の特徴を理解することは，適切なマネージメントを目的とした詳細な治療前診断や不必要な追加検査を避けるためにも臨床上重要で

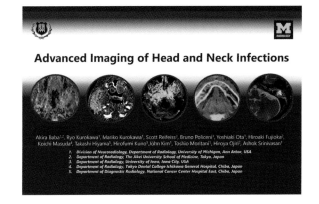

す。本発表では，これらの頭頸部感染症の最新画像に関して，解剖学的領域に分けて系統的に解説しました。
　本演題の内容には，ミシガン大学と東京慈恵会医科大学，

国立がん研究センター東病院，東京歯科大学市川総合病院での症例を含みます。特に中耳真珠腫における経時的差分CTは東京慈恵会医科大学，頭蓋底骨髄炎のdynamic perfusion MRIはミシガン大学，サブトラクションヨード画像は国立がん研究センター東病院独自の研究による貴重な画像を使用させていただきました。

このようなすばらしい賞をいただけたことを大変光栄に思っています。今回の受賞は東京慈恵会医科大学放射線医学講座の尾尻博也教授，医局員の方々，ミシガン大学放射線科神経放射線部門のAshok Srinivasan教授をはじめとする先生方，スタッフの方々，国立がん研究センター東病院，東京歯科大学市川総合病院の先生方など，多くの皆様のご指導，ご協力がなくては実現しませんでした。この場をお借りして深く感謝を申し上げます。

● Education Exhibit **Certificate of Merit** 受賞報告 　　　　　　　CAEE-5

State of the Art Imaging in Surveillance of Repaired Tetralogy of Fallot : Imaging in Therapeutic Planning and Risk Assessment
（ファロー四徴症修復術後のサーベイランスにおける最新の画像診断の役割）

太田　義明　ミシガン大学放射線科

第108回北米放射線学会（RSNA 2022）のEducation ExhibitにおいてCertificate of Meritを受賞することができ，大変光栄に思っています。今回で4年連続の受賞となります。

今回は，胸部放射線部門からファロー四徴症修復術後の最新画像を題材にして，心臓MRIの最新画像を使ったフォローアップ，治療導入のタイミング，リスクマネージメントをどのようにして行うのかをまとめました。ファロー四徴症は術後20～30年後に死亡リスクが上昇することが知られており，そのタイミングでさらなる治療介入が必要になってきます。今回含めた最新画像は，cardiac MRI, strain imaging, late gadolinium enhancement (LGE), T1 mapping, 4D flow です。それぞれ特徴があり，画像所見は得られたパラメータと機能的予後や死亡率の関連をそれぞれまとめ，最後にファロー四徴症修復術後に対する治療適応，治療のまとめ，使われるステントの種類，そして，CTから得られるdynamic 3D model を提示しました。

今回も前回同様，トピックを決めたらそれをもれなくまとめることに留意しながらまとめました。次回も受賞できるように

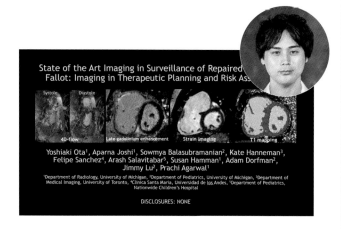

邁進してまいります。また，今回はそのほか，Roentgen Research Award や Honored Educator Award なども受賞でき，充実した学会となりました。今後は自身の発表に加え，後輩の展示の指導にも力を入れて取り組んでいきたいと思います。

● Education Exhibit **Certificate of Merit** 受賞報告 　　　　　　　CHEE-19

A Primer for Diagnostic Imaging of Thymus - From Age Related Changes to Thymic Tumors and Everything in Between
（胸腺の画像診断のための入門書──加齢変化から胸腺腫瘍まで）

山田　大輔　聖路加国際病院放射線科

このたび，RSNA 2022のEducation ExhibitにおいてCertificate of Meritを受賞することができました。3年連続で賞を頂戴することができて，大変光栄です。

今回は「胸腺の画像診断」をテーマに演題を作成しました。バリエーションの多い胸腺由来の正常範囲の変化から実際の病変までを網羅し，前縦隔病変に遭遇した際にどのように考えていけばよいのかという過程を示せればと思い，演題を作り

上げていきました。閲覧してくださった皆様の日常臨床の一助になれば幸いです。

今回は私にとって3回目のRSNAでの発表となりました。今までは新型コロナウイルス感染症（COVID-19）の影響のため，現地参加を見送っていましたが，今回は念願のシカゴでの学会参加がかないました。実際に現地で世界のご高名な先生方の講演を拝聴することができ，よりモチベーションが高ま

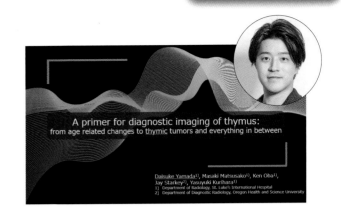

りました。これからもRSNAには積極的に参加していきたいと思います。

末筆となりますが，本展示には多くの方々からのご協力とご鞭撻をいただきました。本展示の発案を含めご指導いただきました栗原泰之先生，松迫正樹先生，公私にわたってサポートしてくれている後輩の大庭　建先生，すばらしい演題名を授けてくださったOregon Health & Science UniversityのJay Starkey先生，そして日常より多くのご助力をいただいている聖路加国際病院の皆さまに，心より感謝申し上げます。

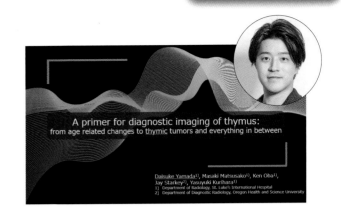

● Education Exhibit **Certificate of Merit** 受賞報告 　　　　CHEE-90

A Pictorial review of pleural disease : Multimodality Imaging and Differential Diagnosis
（胸膜病変の画像所見・鑑別疾患）

山田　　彩　奈良県立医科大学放射線診断・IVR学講座

このたび，第108回北米放射線学会（RSNA 2022）のEducation Exhibitにて，Certificate of Meritを受賞することができました。初めての参加でしたが，このような賞を受賞でき，大変光栄に思っています。指導いただきました共同演者の先生方に深く感謝申し上げます。

受賞した演題のテーマである胸膜疾患の診断においては，CTやMRI，FDG-PET/CTをはじめとする核医学検査，超音波検査などさまざまなモダリティの理解が重要です。今回は，多彩な胸膜疾患について，各モダリティの画像所見と鑑別疾患についてを中心にまとめ報告しました。胸膜は通常1層の構造ですが，臓側胸膜と壁側胸膜が合わさって構成されています。まず胸膜・胸壁の解剖や正常変異についての解説を行い，続いて悪性胸膜中皮腫などのアスベスト関連疾患，膿胸や結核性胸膜炎などの感染症，孤立性線維性腫瘍や神経原性腫瘍などの腫瘍性病変，膿胸関連リンパ腫やメトトレキサート関連のリンパ増殖性疾患，そのほか胸膜子宮内膜症といった疾患について取り上げました。

比較的まれな疾患としては，胸腔の悪性末梢神経鞘腫瘍（malignant peripheral nerve sheath tumors：MPNST）を提示しました。巨大な腫瘤を形成し，悪性孤立性線維性腫瘍や肉腫などと鑑別を要しますが，脊柱管内から椎間孔を通り胸壁に至る，など神経走行に一致することが診断の一助となり得ます。そのほか，胸膜・胸腔疾患の診断・鑑別に有用と

思われる所見を報告しましたので，皆さまの臨床にお役に立てれば幸いです。

今回は初めて現地参加し，まず会場の規模に圧倒されました。現地で教育講演を聴講したり，機器展示で最新機器を見学することができ大変刺激を受けました。この受賞を励みに，今後の臨床・学術活動に生かしていきたいと考えます。最後になりましたが，カンファレンスや日々の症例などでお世話になっている呼吸器内科・外科の先生方に，この場をお借りして心から感謝申し上げます。

● Education Exhibit Certificate of Merit 受賞報告　　　　EREE-41

Pearls and Pitfalls in postmortem imaging : Dead Men Do Tell Tales
（死後画像診断についての総説：死人に口あり）

池辺　洋平　北海道大学大学院医学研究院死因究明教育研究センター

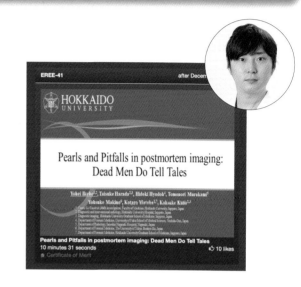

　このたび，第108回北米放射線学会（RSNA 2022）の Education Exhibitにて，Certificate of Meritを受賞することができました。大変うれしく光栄に思います。ご指導いただきました共同演者の先生方に深く感謝申し上げます。演題名はことわざの"死人に口なし"をもじったものであり，われながらおしゃれにできたと自負しています（英語のことわざにも"Dead men tell no tales"という言葉があるようです）。

　2022年の第81回日本医学放射線学会総会にて，北海道大学大学院医学研究院画像診断学教室の工藤與亮教授，福井大学医学部医学科法医学の兵頭秀樹教授が中心となり，死後画像読影ワークショップが初めて開催されました。今回受賞した演題は，この死後画像読影ワークショップを基に，「死後画像診断を放射線科医にとってより親しみやすいものに」というテーマでまとめました。死後画像診断では死因に直結する所見だけでなく，さまざまな正常の死後変化に関する知識が不可欠です。本演題は一般的な死後変化から死因究明に有用な所見を含めて網羅するような内容であり，死後画像診断の理解の一助となれば幸いです。

　2023年の第82回日本医学放射線学会総会でも，前回に引き続き死後画像読影ワークショップの開催を予定しています。本演題をご覧になった方も，なっていない方もぜひご参加いただき，より死後画像診断を身近に感じていただければと思います。

　RSNA 2022は3年ぶりに現地で参加しました。コロナ禍でいろいろと不具合が多い世の中となっていますが，少しずつでもより良い世の中になることを心より祈っています。

● Education Exhibit Certificate of Merit 受賞報告　　　　GIEE-100

Gastrointestinal Neuroendocrine Neoplasms on Multimodality Imaging with Emphasis on Dynamic CT : Case Review with Radiology Pathology Correlation
（Dynamic CT を強調したマルチモダリティ画像で評価する消化管神経内分泌腫瘍：
　症例検討で提示する放射線画像と 病理との相関）

竹山　信之　昭和大学藤が丘病院内科系診療センター放射線科

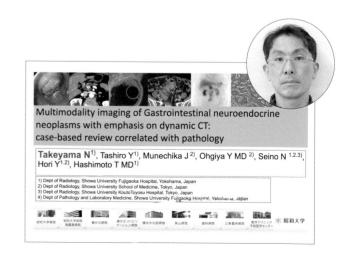

　このたび，第108回北米放射線学会（RSNA 2022）の Education Exhibitにて，Certificate of Meritを受賞することができました。大変光栄に思っています。今回の受賞を励みに，今後の臨床や研究に生かしたいと思います。

　今回受賞した演題は，2008年から2020年にかけて，昭和大学藤が丘病院・昭和大学病院で経験された消化管神経内分泌腫瘍（gastrointestinal neuroendocrine neoplasms：GI-NEN）の15例をケースレビューの形で，CT・MRI・核医学・内視鏡・超音波内視鏡（EUS）などのマルチモダリティの画像とルーペ像・HE染色や免疫染色の病理をコラボレーションさせた展示です。病理画像の多くは昭和大学藤が丘病院の症例で，大池信之先生（現・聖マリアンナ医科大学病理学分子病理分野）に写真を撮っていただきました。昭和大学

の症例は共同演者である宗近次朗先生にご協力いただきました。造影早期相は，腫瘤の血流を示すため dynamic CT・thin slice CT を強調しました。胃・十二指腸・小腸の高分化型神経内分泌腫瘍（neuroendocrine tumor：NET）の多くは造影早期相で多血性造影効果を示すため，dynamic CT 早期相がその検出に有用と思われます。ただし，食道・大腸・直腸の低分化型神経内分泌癌（neuroendocrine carcinoma：NEC）では，早期相の有用性は不明です。

この展示作成の準備が1週間しかなかったことを言い訳とすることをご容赦いただきたいのですが，数多くの誤字・脱字，矢印が表示されていない，文章中に矢印と記載されているのに画像に矢印がない，Fig の番号が添付されていない，などの多くの間違いがありました。さらに，演題名と提出したスライドの表題も完全に間違っています。読みづらかったと思います。この場をお借りして，お詫び申し上げます。

● Education Exhibit Certificate of Merit 受賞報告　　　GIEE-3

To surgery or to follow up? That is the question :
The dilemma of diagnosis of IPMNs
（IPMN の画像診断と鑑別について）

田村　明生　岩手医科大学医学部放射線医学講座

今回，RSNA 2022にて Certificate of Merit を受賞できたことを大変光栄に思います。

膵管内乳頭粘液性腫瘍（IPMN）のガイドラインに含まれる悪性を示唆する画像所見は多彩で，診断アルゴリズムも複雑です。画像所見の読影者間一致率もそれほど高くありません。ガイドラインに従った場合，高度異形成や浸潤癌の正診率は50〜80％と言われており，すなわち一部に過剰治療や過小評価が生じてしまいます。本教育展示では，IPMN の画像診断のポイントを解説し，実臨床でこれらのジレンマを解決するTips を提示しています。CT，MRI，超音波の画像所見，そして病理所見との対比を豊富にすることで，画像所見の成り立ちが理解しやすいように心がけました。また，膵に囊胞が発見された場合，安易に IPMN と診断される風潮もありますが，膵囊胞性疾患の鑑別は多彩であり，これらについても解説しています。

新規性には乏しい内容だったので受賞は驚きでしたが，日頃，外科医，内科医，病理医，放射線科医による定例の胆膵ミーティングにて術前・術後の症例をとことん議論しており，そうした日常診療の成果が評価されたと考えています。これを

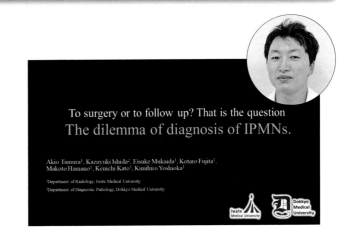

励みに，これからも地道に臨床や研究を続けていきたいと思います。

最後になりますが，今回特にご協力いただいた獨協医科大学病理診断学講座の石田和之先生，岩手医科大学医学部外科学講座の先生方，放射線医学講座の先生方に深くお礼申し上げます。

● Education Exhibit Certificate of Merit 受賞報告　　　GIEE-36

Peritumoral Area of Focal Liver Lesions :
Imaging-pathological Correlation and Clinical Significance
（限局性肝病変周囲の画像所見：画像と病理の相関と臨床的意義）

尾崎　公美　福井大学医学部病態解析医学講座放射線医学領域

今回の教育展示 "Peritumoral Area of Focal Liver Lesions : Imaging-pathological Correlation and Clinical Significance"（GIEE-36）において，Certificate of Merit を受賞することができ，大変光栄に思っています。今回発表した演題の概要を紹介させていただきます。

肝内に生じる限局性結節状病変には，悪性および良性腫瘍，偽病変，炎症性病変を含め，多彩な病変が存在します。おのおのが特徴的な画像所見を呈し，特に肝特異性造影剤（EOB・プリモビスト）は肝限局性病変の診断に大きな躍進をもたらし，おおむね CT および MRI 所見によって鑑別を絞

ることが可能となってきました。このような状況のなか，今回は肝内限局性病変に伴って生じる腫瘍辺縁部，すなわち"peritumoral area"の所見に着目しました。二重血行支配や肝小葉構造など，肝固有の血行動態や解剖を背景として，肝腫瘍は腫瘍に隣接した実質にも多彩な所見が付随します。これらは結節の鑑別診断の一助となったり，予後予測や化学療法反応の画像バイオマーカーとなることがあります。臨床的意義を確定するには，まだまだ今後の症例蓄積が必要な所見も存在し，今後のさらなる発展を期待したい分野でもありますが，現時点での知見を結節ごとにオーバービューする形としました。いまだ発展途中の内容にもかかわらず，このような賞をいただけたことを励みに，今後も気持ち新たに種々の仕事に取り組んでいきたいと思います。

末筆となりますが，本展示に当たり，入局当時より変わらぬご指導ご鞭撻をいただいている金沢大学の松井　修先生，

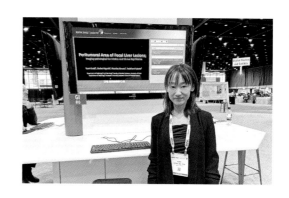

蒲田敏文先生，小林　聡先生，小坂一斗先生，米田憲秀先生，ならびに同門のすべての先生方に，この場を借りて厚くお礼申し上げます。また，日頃お世話になっている福井大学放射線科の皆さまにも，心より感謝を申し上げます。

● Education Exhibit Certificate of Merit 受賞報告　　　　　　INEE-2

Development of A Training Simulator of Plain Radiography Using Augmented Reality Technology
（拡張現実技術を用いた単純X線撮影におけるトレーニングシミュレータの開発）

及川　憩人　群馬県立県民健康科学大学大学院診療放射線学研究科

このたび，第108回北米放射線学会（RSNA 2022）のEducation Exhibitにて，Certificate of Meritを受賞することができ，喜ばしい限りです。今回の受賞を糧に，今後とも研究に励みたいと思います。

今回，単純X線撮影における拡張現実技術を用いたトレーニングシミュレータの開発について発表しました。単純X線撮影は，診療放射線技師の業務の中で最も基本的な業務ですが，習得するのが困難な技術でもあります。理由として，体内の解剖学的位置関係を，患者の年齢や性別，体格によって異なる体表面のメルクマールを触知して予測しなくてはならないことが挙げられます。新人の診療放射線技師は，臨床現場で多くの患者を撮影し，失敗からこの予測する力を習得します。診療放射線技師養成校で行われている単純X線撮影の練習方法として，人体ファントムを用いたX線撮影練習，あるいは撮影の一連の流れやポジショニングを確認する練習があります。前者の練習では，メルクマールを触知してポジショニングする技術を養うことができません。後者の練習では，X線画像から自身のポジショニングの是非を確認することができません。したがって，これらの練習は臨床現場とは程遠いため，代わりとなる新しい教育法が必要であると考えられます。そこで，拡張現実技術を利用したトレーニングシミュレータの開発を行いました。開発したシミュレータでは，人間である被写

Development of a training simulator of plain radiography using augmented reality technology

OIKAWA Kaito, TERASHITA Takayoshi.,
SATO Tetsuo., and OGURA Toshihiro.

Gunma Prefectural College of Health Sciences, Japan

体の顔を光学カメラで撮影することで，ポジショニングと一致した仮想X線画像を出力することが可能となりました。これより，臨床現場を再現した環境下での実践的な練習を提供できると考えます。単純X線撮影の技術習得に貢献できれば幸いです。

最後に，今回受賞できましたのも，日々ご指導をいただいている共同研究者の皆さまのおかげです。心より感謝申し上げます。

● Education Exhibit **Certificate of Merit** 受賞報告　　　　INEE-3

Prognostic AI-based survival models :
How to predict the survival of patients with idiopathic pulmonary fibrosis（IPF）
〔AI 生存モデルによる IPF の予後予測：特発性肺線維症（IPF）の予後をどのようにして予測するか〕

渡利　千夏　ハーバード大学医学部マサチューセッツ総合病院放射線科／新松戸中央総合病院
吉田　広行　ハーバード大学医学部マサチューセッツ総合病院放射線科

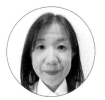
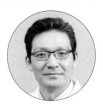

渡利千夏 氏　　　　吉田広行 氏

　このたび，RSNA 2022 の Education Exhibit における Informatics 部門において Certificate of Merit を受賞し，大変うれしく光栄に思います。

　特発性肺線維症（IPF）は，原因不明の進行性線維化を伴う間質性肺疾患で，経年的に呼吸機能の低下，自覚症状の悪化を来す予後不良の疾患です。抗線維化薬の投与を行わなかった場合，予後の中央値は診断後 2〜5 年とされていますが，個々の症例の臨床経過は多様であるため正確な予後予測は困難です。IPF の予後予測には，性別（gender），年齢（age），肺機能（physiology）から算出される GAP index や composite physiologic index（CPI）が用いられていますが，画像を用いた予後予測手法はいまだ確立されていません。

　そこで，われわれの研究グループでは，ここ数年間，radiomics などを含むさまざまな手法を用いて IPF の CT 画像を解析することにより，IPF の予後を予測する方法を研究してきました。今回の演題は，その中で 2 種類の異なる AI モデ

Prognostic AI-based survival models:
How to predict the survival of patients
with idiopathic pulmonary fibrosis (IPF)

Chinatsu Watari, Janne J. Näppi, Mikio Matsuhiro,
Masaki Okamoto, Hiroyuki Yoshida

3D Imaging Research, Department of Radiology
Massachusetts General Hospital and Harvard Medical School
Boston, Massachusetts, USA

ルを用いた手法を紹介したものです。その一つは，U-survival と呼ばれ，画像処理における領域分割に用いられる U-Net という手法を応用し，U-Net の bottleneck layer と呼ばれる最深部の CT 画像の情報が最も圧縮された部分を Cox 回帰分析モデルで解析する方法です。もう一つは，pix 2 surv と呼ばれ，リアルな画像生成・変換ができることで知られる敵対的生成ネットワーク（GAN）を用いたものです。GAN のあまり知られていない特質として，画像に結び付けられた任意次元の確率分布を，弱教師付き学習により導出できる機能があります。それを用いて，CT 画像から IPF の予後を日単位で推測するモデルを構築しました（このモデルは SPIE Medical Imaging 2020 でも Honorable Mention を受賞しました）。どちらのモデルも，既存の代表的な予後予測法である GAP index や CPI を大きく上回る予測精度を出すことができています。今回の展示では，これらの手法の精度の高さを，AI モデルの仕組みに踏み込んで系統的に紹介できたことが評価され，受賞につながったのではないかと考えています。

　最後に，今回の展示にご協力いただきました共同演者の方々に，この場を借りて心より感謝を申し上げます。

● Education Exhibit **Certificate of Merit** 受賞報告　　　　IREE-48

Various approaches to the portal venous system
（門脈系 IVR におけるさまざまなアプローチルート）

田村　吉高　熊本大学病院画像診断・治療科

　このたび，RSNA 2022 の Education Exhibit にて，Certificate of Merit を受賞することができました。大変うれしく光栄に思っています。本発表では，門脈系 IVR におけるさまざまなアプローチルートについて概説しました。

　門脈系 IVR には，消化管静脈瘤や腹水，肝性脳症など門脈圧亢進症の合併症，肝胆膵領域や肝移植における周術期

処置など多岐にわたる疾患や病態が挙げられます。いずれの手技においても，まずは門脈へのカテーテル挿入がその第一歩となるわけですが，アクセス可能となる経路を選択することが，末梢動静脈ほど簡易ではありません。比較的よく知られた経皮経肝，または開腹下回結腸静脈経路のほか，経脾経路，経臍静脈経路，門脈大循環シャント経路，そして，当院で積極

的に取り組んでいる肝円索経路など，特徴と適応について症例とともに提示しました。門脈系へのアプローチに関するケースシリーズや症例報告は多数報告されていますが，それぞれの経路についての比較など全体をまとめた報告は見当たりません。実臨床において，どの経路を用いた門脈へのアプローチが最適か，悩む場面もしばしば経験されることかと思います。これらの経路に関する知識を網羅することで，手技，疾患と患者背景，あるいは施設の状況ごとに異なる最適な門脈へのアプローチルートの決定が可能となります。門脈系IVRやそ

の画像診断に携わる先生方の治療方針決定の一助となり，治療成績の向上に少しでも寄与することができれば幸いです。

RSNA 2022には，当院からの渡航人数の兼ね合いと新型コロナウィルス感染症の懸念のため，自身はバーチャルでの参加となりました。今回の受賞を励みとして，また近いうちに現地での参加ができるよう臨床・研究における研鑽を続けたいと思います。最後になりましたが，画像借用に快く応じていただきました先生方には深く感謝申し上げます。

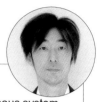

代表的な門脈IVRにおけるアプローチ経路

● Education Exhibit Certificate of Merit 受賞報告　　IREE-7

Recent Development of Augmented Reality and Mixed Reality for Needle Guidance
〔AR（拡張現実）とMR（複合現実）による穿刺ナビゲーションの最近の進歩〕

森田　賢　東京女子医科大学病院画像診断・核医学科

このたび，第108回北米放射線学会（RSNA 2022）にてCertificate of Meritをいただきました。本教育展示は，近年さまざまな分野で利用されている拡張現実（AR）・複合現実（MR）を，IVRで利用するための方法を概説したものです。従来は，CTなどの画像データは二次元モニタ上でのみ利用されていましたが，ARの出現により，あたかも現実空間に存在するように三次元表示することができます。さらに，MRにより，三次元画像を触って動かすなど，インタラクティブに活用することが可能となっています。われわれは，これらを用いて，IVR穿刺ガイドの一例として，仮想分度器を体表に表示する「Microsoft HoloLens」とスマートフォン用のアプリを開発しました。仮想分度器の基準断面をCT断面に合わせ，分度器を任意の角度に回転した後に刺入点に合わせます。後方から角度線を参照しながら穿刺したり，目的とする角度線を正面視することで，Bull's eye法を用いた三次元的な穿刺も可能となります。スマートフォン用（アプリ名：AR Puncture）はApp StoreとGoogle Play Storeで，「Microsoft HoloLens 2」用（アプリ名：MR Puncture）はWindows storeから無料で入手可能です（右記QRコードより参照可能）。

アプリ開発を共にしていただいた共同演者の鈴木一史先生

RSNA 2022 Nov 27 to Dec 1
Education Exhibits (2022-EE-6184-RSNA)

Recent Development of Augmented Reality and Mixed Reality for Needle Guidance

Satoru Morita, Kazufumi Suzuki, Takahiro Yamamoto, Akihiro Inoue, Hiroshi Yamazaki, and Shuji Sakai

Department of Diagnostic Imaging and Nuclear Medicine, Tokyo Women's Medical University Hospital, Tokyo, Japan

（東京女子医科大学病院画像診断・核医学科）をはじめ，早稲田大学創造理工学部総合機械工学

AR Punctureのデモ動画・各ストアへのリンク

科の大谷　淳先生と学生の皆さま（丸山竜平さん，藤井柊平さん，伊藤佳代さん，田中陽也さん，田中慎一さん），ならびに東京女子医科大学先端生命医科学研究所の正宗　賢先生に感謝申し上げます。

● Education Exhibit **Certificate of Merit** 受賞報告　MKEE-24

Axial Spondyloarthritis : What the Radiologist Needs to Know
（体軸性脊椎関節炎：放射線科医が知っておくべきこと）

野崎　太希　聖路加国際病院放射線科

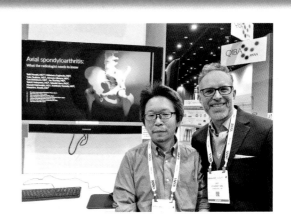

　このたび，第108回北米放射線学会（RSNA 2022）のEducation ExhibitにてCertificate of Meritを受賞することができて，うれしく光栄に思っています。この教育展示の内容は，脊椎関節炎の画像所見を正しく読影するために，脊椎関節炎の病態，臨床的事項，解剖，画像所見，そしてピットフォールとなる鑑別診断までを網羅的にまとめたものです。

　今回，共著者としてご指導いただきました自治医科大学の前教授の杉本先生は，日本脊椎関節炎学会の前理事であり，画像診断を牽引されてきた数少ない同領域を専門とされる放射線科医で，多くのことをご指導いただきました。また，スライド投稿締め切り直前まで細かく修正点を指摘していただいた巷岡先生にも大変感謝しております。ほかにもいろいろとご指導いただきました共著者の先生方に深く感謝申し上げます。

　私事ですが，2022年から厚生労働省の難治性疾患政策研究事業「強直性脊椎炎に代表される脊椎関節炎の疫学調査・診断基準作成と診療ガイドライン策定を目指した大規模多施設研究」（代表：冨田哲也先生）の分担研究者として画像診断の領域を担当させていただいています。脊椎関節炎は，私が研修医の頃は治らない疾患でしたが，近年は生物学的製剤による治療が可能となり，早期診断がきわめて重要となっています。単純X線写真が骨病変の検出の基本となるのは間違いありませんが，早期病変の検出にはUSやMRIが重要で，その中でも体軸病変についてはMRIが診断の主力となっています。2022年，上記研究班グループのメンバーで脊椎関節炎

のMRIを多施設から集めて中央読影・見直しを行う機会が複数回ありました。その結果，本法では撮像断面やシーケンスが一定しておらず診断に支障を来すケースや，各施設での診断において偽陽性例が多くあることがわかりました。そういった背景も，今回の発表につながったきっかけになりました。

　2019年以来の現地参加でしたが，いろいろな先生方とお会いできる機会があり，コミュニケーションを対面で取ることの重要性を再認識しました。アメリカではマスクをしているとおかしな目で見られる雰囲気で，会場内でもマスクをしないのが普通であり，日本との大きな違いを感じました。日本もコロナ禍前のような雰囲気に戻れることを期待したいと思います。

● Education Exhibit **Certificate of Merit** 受賞報告　MSEE-2

Solitary Fibrous Tumor in the Brain, Head and Neck, and Spine : Basic and Advanced Neuroimaging
（脳，頭頸部，および脊髄におけるSFTの標準的・先進的画像所見）

MSEE-24　NREE-27

Pediatric Neurodegenerative Diseases : Pathophysiology and Neuroimaging features
（小児の神経変性疾患の病態と画像所見）

黒川　遼　ミシガン大学放射線科／東京大学医学部放射線医学教室

　RSNA 2022では，現地でメイヨー組の先生方とご一緒するなど楽しく過ごすことができました。今回も，筆者と同じくミシガン大学（UM）のNeuroradiologyに留学中で妻の黒川真理子医師（Magna Cum Laude + Certificate of Merit受賞），馬場　亮医師（Cum Laude受賞）らを含む多くの日本人研究者の演題が受賞を果たしており，日本人のプレゼンス

を示せたと思います。

　"Solitary Fibrous Tumor in the Brain, Head and Neck, and Spine : Basic and Advanced Neuroimaging"（MSEE-24）では，solitary fibrous tumor（SFT：旧分類でのSFT／hemangiopericytoma）の新分類における定義・grading systemを整理した後，脳・頭頸部・脊髄のSFTのそれぞれ

について，CTやconventional MRIでの典型像と非典型像，造影perfusion MRIやdiffusion MRIなどadvanced MRIでの知見，および鑑別が重要となる髄膜腫など他病態との鑑別ポイントについて整理しました。

"Pediatric Neurodegenerative Diseases : Pathophysiology and Neuroimaging features"（NREE-27）では，とっつきにくくて難しい印象のある小児の神経変性疾患について，脊髄小脳変性症，白質ジストロフィ，二次性の神経変性を伴う諸疾患（代謝異常，ライソゾーム病，ペルオキシソーム病），その他の病態と典型的画像所見を体系的にまとめました。筆者自身苦手意識のある領域なので，勉強しながら，要所をできるだけシンプルに整理するよう意識しました。約60症例を収集するに当たり，UM・東京大学のみならず，東京都立小児総合医療センター（榎園美香子先生），東京都立神経病院（中田安浩先生），自治医科大学とちぎ子ども医療センター（松木　充先生），国立精神・神経医療研究センター（佐藤典子先生），帝京大学（大場　洋先生）らにご協力・ご指導をいただきました。また，2021年のRSNAでの受賞演題〔NREF-15：Brain MRI findings and clinical features of Triplet repeat diseases（トリプレットリピート病のMRI所

見と臨床的特徴）：*Japanese Journal of Radiology*誌でinvited reviewとしてパブリッシュずみ（PMID：36169768）〕に続き，東京大学脳神経内科の光武明彦先生にも全面的にご指導いただき，放射線科のみならず脳神経内科の医師にも有用な内容を展示できたと考えています。

以上の2演題で受賞したほか，別の1演題（NREE-4：Dural and Leptomeningeal Diseases : Anatomy, Etiology, and Neuroimaging）で*RadioGraphics*のinvitationをいただきました。次回もここで受賞報告ができることを願って，また頑張りたいと思います。指導医の阿部　修先生（東京大学・教授），森谷聡男先生（ミシガン大学・教授）をはじめとする共同演者の先生方に改めて深くお礼申し上げます。

*太字および（　）内は演題番号

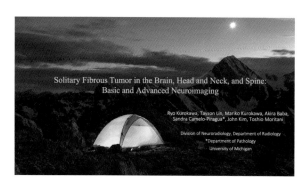

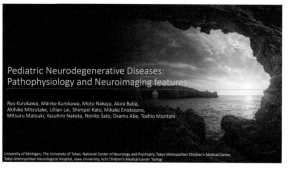

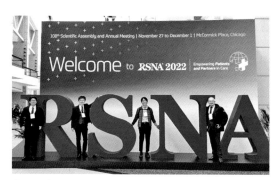

左から高橋宏彰先生（メイヨークリニック），筆者（ミシガン大学），中井浩嗣先生メイヨークリニック），井上明星先生（現・滋賀医科大学：2021年度までメイヨークリニック）

● Education Exhibit **Certificate of Merit** 受賞報告　　　　　　NREE-12

Pearls and Pitfalls of Diagnosing Spinal Cord Abnormalities :
Emphasis on Patterns in T2-, Postcontrast T1- and Diffusion-Weighted Images
（脊髄の画像診断におけるパール＆ピットフォール：T2強調画像，造影，拡散強調画像を中心とした総説）

黒川真理子　ミシガン大学放射線科／東京大学医学部放射線医学教室

RSNA 2022の教育展示で受賞することができ，大変うれしく光栄に思っています。脊髄の画像診断というありふれたテーマを選んだのは，純粋に勉強し直したかったためですが，review paperを読むのと何ら変わりない内容になるのは避けたいと思いました。既存のreview paperにはない，あるいは記載が少ないけれども，original studyとしてここ数年で扱われている内容がないかを考察したところ，造影パターンやdiffusion weighted image（DWI）に着目してまとめて発表する

ことに意義があるのではないかと考えました。脊髄はもともと小さい構造である上に，フローアーチファクトや金属によるアーチファクトが生じやすい場所で，特にアーチファクトに弱いDWIの有用性は脊髄梗塞や脊髄損傷などに限定されていました。しかし，MR撮像法の改善に伴い，腫瘍，脱髄，炎症性疾患などさまざまな分野に応用されており，それらの画像所見を系統的にまとめました。網羅的かつ系統的にまとめたことが評価されたのかと考えます。

心残りな点としては，所属施設の脊髄のルーチンの撮像方法は field of view（FOV）がかなり広く画質が粗くなりがちで，日本で所属していたほとんどの施設の方がノイズが少なく画像がきれいだったので，自施設のみならず他施設のご協力を仰げばよかったという点です。使用する画像のクオリティも良いに越したことはないので，次回以降気をつけようと思いました。今回もレクチャーや教育展示は勉強になるものが多く，知識のアップデートのために学会に参加する楽しさがあり，その一端を担えたことに感謝したいと思います。

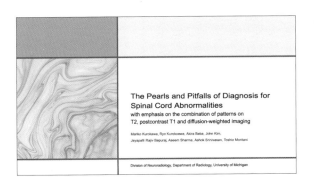

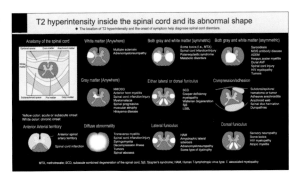

● Education Exhibit Certificate of Merit 受賞報告

Imaging diagnosis of ventricular enlargement and hydrocephalus in fetuses and children

（胎児・小児における脳室拡大・水頭症の画像診断）

森　啓純　さいたま市立病院放射線診断科

このたび，RSNA 2022 の Education Exhibit において Certificate of Merit を受賞することができました。大変うれしく光栄に思っています。本演題では，低出生体重児や妊娠合併症を有する出産を数多く受け入れ，また，神経発達のフォローアップを MR 画像を含めて積極的に行っているさいたま市立病院での症例をまとめています。なかでも，胎児・小児における水頭症を含めた脳室拡大についての発表となっています。

これらの疾患は胎児・小児疾患であり，なおかつ神経放射線の分野に入るので，放射線科医としてもやや敬遠されがちな分野であると思います。ただ，個別の疾患を調べていくと形態学的に特徴のある画像所見なども多く，また，成人の水頭症の鑑別にも通じる根本的な内容を含んでいることがわかり，非常に興味深い分野であることがわかりました。胎児・小児における脳室拡大の原因は多岐にわたるのですが，これらを脳脊髄液の循環障害，脳実質の形成障害，脳実質の破壊性疾患に分類することで，まず大まかな概要をつかみ，そこから細かな所見を評価して個別の疾患に鑑別していくことで，数多くの疾患の中で迷子になるといった状態を避け，効率的に画像を評価できるようになるのではと考えています。また，演題

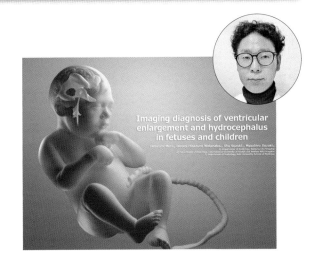

のスライド作成はほかの演題との差別化を図るべく，たくさんのグラフィック画像を作成・挿入しビジュアル表現を意識しました。

今回は RSNA への初参加でほかの演題のすばらしさにも驚かされる中，受賞することができたのは非常にありがたいことだと思います。2023 年以降の RSNA 参加もまた楽しみです。

● Trainee Research Prize ●　　　R5B-SPGU-2

Assessment of muscle invasion in bladder urothelial carcinoma with variant histology using the Vesical Imaging-Reporting and Data System : a multi-institutional multi-reader pair-matched cohort study

（VI-RADS を用いた変異組織型膀胱がんの筋層浸潤評価：多施設・複数評価者によるペアマッチコホート解析）

有田　祐起　慶應義塾大学医学部放射線科学教室（診断）

このたび，大学院時代にまとめた研究成果が，RSNA 2022にて Trainee Research Prize を受賞しましたのでご報告します。

演題内容について以下に簡潔に述べます。Vesical Imaging-Reporting and Data System（VI-RADS）は，膀胱MRIを用いて膀胱がんの筋層浸潤の確率を評価するシステムですが，膀胱がんの主要な組織型である尿路上皮癌を対象として作成されたものであり，提唱から数年のうちに，尿路上皮癌においては高い診断能と臨床的な有用性が証明されてきました。一方で，膀胱がんの10～25％を占めるとされる変異組織型膀胱癌においては，有用性の検討がなされていませんでした。そのため，われわれは当研究にて，初めてVI-RADSの変異組織型膀胱癌への有用性を解析しました。結果は，変異組織型膀胱癌のサブタイプによっては，拡散強調画像での腫瘍の高信号が目立たず，筋層浸潤の診断能が下がる傾向が認められた一方で，ダイナミックMRIの所見を考慮したマルチパラメトリックMRI（T2強調画像＋拡散強調画像＋ダイナミックMRI）では，診断能の低下が緩和されました。現状のVI-RADSの診断アルゴリズムでは拡散強調画像がdominantとされていますが，広基性腫瘍や変異組織型膀胱癌が示唆される場合には，ダイナミックMRIの有用性も考慮されるべきと考察しました。さらに，現在，多くの施設で造影なしのバイパラメトリックMRI（T2強調画像＋拡散強調画像）

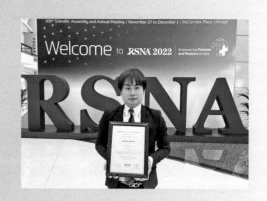

の普及が検討されていますが，変異組織型膀胱癌では筋層浸潤を過小評価する可能性があり，安易な導入に対して警鐘を鳴らす結果が示唆されました。

当賞の応募には，事前に2000 wordsのshort paperの提出が求められ，こちらも審査の対象となります。演題発表後に事務局より，受賞の通知をいただき，会場にて賞状と賞金小切手が授与されました。

受賞に当たって，ご指導いただきました慶應義塾大学放射線科学教室（診断）の陣崎雅弘教授，奥田茂男先生，秋田大宇先生，医局の先生方，泌尿器科の先生方，多施設研究としてご協力いただきました東京医科歯科大学，防衛医科大学校の先生方に，この場を借りてお礼申し上げます。

● Identified for RadioGraphics ●　　INEE-24

Educational Applications of Metaverse and XR Extended Reality (VR, AR, MR) for Radiology and Telemedicine

〔メタバースと XR（VR/AR/MR）による放射線学と遠隔医療での教育活用〕

杉本　真樹　帝京大学沖永総合研究所 Innovation Lab

2022年は，Education Exhibit の Informatics 分野にて "Educational Applications of Metaverse and XR Extended Reality（VR，AR，MR）for Radiology and Telemedicine〔メタバースとＸＲ（VR/AR/MR）による放射線学と遠隔医療での教育活用〕"（INEE-24）の発表展示を行い，RSNA 学会機関誌である *RadioGraphics* 誌への投稿推薦という Award に選出された（図1）。選出演題はデジタル発表の左下に青い受賞リボンと "Identified for *RadioGraphics*" が提示される（図2）。

RadioGraphics 誌は，画像診断の生涯教育を目的とした RSNA 学会機関誌で，インパクトファクタ（2021-2022）は6.312である。そこに掲載される論文は，RSNA の Education Exhibit に採択・発表された演題の中から，学会の投稿推薦選出委員が学会期間中に RadioGraphics Recommendation を選出し，投稿推薦の後，査読を経て掲載される。RSNA 2022では，Education Exhibit 採択の全1413演題中，Identified for *RadioGraphics* 選出演題は165演題（11.7％）で，Informatics 分野では4演題のみであった。ちなみに，Certificate of Merit は204演題（14.4％），Cum Laude は43演題（3％），Magna Cum Laude は20演題（1.4％）であった。

なお，RSNA 2022では，Education Exhibit 演題に対する Award 受賞発表として，Magna Cum Laude，Cum Laude，Certificate of Merit のほかにも，Quality Improvement Reports Award や *RadioGraphics* 投稿推薦賞，Trainee Research Prize（Fellow，Medical Student，Resident）などが，公式 Web サイトや公式アプリにて発表された（図3）。

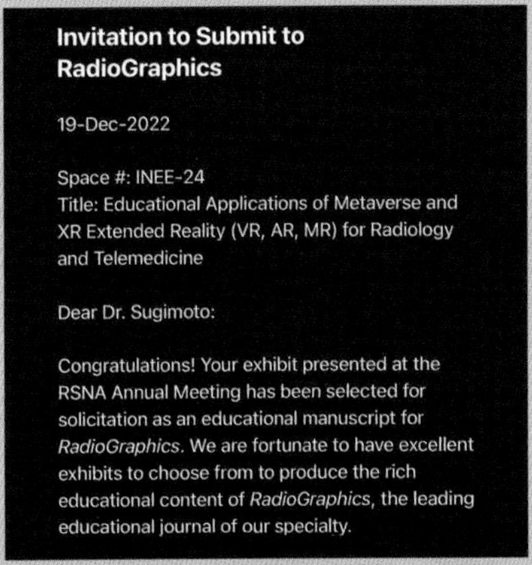

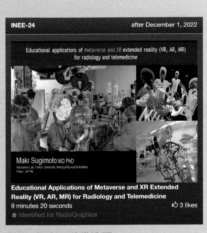

Invitation to Submit to RadioGraphics

19-Dec-2022

Space #: INEE-24
Title: Educational Applications of Metaverse and XR Extended Reality (VR, AR, MR) for Radiology and Telemedicine

Dear Dr. Sugimoto:

Congratulations! Your exhibit presented at the RSNA Annual Meeting has been selected for solicitation as an educational manuscript for *RadioGraphics*. We are fortunate to have excellent exhibits to choose from to produce the rich educational content of *RadioGraphics*, the leading educational journal of our specialty.

INEE-24　　after December 1, 2022

Educational applications of metaverse and XR extended reality (VR, AR, MR) for radiology and telemedicine

Maki Sugimoto MD PhD
Innovation Lab, Teikyo University Okinaga Research Institute
Tokyo, JAPAN

Educational Applications of Metaverse and XR Extended Reality (VR, AR, MR) for Radiology and Telemedicine
9 minutes 20 seconds　　3 likes
🎀 Identified for RadioGraphics

Awards

○ Trainee Research Prize - Fellow
○ Trainee Research Prize - Medical Student
○ Trainee Research Prize - Resident
○ Magna Cum Laude
○ Cum Laude
○ Certificate of Merit
○ Quality Improvement Reports Award
○ RadioGraphics

Apply Filters

図1　RadioGraphics への投稿推薦選出の案内メール

図2　筆者の受賞演題

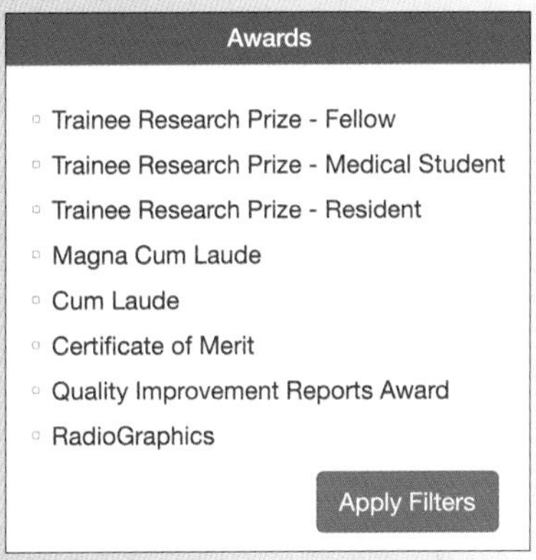

図3　Education Exhibit における Award

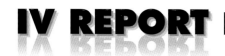

JIRA・山本会長が2023年の年頭所感発表会で SaMDなどの新技術で医療現場に貢献すると強調

一般社団法人日本画像医療システム工業会(JIRA)は，2023年1月6日(金)に恒例の年頭所感発表会を開催した。この中で山本章雄会長が，プログラム医療機器(Software as a Medical Device：SaMD)をはじめとした新技術の社会実装を加速し，医療現場に貢献することを強調した。

山本会長は，まず2022年を振り返り，新型コロナウイルス感染症流行，さらにロシアのウクライナ侵攻により，半導体不足や物流の混乱などが生じた一年であったと述べた。また，世界情勢が不安定な中で，自国優先主義を進める国があることにも言及。こうした中で，JIRAは，活動基本方針に基づいてデジタルトランスフォーメーション(DX)の拡大，医療従事者の業務効率向上への貢献といった重点課題を挙げて活動し

てきたと説明した。

山本会長は，その取り組みとして，新たな医療機器の早期社会実装に向けた環境整備を挙げた。SaMDなどの早期承認を受けるために，JIRAでは一般社団法人日本医療機器産業連合会(医機連)を通じて提言を行ってきた。さらに，データ利活用のための環境整備に向け，第2期医療機器基本計画の検討会などで要望している。また，2024年度の診療報酬改定に向けて，SaMDの評価やC2申請における予見性向上について提言の準備を進めている。このほか，山本会長はサイバーセキュリティへの対応や国際展開についても，これまでの取り組みを報告した。

2022年の活動を踏まえて山本会長は，2023年の重要課題として，「技術の進展や医療現場のニーズを踏まえた将来の医

療現場への貢献(診断支援技術の適用拡大，人工知能の市販後学習など)」「会員企業の開発意欲を促進する環境整備(保険償還における予

山本章雄 会長

見性の確保，法規制解釈ガイドライン)」「環境変化に伴う共有課題に対する会員企業への支援(部材調達，物流，脱炭素等環境負荷の低減，人材育成など)」の3点を挙げた。そして，これらの課題について，会員企業や行政・医療団体，学会，産官学と意見を交換して優先順位を検討し，産業の発展に取り組んでいくとアピールした。

■**問い合わせ先**
一般社団法人日本画像医療システム工業会
事務局
TEL 03-3816-3450
http://www.jira-net.or.jp

東京慈恵会医科大学と島津製作所が AI技術で骨粗鬆症診断を支援する「Smart QM」を発表

東京慈恵会医科大学と(株)島津製作所は，骨粗鬆症の診断を容易かつ効率的に行うための椎体計測ソフトウエア「Smart QM」を開発した。2022年12月22日(木)には，Smart QMの発売に当たり，オンラインで記者発表会を開催した。

Smart QMは，人工知能(AI)を用いて，椎体骨折の判定におけるquantitative measurement(QM)法による計測を容易にする。QM法では，胸椎・腰椎のX線撮影後に，椎体の前縁高，中

央高，後縁高のそれぞれ2か所ずつ計6つの測定点を設定して計測を行う。さらに各計測値から，中央高／前縁高，中央高／後縁高，前縁高／後縁高を算出する。中央高／前縁高，中央高／後縁高の値が0.8未満，または前縁高／後縁高が0.75未満の場合は，椎体骨折と判定される。しかし，QM法は，撮影時のポジショニングの影響を受けやすく，計測にも時間を要するといった課題があった。Smart QMでは，撮影後にMask R-CNNモデルを用いて，各椎体の位置を特定して位置情報を取得。その上で，EfficientNetベースの転移学習モデルにより，6つの測定点を算出する。計測するための元画像は，立位・臥位の各側面撮影からの取得に加え，PACSに保管された撮影ずみデー

タでもよい。また，計測実行後にはレポートを作成し，電子カルテやPACSに保管できる。

記者発表会には，同大学整形外科学講座主任教授の斎藤 充氏，同社医用機器事業部グローバルマーケティング部市場戦略グループ長の工 幸博氏が出席した。斎藤氏は，超高齢社会の日本では，骨折・転倒が要介護になる原因の第3位となっているとし，椎体の圧迫骨折がある場合，大腿骨骨折のリスクが高まると指摘。椎体骨折の判定に用いるQM法や，骨粗鬆症の診断基準などを解説した。

椎体計測ソフトウエア Smart QM は
QM法での椎体計測を簡便にします
● AIが計測のための初期ポイントを自動で設定

Smart QM
AI

AI技術を用いた椎体計測ソフトウエア「Smart QM」

■**問い合わせ先**
株式会社島津製作所
医用機器事業部
グローバルマーケティング部 販売促進グループ
TEL 075-823-1271
http://www.med.shimadzu.co.jp

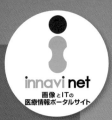

Say hello again.

インナビネット

RSNA 2022
スペシャル

Empowering Patients and Partners in Care

ニューノーマル時代のRSNAも
インナビネットで。
もちろん，スマホでも。

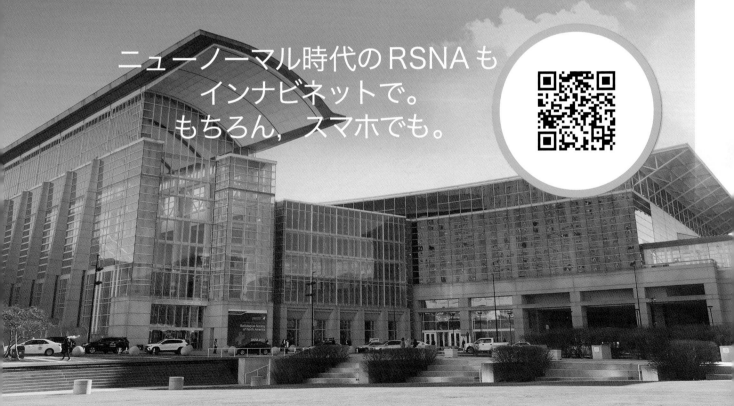

http://www.innervision.co.jp

インナビネット

株式会社インナービジョン
〒113-0033　東京都文京区本郷3-15-1　TEL：03-3818-3502　FAX：03-3818-3522　E-mail：info@innervision.co.jp　URL：http://www.innervision.co.jp

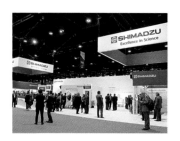

血管撮影装置シリーズ最上位機種「Trinias」の海外展開を本格的に開始

—— 画像診断と分析計測という2つのコア技術のコラボレーションによる新しい提案も紹介し，予防・超早期診断からフォローアップまでを支える技術・製品群を披露

RSNA 2022において島津製作所 (Shimadzu Medical Systems) は，グループのブランドステートメント "Excellence in Science" を掲げた赤と白を基調としたブースをSouth Hallに出展した。本格的に海外展開を開始した血管撮影装置のシリーズ最上位機種「Trinias」をはじめとしたX線撮影システムのラインアップに加え，ここ数年，力を入れている画像診断技術と分析計測技術を融合させる "Advanced Healthcare" の取り組みも紹介。同社の有するコア技術を活用し，医療へのさらなる貢献をめざす姿勢を示した。

ハード・ソフトの両面を一新しワークフロー向上や被ばく低減を実現した血管撮影装置「Trinias」

血管撮影装置のシリーズ最上位機種「Trinias」は，2022年4月に日本国内で発売，夏頃よりグローバルでの販売を開始した。RSNA初日には除幕式が行われ，海外展開を本格化していくことを来場者に印象づけた。

Triniasは，「ALARA Design」「Lean Design」「Sustainable Design」の3つのコンセプトで開発された。ディープラーニング技術を活用した画像処理技術「SCORE Opera」の搭載や，Cアームの一新によるワークフロー向上，サブスクリプションサービスの提供など，医療現場の課題解決をめざしてハード・ソフト共に大幅な見直しを行っている。なお，血管撮影装置の画像処理エンジンへの人工知能 (AI) 搭載は世界初となる。

設計が一新されたCアームは，径を拡大することで頭尾方向の角度をより深く振れるようにしたほか，動作スピードを向上。PCIやペースメーカー植込み術な

ど手技によって変わる術者の立ち位置に対応するため，Cアームはベッドのどちら側にもポジショニングできるようにし，ベッドサイドのコンソールやタッチパネルも付け替えることができる。また，透視時にテーブルを移動させるとCアームが自動で退避する機能が新たに搭載された。頭側からCアームに入るポジショニングで鼠径部からカテーテルを挿入する際に，ベッドの移動が必要であってもスムーズに操作できる。さらに，約100の機能からカスタマイズが可能なベッドサイドのタッチパネルにCアームのポジションを登録しておくことで，ワンタッチでのポジションチェンジを可能にするなど，手技の流れを止めない工夫が施されており，会場では実機による実演で操作性や動作スピードをアピールした。

画像処理技術SCORE Operaは，ディープラーニング技術によりノイズ抑制やコントラスト強調を実現し，ステントなどの治療デバイスを鮮明に表示する。照射線量を低減してもデバイスの視認性が保たれることで，透視の被ばく線量を従来装置よりも削減することができる。

さらに，アプリケーションのサブスク

リプションサービス「SCORE Link」も特徴である。ほぼすべてのアプリケーションがサブスクリプションに対応しており，スタンダードやプレミアム，脳神経外科，心臓などのアプリケーションパッケージを年単位で使用できる。診療科の使用状況に合わせて契約を変更することができ，病院に最適化したシステムとしての運用を可能にする。

回診用X線撮影装置には海外ニーズに応えるDRを追加，遺残物確認を支援するAIソフトウエアも紹介

回診用X線撮影装置は，19インチの本体モニタを搭載したDR一体型システムである「MobileDaRt Evolution MX8 Version」を3台展示した。センシング技術やトルク制御技術などの5つの要素技術で構成される電動アシストの独自技術「GLIDE Technologies」を回診車で初めて搭載し，滑らかな操作性を実現。走行時には支柱の高さを1270 mmまで下げることができ，前方視野を確保する。今回，組み合わせ可能なDRシステムが，コニカミノルタ社，キヤノン社，富士フ

世界で初めて血管撮影装置の画像処理エンジンにAIを搭載した「Trinias」

タッチパネルではワンタッチでCアームのポジションチェンジが可能

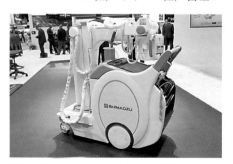

海外市場向けDRとの組み合わせも可能になった「MobileDaRt Evolution MX8 Version」

〈0913-8919/23/￥300/論文/JCOPY〉

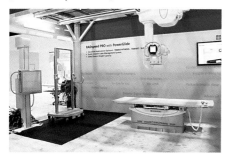

米国でニーズの高い近接型のX線テレビシステム「FLUOROspeed X1」

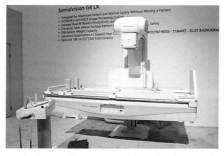

最大180cmのSIDにより多目的に活用できる「SONIALVISION G4 LX」

パワーアシスト機能「POWER GLIDE」が実装された「RADspeed Pro」

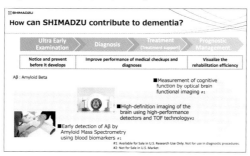

画像診断技術と分析計測技術で認知症診療への貢献をめざす

イルム社に加え，新たに海外市場でニーズの高いDRシステムにも対応したことをアナウンスした（日本国内での展開は未定）。いずれもFPDサイズは3サイズから選択でき，新生児から大視野まで多様な撮影に対応する。

また，AI技術を活用し体内の異物を強調表示する「遺残確認支援ソフトウエア Smart DSI」も展示された。ガーゼや縫合針，鉗子などの遺残物の可能性がある領域をディープラーニングを用いた画像認識で抽出，色づけによる強調表示を行うことで，手術室における異物遺残確認の効率化を支援する。キヤノン社のDRを組み合わせたcタイプに搭載することができる。

近接型・遠隔型をそろえ各国のニーズに対応するX線テレビシステム

X線テレビシステムとしては，「FLUOROspeed X1」（日本国内での販売なし）と多目的システム「SONIALVISION G4 LX」を出展した。

米国では，患者の安全確保の観点から近接型システムのシェアが高く，FLUOROspeed X1はそのニーズに応える製品として展開している。術者の被ばくを抑制するアンダーチューブ型で，映像系部にはパワーアシスト技術「GLIDE

ASSIST」が実装されており，手技中の片手での容易な操作を可能にしている。

一方，SONIALVISION G4 LXは「SONIALVISION G4」の最新バージョンで，17インチ×17インチの大視野FPDを搭載，最大180cm（オプション）まで引き延ばし可能なSIDや，X線管球の90°回転，長いストロークにより，胸部撮影やストレッチャーでの撮影，車いすでの嚥下造影検査など幅広い検査に対応する。また，高精度な長尺撮影に対応する「SLOT Advance」やトモシンセシスなどのアプリケーションを搭載可能で，日本国内ではAI技術で高精度なセグメンテーションが可能な骨密度測定アプリケーション「SmartBMD」も利用することができる。

パワーアシスト機能の搭載で操作者の負担を軽減する一般撮影装置「RADspeed Pro」

一般撮影装置「RADspeed Pro」は，天井走行式X線管懸垂器の操作をアシストすることで，技師が患者ケアに集中できる検査環境を実現することをめざして開発された。大きな特徴がパワーアシスト機能「POWER GLIDE」で，懸垂器のハンドルをつかむ力をセンサで検知し，操作力に応じて各軸のモーターを制御

してハンドル操作をアシストする。女性技師でも軽々とスムーズに扱うことができ，患者に注意を向けながらポジショニングが可能だ。アシストレベルは3段階に調整が可能で，X線管懸垂器に搭載されたモニタ上でワンタッチで変更できる。さらに，オートポジショニング機能を搭載することで，各術式30（最大90ポジション）までのポジショニングを登録でき，ワンタッチ操作でX線管懸垂器を自動設定できる。

通常の立位・臥位撮影のほか，長尺撮影やトモシンセシス機能，X線動画撮影（コニカミノルタ社製「AeroDR fine motion」との組み合わせ）などの豊富なオプションをそろえている。また，DRを選択可能なDR "NEUTRAL" のため，施設のニーズに合わせた提案が可能になっている。

コア技術のコラボレーションで医療現場に新たな価値を提案した "Advanced Healthcare"

医療現場への新たな提案として，医用機器事業部の画像診断技術と分析計測事業部の分析計測技術という，同社の2つのコア技術をコラボレーションした取り組み "Advanced Healthcare" を紹介した。がん，認知症，精神・神経系疾患，感染症をターゲットとしており，展示では認知症に関する取り組みをスライドで紹介した。

認知症については治療薬の開発が進められていることから，認知症の早期診断や治療，効果判定などへのニーズが今後ますます高まることが予想される。同社は，そのプロセスに対して分析計測技術と画像診断技術で貢献するべく，研究開発や共同研究を進めている。「血中アミロイドペプチド測定システム Amyloid MS CL」などを用いた血液バイオマーカー測定によるスクリーニング，頭部・乳房に特化した高空間分解能型半導体PET装置「BresTome」を用いた診断，近赤外光イメージング装置「LABNIRS」による予後管理と，認知症診療における診断・評価を支援することで，医療への新たな価値の提供をめざしていく。（文責・本誌編集部）

「Radixact Synchrony」を用いた体幹部定位放射線治療の実際

原田 英幸 静岡県立静岡がんセンター放射線・陽子線治療センター放射線治療科部長

新規放射線治療装置「Radixact」の導入

当院において，リニアック1台を更新するに当たり，強度変調放射線治療（IMRT）専用機であり，かつ動体追尾機能（Synchrony）が新たにオプション搭載されたTomoTherapy最新プラットフォーム「Radixact」（アキュレイ社製）を導入することになった。本システムは，フィデューシャルマーカーを用いる方法だけでなく，マーカーレスでの肺腫瘍の動体追尾照射が可能である。2020年に導入後，同年11月より臨床使用を開始し，頭頸部がんを中心としたIMRTとともに，体幹部定位放射線治療（SBRT）でも臨床使用を開始している。本稿では，SBRTにおける動体追尾照射に焦点を当て，その初期経験を報告したい。

Radixact Synchronyによる動体追尾照射

動体追尾照射を行うためには，体表面と体内部の動きの2つの動体情報を取得する必要がある。体表面の動きの情報は，天井に設置されたSynchronyカメラを用いて，患者の体表面に装着したLEDマーカーの動きを検出することで呼吸位相の情報として取得する（図1）。一方，体内部の動きの情報は，治療ビームガントリから90°の位置に新たに搭載されたkV管球を用いて，X線画像（kV X線画像）を取得する。肺腫瘍自体あるいはフィデューシャルマーカーを継続的に撮影することで，体内部の動きを経時的に検出し，位置情報として取得する。

動体追尾照射の仕組み

動体追尾照射に当たっては，ガントリ内で複数方向から連続的にkV X線画像を取得する。同時に，体表面の動きにより呼吸位相をモニターし，呼吸位相と腫瘍位置に関する相関モデルを作成する。実際の治療では，それぞれの呼吸位相で想定される腫瘍位置に照射されるとともに，照射中もkV X線画像取得により実際の腫瘍位置をモニターする。想定される腫瘍位置と実際に観察された腫瘍位置のズレが一定時間継続した場合，照射は中断され，再度相関モデルを作成した上で，照射を再開する（図2）。

追尾精度の確認

1. 広義のセットアップマージン

Radixact Synchronyでは，ターゲット自体を追尾するため，inter/intraセットアップエラーは原理的には補正される。ただし，腫瘍とフィデューシャルマーカーの動きが異なる場合は，その乖離について考慮する必要がある。一方，装置の幾何学的エラーは日々の品質管理の結果から，1mm以下と見積もった。

2. Radixact Synchronyに関するマージン

ターゲットの認識・追尾の不確かさは1.5mm程度と報告されている[1], [2]。当院でのコミッショニングでも，動体追尾照射の線量プロファイルに2mm以内のズレが観測された。また，三次元的な呼吸モデルの不確かさ，モデルと腫瘍位置の差をそれぞれ最大3mmまで許容する設定とした。さらに，頭尾方向はjawコリメータによる連続的な追尾であるのに対し，左右・腹背方向はバイナリー・マルチリーフコリメータによる段階的な

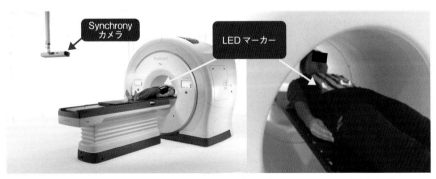

図1 Synchronyカメラによる呼吸性移動の評価（画像提供：アキュレイ株式会社）

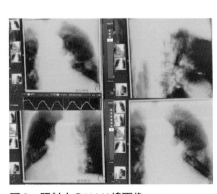

図2 照射中のkV X線画像
呼吸位相の情報と併せて，複数の方向から断続的にkV X線画像を取得し，腫瘍位置を自動認識する。

〈0913-8919/23/¥300/論文/JCOPY〉

追尾となる。これらすべての因子を鑑み，確実な計画標的体積（planning target volume：PTV）マージンを設定することとし，原則5mmの設定で臨床を開始した。

肺腫瘍に対するマーカーレス動体追尾照射の初期経験

肺腫瘍に対する動体追尾によるSBRTの初期経験を報告したい。従来当院では，自由呼吸下の内的標的体積（internal target volume：ITV）法によるPTV設定，あるいは体表面の赤外線マーカーの動きに連動した呼吸同期照射を実施していた。Radixact Synchronyによる動体追尾照射も，基本的な患者フローは従来と同様で，CTシミュレーションを実施して治療計画を作成後，患者に来院してもらい照射を開始するという流れになる。そこに新たに追加されたのが，「Synchronyシミュレーション」である。これは，いわゆる「治療リハーサル」に当たるプロセスであり，動体追尾が実際に可能かどうかの事前確認となる（図3）。治療ビームこそ出ないが，腫瘍認識および相関モデル作成の一連のプロセスを，患者に寝台上で治療体位をとってもらい，実際に撮影を行って確認する。特に，肺腫瘍ではマーカーレスでの追尾を行うに当たり，腫瘍が認識できるか，また，認識した腫瘍の動きに追尾した照射が可能かを事前に確認する。実際に，一部で腫瘍認識が不可，あるいは呼吸が安定しないなどの理由で追尾が不可であり，動体追尾以外の方法による定位照射に切り替えた症例があった（図4）。

腹部腫瘍に対する動体追尾照射の初期経験

当院では，Radixact Synchrony導入を契機に，腹部腫瘍に対する定位照射を開始した。原発性肝がん，腎がん，前立腺がんだけでなく，オリゴ転移に対する定位放射線治療が保険収載されたことにより，各腹部臓器への定位照射のニーズが高まっている。腹部腫瘍では，腫瘍そのものをkV X線画像で認識できないため，フィデューシャルマーカーが必

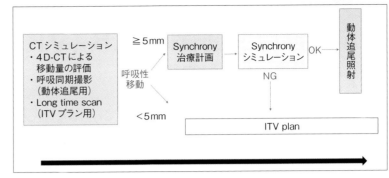

図3　当院のSynchrony治療の診療フロー
CTシミュレーションの結果，呼吸性移動が5mm以上の場合は動体追尾照射を検討する。Synchronyシミュレーションを行い，事前に動体追尾照射適応の可否を判断する。

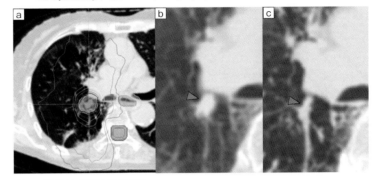

図4　動体追尾照射困難例
a：線量分布図，b：治療前のCT（▶腫瘍），c：照射期間中のCT（▶腫瘍）
腫瘍縮小（c▶）により，動体追尾照射の継続が困難であった。

須である（図5）。特に上腹部病変の場合では，腫瘍は呼吸性に移動することから，動体追尾照射を行うことでPTVとリスク臓器の重複体積を減少することができる。

臨床使用経験のまとめと今後の課題

動体追尾照射はSBRTにおいて，腫瘍およびリスク臓器線量の観点から，原理的には最も優れた治療法である。当院での動体追尾照射の実施症例では，位置誤差などすべての要素を包含したPTVマージンを5mmと設定し，一連の治療が可能であった。特に，呼吸性移動が大きい腫瘍に対しては，魅力的な治療法であるのは言うまでもない。一方，一部ではあるが追尾が困難な場合があり，事前のSynchronyシミュレーションを行うことの必要性を再確認した。また，PTVマージンを5mm以下にできるかどうかは検討課題であるが，安静呼吸下での呼吸性移動が5mm以下の腫瘍では，動体追尾照射のメリットは少なく，ITV法を用いるこ

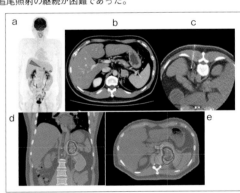

図5　副腎腫瘍に対する動体追尾照射例
FDG-PET画像では副腎のみのオリゴ転移であった（a▶，b）。フィデューシャルマーカー挿入後に，動体追尾での定位照射を実施した（d，e）。なお，副腎腫瘍でのフィデューシャルマーカーは適応外使用となる（c）。

とが良い場合もある。そのため，動体追尾照射を適応する患者とそうでない患者を，CTシミュレーション施行後早期に判断することが求められる。

●参考文献
1) Ferris, W. S., et al. : Evaluation of radixact motion synchrony for 3D respiratory motion : Modeling accuracy and dosimetric fidelity. *J. Appl. Clin. Med. Phys.*, 21 (9) : 96-106, 2020.
2) Chen, G.P., et al. : Comprehensive performance tests of the first clinical real-time motion tracking and compensation system using MLC and jaws. *Med. Phys.*, 47 (7) : 2814-2825, 2020.

CT/MRI/US画像のXR（VR・AR・MR）・メタバース活用の実際

Holoeyes MD, OsiriX MD, 3D Slicer, MetaQuest, HoloLens, MagicLeap

杉本 真樹[*1, 2]／末吉 巧弥[*1]

＊1 帝京大学冲永総合研究所 Innovation Lab ＊2 帝京大学医学部外科学講座肝胆膵外科

CTやMRI，USなどの画像解析は，高機能なDICOMビューワや3Dワークステーション（WS）などによる3D再構築が一般化し，ボリュームレンダリングによる3D表示だけでなく，臓器や腫瘍，血管などの形状をセグメンテーションし，関心領域（region of interest：ROI）として色分けして3D表示する機会が増えている。特に，診断や読影に限らず，治療計画や手術支援，医療教育などでのニーズが増えている。そこで，平面ディスプレイでは表現できなかった臓器の奥行きや立体関係をより自然に表現できる virtual reality（VR：仮想現実），augmented reality（AR：拡張現実），mixed reality（MR：複合現実）などの extended reality（XR）技術が，医用画像解析にも広く活用されている。

医用画像をXRとして体験するには，提示する臓器の三次元空間座標と，閲覧者の位置や周囲環境の三次元空間座標を統合して，XR用のヘッドセットなどを介して提示する。主に，VR用非透過型ゴーグル端末やAR用タブレット端末，MR用透過型メガネ端末などが利用されている。これらは，搭載された位置センサ（赤外線や磁気，立体カメラなど）や左右独立した立体視用のレンズによって，閲覧者の位置情報を利用し，3D画像を立体空間的に提示する。

医用画像を立体空間的に提示するには，主にROIをポリゴンに書き出したものが利用されている。これをXRアプリケーションにインストールして，半透過型ディスプレイやタブレット端末，あるいは透過グラスや非透過型ヘッドセットなどのウエアラブル端末に提示する。さらに，インターネットを介してメタバース空間でXRを体験する各ユーザーが，自身の姿をアバター（分

身）として表示し，位置と動きを共有しながら情報共有やコミュニケーションに活用している。

2023年1月現在，日本国内で医用画像をXR・メタバースに活用できるクラウドサービスとして「Holoeyes MD」がある。Holoeyes MDは，CT/MRI/US画像などの3DデータをXR・メタバース活用できる医療機器プログラムとして広く普及しており，手術やインターベンショナル・ラジオロジー（IVR）の画像支援や治療計画での活用事例が数多く報告されている[1)~5)]。

本稿は，医用画像のXR・メタバース活用の第一歩である，医用画像の3DモデリングからXRアプリ化などの具体的な実践方法を，実臨床の活用事例と併せて解説する。

XRに必要な医用画像のポリゴン化と3Dモデリング

3Dモデルとは，3D（三次元）の立体として作成されたモデルデータのことで，ユーザーは上下左右前後の全方向から閲覧できる。そのため，奥行きと高い臨場感が得られる。インターネット上の仮想空間であるメタバースは，そこに存在するすべてが3Dモデルとして設計され，ユーザー自身も3Dモデルの分身（アバター）として存在できる。

3Dグラフィックの最も一般的なモデリング法はポリゴンモデルである。これは3つの頂点から成る多角形で，複数組み合わせることで立体を表現できる。ポリゴンモデルの3Dデータに色や質感を加えるには，テクスチャリング（テクスチャマッピング）が必要となる。これにはテクスチャー（色や模様）とマテリアル（質感）がある。さらに，透過率など

を設定することでリアルな3Dモデルとなる。

三次元データには，領域抽出によるモデルを構築せず，三次元データから直接三次元画像を作成するボリュームレンダリング（volume rendering）と，三次元データから対象となるデータを抽出してモデルを構築し，これを基に三次元画像表示するサーフェスレンダリング（surface rendering）がある。

ボリュームレンダリングは，ある視点より対象物を貫き，その線上の範囲にある輝度（ボクセル値）を収集して多数抽出し，三次元処理を行う。また，サーフェスレンダリングは対象の表面情報のみを抽出し，三次元画像を再構築する。この物体表面は三角形のポリゴンに分割して数値データ化するため，多視点からの見え方を生成し描画する。さらに，光源の角度や距離，光量を計算し，陰影を付ける shading によって，立体感がリアルに表現できる。

このサーフェスレンダリングを利用し，設定したROIの輝度の差から辺縁を抽出して物体表面の座標を数値データとして書き出すことで，XR表示に利用できるポリゴンデータが得られる。このポリゴン形式は，3Dプリンタと同様に，提示したい臓器モデルのファイル形式であるSTL形式やOBJ形式が最も汎用である。

ポリゴンを視覚表現するには，主に三角形の集合体の頂点情報（x, y, z）を設定して，ポリゴン面に対して法線（面に対して垂直のベクトル）を設定し，光を当てたときの反射を定義する。さらに，VRとして提示するには，横方向の軸をU，縦方向の軸をVとしたUV座標を用

〈0913-8919/23/￥300/論文/JCOPY〉

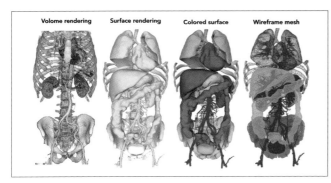

図1　XRに必要な医用画像のポリゴン化と3Dモデリング

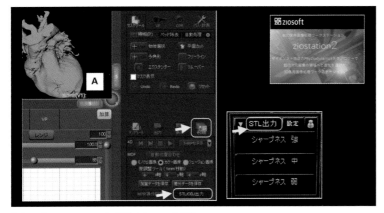

図2　「Ziostation2」（ザイオソフト社）
右下の「その他」からSTL/OBJ形式で出力できる。

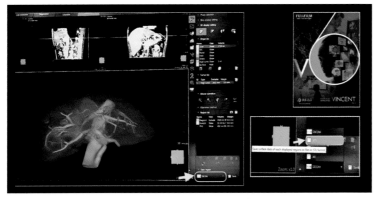

図3　「SYNAPSE VINCENT」（富士フイルムメディカル社）
右下からSTL形式で出力できる。

いて，二次元の直交座標で形状を表現する。そのほかに，形状として頂点，法線，オフセット，シーンとして光源，カメラ，マテリアルとして色，テクスチャーなどを設定する（図1）。

医用画像解析3Dワークステーションによるポリゴン作成

　CT/MRI/US画像を3D再構成し，ポリゴンファイルに書き出しができるソフトウエアは，3Dプリンタの普及に伴い，近年急速に普及した。従来は高額なオプション機能の一つであったが，すでに購入時のデフォルトとして搭載されるものもある。

1. Ziostation2（ザイオソフト社）
　「Ziostation2」は医用画像解析3Dワークステーションで，独自の画像処理技術「PhyZiodynamics」というスーパーコンピューティングテクノロジーに基づく膨大かつ精確な計算により，従来の技術では実現できなかった動態画像を再構成し，さらにそれらの動きを定量化することで未知の動態解析を実現した。また，独自の形状認識機能と解剖や統計的な情報を複合した新しい画像認識技術「RealiZe」は，領域ごとに数多くの検査データを学習させ，あらゆる情報を体系化することで，動脈と静脈を分離して表示したり，造影剤で染まらない筋肉の抽出など，従来では実現できなかった画像処理を実現した。Ziostation2で作成した画像は，STL形式やOBJ形式で出力し，3Dモデル作成が可能である（図2）。
（https://www.zio.co.jp/ziostation2/）

2. SYNAPSE VINCENT（富士フイルムメディカル社）
　「SYNAPSE VINCENT」の各種解析機能（オプション）であるボリュームアナライザーは，心臓，肝・胆・膵，腎，脳，肺，大腸などの統合3D解析アプリケーションである。サーフェス編集として，ボリュームデータの閾値処理により境界表面からマーチングキューブ法によって表面モデルを生成して，ポリゴンモデルを表示し，STLファイルとして外部出力する。STL形式への出力には別途「サーフェス表示」が必要である（図3）。
（https://www.fujifilm.com/jp/ja/healthcare/healthcare-it/resources-vW6fMT）

3. AZE VirtualPlace（キヤノンメディカルシステムズ社）
　「AZE VirtualPlace」はSTL形式出力に対応しており，単色のSTL形式のほかに，複数カラーを保持できるVRML形式への出力も可能である。事前に複数カラーを色設定するテンプレート機能もある。2017年3月末にリリースされた3Dプリントデータ作成ワークステーション「AZE VirtualPlace STL Lite」は，「抽出機能」や「反転穴埋め機能」など，STLファイル作成に特化したツールを搭載している（図4）。
（https://jp.medical.canon/products/healthcareIT/aze/）

4. OsiriX MD（Pixmeo SARL社）
　MacOS専用の画像診断用プログラム医療機器。英語表記の「OsiriX MD」

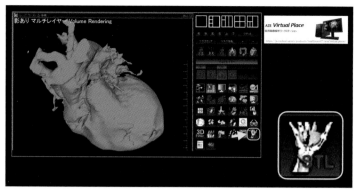

図4 「AZE VirtualPlace」
（キヤノンメディカルシステムズ社）
右下のSTLアイコンから出力できる。

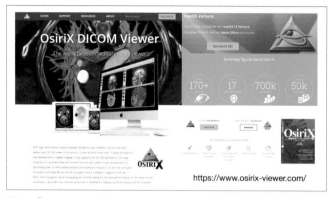

図5 「OsiriX MD」（Pixmeo SARL社）

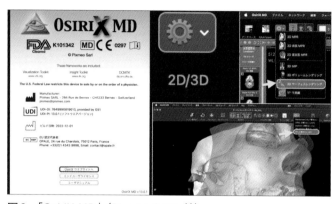

図6 「OsiriX MD」（Pixmeo SARL社）
3D解析としてサーフェスレンダリングし，STL形式で書き出しができる。

は米国食品医薬品局（FDA），欧州CEの認証を得ている（図5）。
（https://www.osirix-viewer.com）

　日本国内での臨床使用では，日本の薬機法に基づく医療機器ソフトウエアとして認証されている「オザイリクス MD」（カタカナ表記）が，汎用画像診断装置ワークステーション用プログラム（一般的名称）としてニュートン・グラフィックス社から販売されている。
（https://www.newton-graphics.co.jp/archives/2636）

　高いパフォーマンスと直感的でインタラクティブなユーザーインターフェイスを持つOsiriXは，世界で最も広く使われているDICOMビューワとされる。かつてはジュネーブ大学，UCLAなどでオープンソースとして開発，配布されていた。DICOM規格を完全にサポートし，2D/3Dの高度な後処理技術と，3D/4Dナビゲーションの独自の革新的な技術で，あらゆるPACSやワークステーションに統合できる。OsiriXは64ビットコンピューティングとマルチスレッドに対応しており，最新のプロセッサで最高のパフォーマンスを発揮する。画像解析は，MIP，curved MPR，volume rendering，surface renderingなどのCPU/GPUレンダリング処理により，最大限高速化するよう開発されている。

　2DビューワからのROIの抽出やサーフェスレンダリング処理後にSTLやOBJ，VRMLなどの形式に書き出しができる（図6）。

5. 3D Slicer（BSD-style open source license）

　Windows，macOS，Linuxなど複数のOSで利用できる無料のオープンソースソフトウエアで，研究用および商用にカスタム構築・展開できる。米国NIHから3D Slicerを用いた研究に予算の配分が行われている。2023年1月2日にSlicer 5.3.0がリリースされた。

　なお，使用上の制限はないが，3D Slicerは臨床用として承認されておらず，研究用として配布されている。そのため，使用許可および適用される規則の順守は，使用者の責任となる（図7）。

　3D Slicerでは，DICOMファイルを読み込み，「Segment Editor」から3Dを構築する（サーフェスレンダリング）。

　まず，「Effects」の「Threshold」を選択し，「Threshold Range」を調整して「Apply」する。続いて，「Show 3D」から「Center the 3D view on the scene」をクリックすれば，3Dモデルが現れる。これをSTLファイルとして保存するには，「Segmentations」を選択する（図8）。

　さらに，「Export/import models and labelmaps」の「Output type」から「Models」を選択して「Export」し，左上の「SAVE」で保存する。モデル名（Segment_1など）にチェックを入れ，「File Format」をSTL形式にして「Save」で書き出される（図9）。
（https://www.slicer.org）

XRのための臓器ポリゴン作成の秘訣

　一般的に，DICOMファイルのボリューム画像からROI抽出を行うには，医用画像解析ワークステーションが優れた性能を発揮する。数年前までは高度な物体検出や分割ツールはなく，ROIを手作業で指定するほか，ピクセル値の近似値

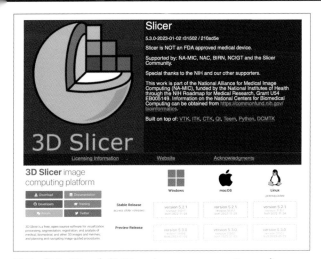

図7 「3D Slicer」（BSD-style open source license）

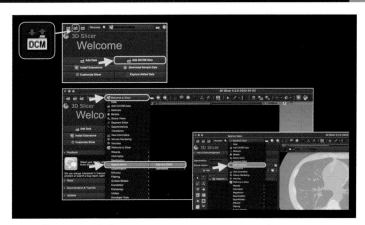

図8 「3D Slicer」（BSD-style open source license）
「Segmentation」からROIを設定する。

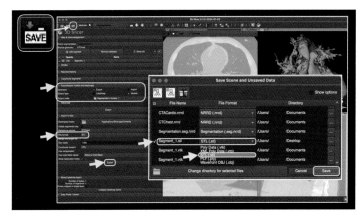

図9 「3D Slicer」（BSD-style open source license）
STL形式で書き出すことができる。

を利用したり，ボリュームレンダリングにて3D鋏ツールで不要な領域を削除するなど，さまざまな試みがされてきた。近年は，人工知能（AI）技術の発展と膨大なデータベース解析により，機械学習化や深層学習を用いたROIの自動抽出も行われている。

また，STLファイルを書き出した後に，表面スムーシングや穴埋めなどの直接加工や修正もでき，3Dプリンタやデザイン，CGアニメーションなどで汎用されるCADソフトウエアとして，「Meshmixer」「Meshlab」「Blender」などが広く利用されている。

XRとメタバースのための XRアプリ化

ポリゴンとして書き出した3Dモデルは，ウエアラブルデバイスを介して右目用と左目用の映像に分け，それぞれ視差を付けて立体視として表示すると，3DモデルがそこにあるかのようにXRとして体験できる。これを実現するには，ゲーム開発用エンジンのUnityやUnreal Engineなどを利用し，症例ごとにアセットを作成して，アプリケーションをビルド，デプロイし端末にインストールするといった，手間や時間，ソフトウエアの知識と技量が必要であった。しかし，2020年6月に管理医療機器プログラム「Holoeyes MD」が発売され，クラウド上にポリゴンデータをアップロードするだけで，患者ごとのXRアプリ用アセッ

トを約5分で自動的に作成できるようになった。2023年1月現在，XR・メタバースに活用できる医療機器プログラムとしては国内で最も広く普及しており，手術やIVRなどの画像支援，治療計画，医療教育，患者説明，医療機器開発など，幅広い分野で活用事例が数多く報告されている[1)～5)]。

1. Holoeyes MD

Holoeyes MDは，疾病診断用プログラムとして管理医療機器（クラスⅡ）認証を取得した医療用画像処理ソフトウエアで，クラウド型サービスとして日本国内で提供されている（図10）。（https://holoeyes.jp/）

Holoeyes MDは，主にCTやMRIなどの医用画像から抽出した臓器や病変，血管などの3Dデータ（ポリゴンモデル）を，XR技術によってインタラクティブな体験に変換するクラウドプラットフォームである。同時に，症例ごとの

ポリゴンとアセットがクラウドに保管され，ユーザーアカウントにて管理できる3Dデータアーカイブサービスでもある。アップロードする3Dポリゴンデータは，STL，OBJ，PLY（3Dスキャナや口腔内スキャナによるカラーテクスチャ情報を含む）形式に対応している（図11）。

個々のポリゴンごとに，色や透明度を設定でき，臓器個別に移動／回転，拡大／縮小，非表示など多彩な表示機能がある。また，透明度の変更，ワイヤフレーム表示，断面表示，直線や自由線の書き込みなどの機能があり，さらに時系列記録機能を使って，視線とコントローラの3D空間での動きやユーザーの解説音声を記録／再生し，追体験することもできる。この時系列動作記録データは，スマートフォン用アプリケーション「Holoeyes Edu」にて簡易VRゴーグルとスマートフォンで手軽にXR体験として共有できる。学生や若手医師の教

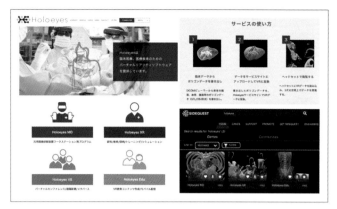

図10 「Holoeyes MD」（Holoeyes社）
4種類（Holoeyes MD，Holoeyes XR，Holoeyes VS，Holoeyes Edu）のサービスがある。

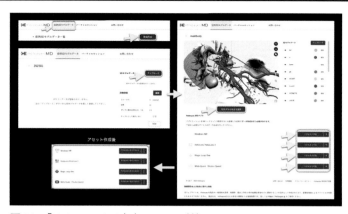

図11 「Holoeyes MD」（Holoeyes社）
個別のポリゴンデータを1つずつHoloeyes社のWebサイトへアップロードする。

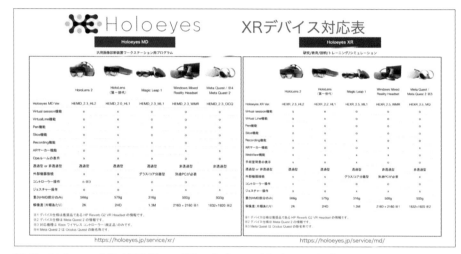

図12 Holoeyes MD対応XRヘッドセット（https://holoeyes.jp/）

育用途にも広く利用されている。

2023年1月現在，対応するXRヘッドセットは，「HoloLens 2」「HoloLens（第1世代）」「MagicLeap 1」「Windows Mixed Reality Headset」「Meta Quest」「Meta Quest 2」である（**図12**）。

また，メタバース空間でユーザー自身をアバター表示し，ポリゴンモデルの位置情報と音声をリアルタイムに共有できるバーチャルカンファレンス機能「Holoeyes VS」が，オプションサービスとして遠隔医療や遠隔読影，遠隔教育などに利用されている。

なお，「Holoeyes XR」は，日本国内において薬機法に基づく医療機器および医用ソフトウエアとしての販売許可を得ておらず，初期診断および診断根拠としての使用はできない。

医用画像XR・メタバース活用の展望

XRは，現実世界と仮想世界を融合させ，インタラクティブな没入体験を可能にする。一方，メタバースは物理的現実を仮想的に拡張し，集合的な共有空間をもたらしている。これらXRとメタバースの医療活用は，診断治療から，遠隔医療などで新しい方法を提供し，医療に革命をもたらすと考えられている。医用画像におけるXRの活用により，診断や治療計画がより詳細で正確になり，遠隔読影や遠隔手術，遠隔カンファレンスなどにも利用されている。医療者向けのトレーニングやシミュレーションも没入型の体験を伴うようになり，安全な仮想環境での修練やスキルアップが可能になる。

XRとメタバースの医療における潜在

的な用途は広範かつ多様であり，医療業界において重要な役割を果たすと思われる。

●参考文献

1) Sugimoto, M. : Cloud XR (Extended Reality : Virtual Reality・Augmented Reality・Mixed Reality) and 5G networks for holographic medical image-guided surgery and telemedicine. In : Hashizume, M. (eds). Multidisciplinary Computational Anatomy-Principles and Clinical Application of MCA-based Medicine. Springer. *Singapore*, 381-387, 2022.

2) 杉本真樹，末吉巧弥：XR（仮想現実VR・拡張現実AR・複合現実MR）画像支援とMetaverseによるInterventional radiology. 日本インターベンショナルラジオロジー学会雑誌，36（4）：326-334, 2022.

3) 杉本真樹，末吉巧弥：XR (extended reality) とメタバースによる医療デジタルトランスフォーメーション. *INNERVISION*, 38（1）：90-91, 2023.

4) 杉本真樹：Metaverse/XR/VR/AR/MRによるRedefining Radiology. *INNERVISION*, 37（2）：35 37, 2022.

5) 杉本真樹：医療現場のデジタル革新DX：VR/AR/MR/XR/ホログラム手術支援/オンライン遠隔医療. *INNERVISION*, 36（11）：20-24, 2021.

第50回日本磁気共鳴医学会大会ランチョンセミナー10

The next stage of Canon MRI

開 催：2022年9月10日（土）　座 長：富山　憲幸（大阪大学大学院医学系研究科放射線統合医学講座放射線医学教室）
（キヤノンメディカルシステムズ株式会社共催）

講演1

3Tおよび1.5T MR装置による
最新MRIの現状と将来展望

大野　良治　藤田医科大学医学部放射線医学教室／同先端画像診断共同研究講座

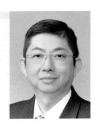

キヤノンメディカルシステムズ社のMR装置には，flag ship 3T MR装置の「Vantage Centurian」，bore径71cmの「Vantage Galan 3T/Focus Edition」，1.5T MR装置でbore径71cmの「Vantage Orian」や「Vantage Fortian」とbore径63cmの「Vantage Gracian」が臨床導入されており，すべてのMR装置にてSNR向上技術「Advanced intelligent Clear-IQ Engine（AiCE）」を搭載している。併せて，これらの3Tおよび1.5T MR装置には，新たな高速撮像法である圧縮センシング法（compressed sensing：CS）の「Compressed SPEEDER」を含めた最新撮像法が搭載されている。

　藤田医科大学病院群では，藤田医科大学病院の「Vantage Titan 3T/SGO」に加えてVantage Centurian 2台が稼働しており，同大学ばんたね病院および岡崎医療センターでは，Vantage Galan 3T/Focus EditionとVantage Orianが稼働している。本講演ではこれらの3Tおよび1.5T MR装置を用いたキヤノンメディカルシステムズ社の現状と将来展望に関して概説する。

キヤノンメディカルシステムズ社 MR装置における 最新撮像技術の臨床的有用性

1. Compressed SPEEDERと AiCEの臨床的有用性について

　MRIの撮像時間短縮技術であるparallel imaging（PI）は，各医療機器メーカーによって現在広く臨床に応用されており，image domain based PIとk-space domain based PIに分けられているが，近年新たな高速撮像法としてCSの臨床応用が進められてきた。キヤノンメディカルシステムズ社では，image domain based PIであるSPEEDERの臨床応用拡大と併せて，新たにCSとして「Compressed SPEEDER」が臨床導入されている。Compressed SPEEDERでは，可逆性が高く画質を担保できるとともに高速化の上限を高くできる可能性があり，PIとCSを組み合わせ，PI部分におけるエンコード依存性を低減するとともに，圧縮センシングにおけるランダムノイズを低減している。併せてwavelet変換における閾値の低減を行うことで，高速イメージングの画質劣化を防いでいる[1]。

　Compressed SPEEDERでは検査時間の短縮と併せて，頭頸部，婦人科骨盤や骨軟部領域などでは撮像時間の短縮によりmotion artifactの低減も図れて画質改善にも有効であることが知られており，PIと比較して検査効率および画質改善の両面から有効であることが報告されている[1]～[3]。

　一方，Deep Learnig Reconstruction（DLR）は現在，各医療機器メーカーで臨床応用が進められているが，キヤノンメディカルシステムズ社は他社に先駆けてDLRであるAiCEの臨床応用を，3T MR装置と併せて1.5T MR装置にて図ってきた。AiCEはlow SNRの画像からhigh SNRの画像を作成する技術であり，MR画像に含まれる高周波成分のみを学習させることで，解剖学的構造に影響しないノイズ成分のみの選択的除去が可能である[2]。当大学における婦人科領域や骨軟部領域におけるCompressed SPEEDERとAiCEの併用に関する検証では，AiCEはPIよりもCompressed SPEEDERとの相性が良く，両者を併用することで検査時間の短縮を図りながら，PI単独と同等の画質を得ることが可能であり，検査効率を上げつつより良い診療を行うことが可能であることが示唆されている[2], [3]。また，AiCEを使用することにより，従来よりも高いb値を用いた拡散強調画像（diffusion-weighted imaging：DWI）の撮像を画質改善しながら行うことが可能になる。前立腺がんにおいては，b値を従来よりも高いb値3000 s/mm²や5000 s/mm²に設定して撮像することが可能であるが，従来のb値におけるDWI撮像および上記の超高b値によるDWI撮像においても，AiCEの併用によるADC値への影響はないことが確認された[4]。また，従来のb値よりもb値3000 s/mm²を適用することで，前立腺がんの診断能を改善することも明らかにした[4]。したがって，AiCEをDWIに併用することで，さらなるDWIの有用性を明らかにすることが可能になると考えられる。さらに，AiCEを1.5T MR装置に適用することで，1.5T装置でも3T装置と同等の画質を得ることも可能であり，AiCEは1.5T装置においても有用な技術であると考える（図1）。

2. MRI with Ultra-Short TEの 臨床的有用性について

　MRIにおいて，T2*値が短い肺野お

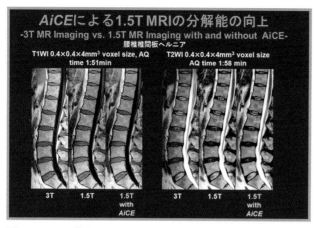

図1 3T MR装置にて取得したT1-weighted image（T1WI）とT2-weighted image（T2WI）および1.5T MR装置にて取得しAiCE併用および非併用にて再構成したT1WIとT2WIの比較
1.5T MR装置で取得されたT1WIおよびT2WIの画像は，AiCEを併用することにより3T MR装置と同等の画質に改善される。

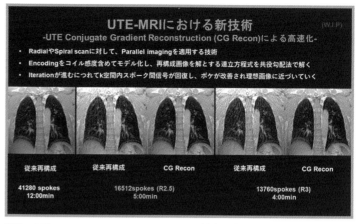

図2 MRI with Ultra-Short TEのspoke数を減少させ，高速化を図った場合の従来再構成法とCG Reconの比較（W.I.P.）
MRI with Ultra-Short TEのspoke数を減少させることで高速化を図った場合，従来再構成法ではstreak artifactと画像のボケが生じるが，CG Reconを併用することで，streak artifactを生じることなく画質を維持することが可能である。

およそ骨などの画像化は長く困難とされてきたが，2010年代に臨床応用されたUltra-Short TEを用いたMRIにて画像化が可能になり，新たなMRIの適応拡大が進んでいる。キヤノンメディカルシステムズ社では，200μs未満のUltra-Short TEを併用したMRI（MRI with Ultra-Short TE）の臨床応用を世界に先駆けて行っている。MRI with Ultra-Short TEにおける肺野病変の描出は，標準線量あるいは低線量CTと同等に行うことが可能であることが示唆されている[5),6)]。また，肺結節検出や米国を中心とした低線量CT肺がん検診における肺結節評価法であるLung Imaging Reporting and Data System（Lung-RADS）version 1.1の評価において，MRI with Ultra-Short TEは標準線量あるいは低線量CTと同等以上であることも明らかにされている[7)]。併せて，結節の定性的画像所見の評価に関してCTと同様に可能であることも指摘されていることから，新たな肺がん検診法としての臨床応用を進めることが可能であることも示唆されている[5)~8)]。現在では，ドイツなどの欧州を中心に低線量CT肺がん検診の代用としての臨床応用が進められており，本邦においても今後新たな検診手法などとしての臨床応用が期待されている。また，キヤノンメディカルシステムズ社は，MRI with Ultra-Short TEにおいて，さらなる高速化および高

画質化をめざしたConjugate Gradient Reconstruction（CG Recon）の開発および臨床応用を進めているので，今後のさらなる基礎および臨床応用研究や臨床evidenceの確立が楽しみな状況である（図2）。

このような状況下で，世界的に著名な胸部放射線診断医，呼吸器内科医および呼吸器外科医，呼吸器病理医，麻酔科医や呼吸生理学研究者にて構成されているThe Fleischner Societyは，2020年に新たに肺MRIの適応に関するReposition Paperを発表し，呼吸器領域におけるMRIの臨床適応疾患や主要撮像法の臨床応用を推奨している。その中でもMRI with Ultra-Short TEの肺結節検出や肺野病変評価への適応を推奨している[9)~11)]。現在，多くの読者諸氏が「胸部領域におけるMRIの臨床的有用性は低い」と認識しているのは，1991年当時のThe Fleischner Societyのメンバーで北米放射線学会のRadiology Diagnostic Oncology Group（RDOG）に参加したメンバーによってRadiologyに発表された論文が基になっていると考える[12)]。しかし，技術の進歩やたゆまぬ臨床応用研究成果などのevidenceの確立により，約四半世紀の時を超えて，胸部MRIは臨床上不可欠な検査法として世界的authorityが認める検査として確立されつつあることから，MRI with Ultra-Short TEを含めたキ

ヤノンメディカルシステムズ社の提供するevidence levelの高い撮像法を積極的に臨床現場で活用し，より良いMRIの臨床応用を読者諸氏が実践されることを期待する。

3.「Fast 3D mode」の臨床的有用性について

キヤノンメディカルシステムズ社のMR装置においては，従来の3D収集に加えて新たにFast 3D modeを使用することが可能である。従来の3D収集ではk-spaceを1TRごとに1 slice encodeごとの信号収集をするのに対し，Fast 3D modeの一つである「Fast 3D multiple（Fast 3Dm）」では，1TRで2 slice encodeごとの信号収集を行うことで収集効率を2倍とし，撮像時間を半分に短縮できる。Fast 3Dmは一般にspin-echo（SE）系の撮像法に用いられ，MRCPなどの高速撮像における有用性が評価されており，SPEEDERを併用した呼吸同期撮像と同等の画質を息止め撮像で可能にする。また，AiCEと併用することで画質改善や膵管内乳頭状粘液性腫瘍やがんの評価に有用であることが示唆されている[13)]。一方，「Fast 3D wheel（Fast 3Dw）」では，k-spaceセンターから高周波部に向かってwheel状に信号を収集する。Fast 3Dwでは画質に影響しづらい外周部分の信号を収集しないことで，撮像時間の短縮化を図っている。Fast 3Dwはgradient-echo系

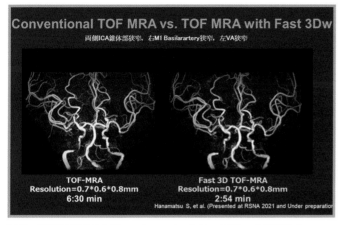

図3 従来法によるMR angiographyとFast 3Dwを併用したMR angiography
Fast 3Dwでは，CSなどとは異なる手法で空間分解能や画質を維持しつつ高速化が図れる。

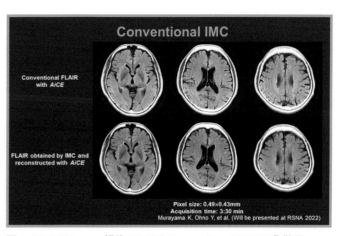

図4 FLAIR image撮像におけるConventional IMCの非併用および併用によるmotion artifact低減効果の比較
Conventional IMCの併用により，motion artifact低減が認められる。

の撮像法にも用いられるが，Fast 3D modeではCSを使用することなく撮像時間の短縮が可能であるとともに，従来のPIとの併用も可能であり，形態診断のみならず，MR angiographyなどのさまざまな臨床応用の可能性も示唆されている（図3）。

4. Chemical exchange saturation transfer（CEST）imagingの臨床的有用性に関して

キヤノンメディカルシステムズ社の3T MR装置では，代謝診断法であるCEST imagingが広く試みられており，胸部腫瘍性疾患においてその臨床的有用性が模索されてきた[14], [15]。キヤノンメディカルシステムズ社はFASE法で収集を行う2D CEST imagingと併せて，新たにFFE法による収集を採用した3D CEST imagingを可能にし，中枢神経領域や男性骨盤領域などを中心に臨床応用を開始している。

5. Computed DWIの臨床的有用性について

DWIの臨床的有用性は，中枢神経領域のみならず体幹部領域においても揺るぎないものになっているが，高いb値を使用したDWIを撮像した際の画質劣化が問題になっており，前述のAiCEの臨床応用以外にもさまざまな対策が提案されている。キヤノンメディカルシステムズ社は2010年代にcomputed DWIを提案し，その臨床的有用性は前立腺領

域で確立されている[16], [17]。今回，われわれはcomputed DWIを，画質劣化を伴いやすい3T MR装置における非小細胞肺癌患者の肺門部および縦隔リンパ節転移診断に臨床応用し，至適なb値を選択したcomputed DWIは実際に撮像されたDWIの診断能を改善するのみならず，以前からFDG-PET/CTに比して有用であると示唆され，臨床応用が進められているshort inversion time（TI）inversion recovery（STIR）法と同等の診断能を示すことを明らかにした[18]。今後もさまざまなcomputed DWIの臨床応用を進めることにより，撮像法，再構成法や後述するartifact低減技術などと併せて画質改善などがさらに図られ，DWIの臨床的evidenceが現在確立されていない領域でも確立されることを期待する。

新たなOperation System Software Version 8.0における最新撮像技術の可能性

キヤノンメディカルシステムズ社製MR装置の最新Operation System Software Version 8.0の製品搭載に伴い，新たな撮像技術の臨床応用が可能になる。

今回新たに搭載される撮像技術は，①Iterative Motion Correction（IMC），②Reverse encoding Distortion Correction（RDC），③metal Arti-

fact Reduction Technique EXPansion（mART EXP），および④Expanded SPEEDER（Exsper）である。

1. IMCの可能性に関して

キヤノンメディカルシステムズ社のMR装置では，体動補正法として従来よりJET法が使用されてきた。JET法は，fast spin-echo（FSE）法で得られた収集エコーデータの束（blade）をk-space上で回転させて充填し，画像化する手法であり，呼吸や体動の影響を受けにくい技術としてさまざまな領域に応用されてきた。その一方で，本手法は通常のCartesianでのデータ収集への適用ができないことが問題であった。そこで，今回新たにIMCが開発された。

IMCは通常のCartesianでデータを収集し，撮像後に再構成でmotion artifactを抑制する技術である。そして，IMCでは，①ある程度echo train数の多い撮像が必要，②撮像条件の考え方を変える必要がある，③コントラストが通常の撮像と異なることや，④streak artifactが発生する，などのJET法のさまざまな課題を克服することが可能になることが示唆されている。IMCには，剛体の動き（並進や回転など）に起因するmotion artifactを低減する「Conventional IMC」（図4）と，剛体および非剛体（嚥下，呼吸や咳嗽など）に起因するmotion artifactを低減する「IMC with Navigator Echo」（図5）が

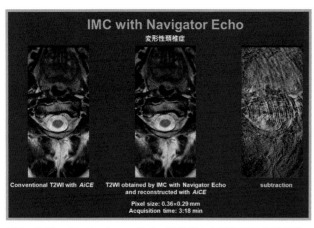

図5 IMC with Navigator Echo非併用および併用による頸椎T2WIと両者のsubtraction画像
subtraction画像において，IMC with Navigator Echoによる嚥下に伴うmotion artifact低減効果が明瞭である。

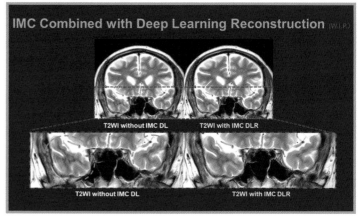

図6 IMC Combined DLR非併用および併用による頭部T2WI（W.I.P.）
IMC Combined DLRを併用することで，両側側頭葉（○）領域内のmotion artifactが消失している。

あり，motion artifactの原因によって使い分けることが可能である。さらに，第3のIMCとして，「IMC Combined Deep Learning Reconstruction（IMC Combined DLR）」も開発が進められている。IMC Combined DLRでは，深層学習（Deep Learning：DL）のネットワークを動きの影響のない画像と影響のある画像のペアにより学習させ，動き補正に適用している。Navigatorによって測定できる剛体状の動きは，従来のIMCと同様にモデルベース補正をk-spaceで実行するとともに，動きが大きい場合にはshot rejectionを行う。その後，CS再構成を行って画像化し，前述のDLが上記のモデルベース補正で対処できない動きの影響を画像空間で高速に補正して，高画質の画像を得る（図6）。

2. RDCのDWIに対する可能性に関して

RDCはDWIにおいて，SE-typeのecho planar imaging（EPI）におけるphase encode方向の画像歪みであるsusceptibility artifactを低減させる機能であり，phase encode方向を反転することにより画像歪みの方向が反転することを利用している。RDCを併用したDWIを，以下RDC DWIと記載するが，RDC DWIは2number of excitation（NEX）で撮像する際にphase encode方向を反転してforward／reverse dataを収集し，両画像を補正後，加算

した画像を出力する。b0画像だけでなくMPG印加画像も使うことで，B0＋渦電流による歪みを補正することが可能になる。現在，本手法に関しては，頭部，頭頸部や骨盤領域での有用性が検討されている（図7）。

3. mART EXPのview angle tilting（VAT）法に対する有用性に関して

キヤノンメディカルシステムズ社における磁化率アーチファクト低減技術として，VAT法が広く臨床で用いられている。VAT法は，磁場の不均一によって生じる歪みを補正する一般的手法として提案されたものであるが，磁化率アーチファクトのような局所的な磁場の不均一によって生じる歪みを補正する技術として実装され，臨床応用されている。今回臨床応用されるmART EXPは，①read out方向に関しては従来のVAT法を組み合わせることで補正し，②スライス方向に関してはスライス方向に歪んだ信号であることを特定するために，encode用傾斜磁場をスライス方向に印加し3D収集する。そして，③その後，再構成にてデータをcombineして画像を作成する。現在，本手法の臨床的有用性に関しては検討中であり，将来的にその有用性を供覧することも可能になると考える。

4. Exsper

Exsperは，2020年にOperation System Software Version 7.0においてDWIへの臨床応用を念頭に開発され，

臨床応用が進められた。Exsper DWIでは，k-space domain based PIとimage domain based PIを組み合わせた新しいPIを採用している。RFコイル感度をスキャン中に取得するため，本スキャンと感度情報の一致度が高く，従来のSPEEDERなどの通常のPIに比してアーチファクト低減やさらなる高分解能撮像および小FOV撮像が可能になるなどの，DWIの新たな可能性を模索することが可能な撮像法としてJRC 2021にて紹介した。Operation System Software Version 8.0では，FSE，SEやfield echo（FE）への適用拡大がなされるとともに，calibration dataをauto calibration signal（ACS）として本スキャン中に撮像することで，本スキャンと感度情報の一致度が高くなる。かつk-spaceにおける相関を利用して実空間での合成係数を求めるため，SPEEDERと比較して折り返しartifactを低減できるとともに，さらなる高速化が図れると考えられる（図8）。

まとめ

本講演では，キヤノンメディカルシステムズ社の最新3Tおよび1.5T MR装置にて臨床応用が進められている最新MR撮像技術のevidenceとOperation System Software Version 8.0にて臨床応用が開始される，①IMC，②RDC，③mART EXP，および

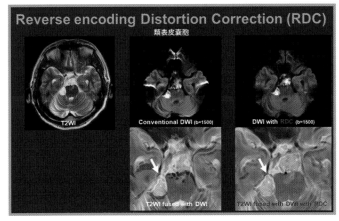

図7　右C-P angle および頭蓋底における類表皮囊胞のT2WI，RDC非併用および併用によるDWIとT2WIと，両DWIのfusion画像
fusion画像においてT2WIとDWI間でのmiss-registration（⇩）がRDC併用によって著明に改善している。

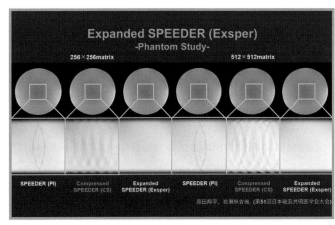

図8　ファントム実験によるSPEEDER, Compressed SPEEDERおよびExsperの折り返しartifact低減効果
異なるmatrix sizeにおいて，Exsperを併用することにより撮像時間の短縮を図るとともに，折り返しartifact低減を行うことが可能である。

④Exsperに関して解説した。今後は従来から臨床応用されている最新MR撮像技術のさらなるevidenceの構築と併せて，IMC，RDC，mART EXP，およびExsperなどの最新MR診断技術の臨床および研究面においても大いに期待できると考える。今後もキヤノンメディカルシステムズ社の最新MR装置と撮像法に注目するとともに，藤田医科大学とキヤノンメディカルシステムズ社の共同研究成果にも期待を寄せていただければ幸いである。

●参考文献
1）Ikeda, H., Ohno, Y., Murayama, K., et al. : Compressed sensing and parallel imaging accelerated T2 FSE sequence for head and neck MR imaging : Comparison of its utility in routine clinical practice. Eur. J. Radiol., 135 : 109501, 2021.
2）Ueda, T., Ohno, Y., Yamamoto, K., et al. : Compressed sensing and deep learning reconstruction for women's pelvic MRI denoising : Utility for improving image quality and examination time in routine clinical practice. Eur. J. Radiol., 134 : 109430, 2021.
3）Obama, Y., Ohno, Y., Yamamoto, K., et al. : MR imaging for shoulder diseases : Effect of compressed sensing and deep learning reconstruction on examination time and imaging quality compared with that of parallel imaging. Magn. Reson. Imaging, 94 : 56-63, 2022.
4）Ueda, T., Ohno, Y., Yamamoto, K., et al. : Deep Learning Reconstruction of Diffusion-weighted MRI Improves Image Quality for Prostatic Imaging. Radiology, 303 : 373-381, 2022.
5）Ohno, Y., Koyama, H., Yoshikawa, T., et al. : Pulmonary high-resolution ultrashort TE MR imaging : Comparison with thin-section standard- and low-dose computed tomography for the assessment of pulmonary parenchyma diseases. J. Magn. Reson. Imaging, 43 : 512-532, 2016.
6）Ohno, Y., Koyama, H., Yoshikawa, T., et al. : Standard-, Reduced-, and No-Dose Thin-Section Radiologic Examinations : Comparison of Capability for Nodule Detection and Nodule Type Assessment in Patients Suspected of Having Pulmonary Nodules. Radiology, 284 : 562-573, 2017.
7）Ohno, Y., Takenaka, D., Yoshikawa, T., et al. : Efficacy of Ultrashort Echo Time Pulmonary MRI for Lung Nodule Detection and Lung-RADS Classification. Radiology, 302 : 697-706, 2022.
8）Wielpütz, M.O., Lee, H.Y., Koyama, H., et al. : Morphologic Characterization of Pulmonary Nodules With Ultrashort TE MRI at 3T. AJR Am. J. Roentgenol., 210（6）: 1216-1225, 2018.
9）Hatabu, H., Ohno, Y., Gefter, W.B., et al., Fleischner Society. : Expanding Applications of Pulmonary MRI in the Clinical Evaluation of Lung Disorders : Fleischner Society Position Paper. Radiology, 297 : 286-301, 2020.
10）Schiebler, M.L., Parraga, G., Gefter, W.B., et al. : Synopsis from Expanding Applications of Pulmonary MRI in the Clinical Evaluation of Lung Disorders : Fleischner Society Position Paper. Chest, 159 : 492-495, 2021.
11）Tanaka, Y., Ohno, Y., Hanamatsu, S., et al. : State-of-the-art MR Imaging for Thoracic Diseases. Magn. Reson. Med. Sci., 21 : 212-234, 2022.
12）Webb, W.R., Gatsonis, C., Zerhouni, E.A., et al. : CT and MR imaging in staging non-small cell bronchogenic carcinoma : Report of the Radiologic Diagnostic Oncology Group. Radiology, 178（3）: 705-713, 1991.
13）Matsuyama, T., Ohno, Y., Yamamoto, K., et al. : Comparison of utility of deep learning reconstruction on 3D MRCPs obtained with three different k-space data acquisitions in patients with IPMN. Eur. Radiol., 32（10）: 6658-6667, 2022.
14）Ohno, Y., Yui, M., Koyama, H., et al. : Chemical Exchange Saturation Transfer MR Imaging : Preliminary Results for Differentiation of Malignant and Benign Thoracic Lesions. Radiology, 279（2）: 578-589, 2016.
15）Ohno, Y., Kishida, Y., Seki, S., et al. : Amide proton transfer-weighted imaging to differentiate malignant from benign pulmonary lesions : Comparison with diffusion-weighted imaging and FDG-PET/CT. J. Magn. Reson. Imaging, 47 : 1013-1021, 2018.
16）Ueno, Y., Takahashi, S., Kitajima, K., et al. : Computed diffusion-weighted imaging using 3-T magnetic resonance imaging for prostate cancer diagnosis. Eur. Radiol., 23（12）: 3509-3516, 2013.
17）Ueno, Y.R., Tamada, T., Takahashi, S., et al. : Computed Diffusion-Weighted Imaging in Prostate Cancer : Basics, Advantages, Cautions, and Future Prospects. Korean J. Radiol., 19（5）: 832-837, 2018.
18）Ohno, Y., Yui, M., Takenaka, D., et al. : Computed DWI MRI Results in Superior Capability for N-Stage Assessment of Non-Small Cell Lung Cancer Than That of Actual DWI, STIR Imaging, and FDG-PET/CT. J. Magn, Reson. Imaging, 2022. doi: 10.1002/jmri. 28288,（Epub ahead of print）.

大野　良治
Ohno Yoshiharu

1993年　神戸大学医学部卒業。1998年　同大学院医学研究科内科学系放射線医学修了。Pennsylvania大学放射線科Pulmonary functional imaging research, Research fellowなどを経て，2009年より神戸大学大学院医学系研究科内科系講座放射線医学分野機能・画像診断学部門 部門長／特命准教授，同大学医学部附属病院放射線部部長（併任）。2012年より同大学院医学研究科内科系講座放射線医学分野機能画像診断学部門 部門長／特命教授，同先端生体医用画像研究センター センター長（併任）。2019年4月より藤田医科大学医学部放射線医学教室臨床教授／同先端画像診断共同研究講座 講座長（併任）。

講演2 心臓MRIが変わった！ より診える機能画像へ

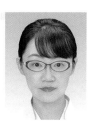

真鍋　徳子 自治医科大学総合医学第一講座放射線科 / 同大学附属さいたま医療センター

　心臓MRIは時間分解能と空間分解能がトレードオフの関係にあり，いかにアーチファクトを抑えて高画質の画像を得るかがポイントとなる。近年ではMRIの進化により，心臓の壁運動，心筋血流，冠動脈の形態，遅延造影など，多彩な撮像法による形態および機能の画像がワンストップで取得可能となった。本講演では，キヤノンメディカルシステムズ社のMRIによる心臓MRIのアップデートとして，ストレインイメージング，マッピングによる定量化，4D flow imaging，AIがかなえる画質改善：Deep Learning（DL）技術の応用，について紹介する。

ストレインイメージング
——前向き撮像から後ろ向き解析が可能に

1. Feature tracking法

　ストレインは，心筋の収縮の程度を定量的に示す指標であり，longitudinal strain（LS），circumferential strain（CS），radial strain（RS）という指標を用いて，心筋内の2点間の伸び縮みの差を評価する。従来のtagging法やSENC法では前向きにストレイン用の追加撮像を行うことが必須であり，撮像時間の延長や，後からデータを取得できないことが大きな課題であった。そこで，これらを解決する新たな手法としてfeature tracking法が開発された。

　キヤノンメディカルシステムズ社の医用画像処理ワークステーション「Vitrea」では，feature tracking法にて，ルーチンの心臓MRIで撮像されたシネMRIを用いて後からストレインの追加解析が可能である。患者リストからデータを選びアプリケーションを立ち上げると，短軸像や長軸の二腔像・四腔像が自動で認識され，次に自動輪郭抽出ボタンをワンクリックするだけで，わずか数秒で左室短軸がオートトラッキングされる。右室のオートトラッキングにも対応しており，数秒で完了す

るため，以前はマニュアルで左室・右室合わせて約1時間かかっていた解析時間を大幅に短縮可能となった。再現性も向上したため，左室容積などの定量値の信頼性が向上した。

　図1は，feature trackingによる左室解析例である。CS，RS，LSの結果が画像およびストレインカーブで表示されるほか，画面左上には左室容量の解析結果が一覧表示される。

　feature tracking法では，global LSを用いた左心機能低下の早期検出や，心筋症の診断，dyssynchronyの評価，先天性心疾患における心機能低下の早期検出，予後予測やリスク評価が可能であり，幅広い疾患に用いることができる。造影剤が不要で被ばくがないことも利点である。

2. 局所のストレイン評価が有用な症例
1）心臓サルコイドーシス

　心臓サルコイドーシスのガイドラインでは，遅延造影MRI（LGE）がメジャークライテリアとなっているが，LGEでの淡い濃染が病変かアーチファクトか判別困難な症例もある。そのような症例に対しストレイン解析を行ったところ，LGEの淡い濃染と合致する局所のストレインの低下を認めたため，心臓サルコイドーシス疑いにてFDG-PET検査を提案し，診断が確定した例を経験している[1]。

　左室壁の評価にはさまざまな手法があるが，壁の薄い右室においてもストレインの評価が可能か検討した。LGEおよびFDG-PETに

て右室の自由壁に心臓サルコイドーシスを認めた症例では，病変と合致する局所のストレインの低下を認めた。造影検査が適応とならない症例でも，シネMRIの画像があれば局所の異常をとらえられる可能性が示唆された[2]。

2）新型コロナウイルス（COVID-19）関連心筋炎

　COVID-19ワクチン接種後心筋炎の症例では，心電図にてSTが全誘導で上昇しており，左室駆出率（LVEF）が30％まで高度低下していた。LGEにて心外膜側優位の濃染や，中隔および右室の自由壁の濃染を認め，ストレイン解析を行ったところ，いずれも壁運動が高度に低下していた[3]。

3）心アミロイドーシス

　feature tracking法を左房や右房にも適用可能か検証した。LGEにて典型的なびまん性の濃染を認める心アミロイドーシスの症例は，HFpEF（LVEFの保たれた心不全）であった。心房中隔にもLGEの強い濃染を認め，ストレイン解析では同部位の壁運動が低下していた[4]。造影検査が適応とならない症例でも，

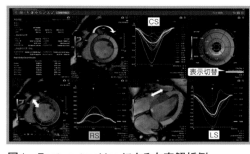

図1　Feature trackingによる左室解析例

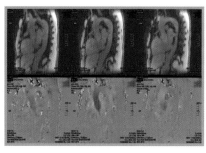

図2　4D flow MRIの解析例（W.I.P.）

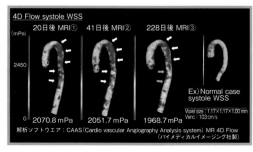

図3　WSSによる血管炎のフォローアップ例[6]

〈0913-8919/23/￥300/論文/JCOPY〉

MRIのT1マップやストレイン解析などを用いることで，異常を指摘することが可能である。

4）拡張型心筋症

拡張型心筋症があり嘔気と下腿浮腫で受診した症例では，造影CTおよび心臓MRIのLGEにて肺動脈，両心室，右房に多数の血栓を認めた。両心房と両心室のストレイン解析を同時に行ったところ，血栓の付着のある左室の心尖部や右室の自由壁，右房の右側の壁の動きが局所的に低下していた。一方，血栓のない左房は比較的ストレインが均一に保たれていた[5]。ストレイン解析を追加することで，血栓リスクを評価できる可能性がある。

マッピングによる定量化

LGEは，局所的な心筋障害の評価には有用であるが，びまん性の病変を十分に検出できないという限界がある。それを補完する手法がT1マッピングである。心筋の固有のT1値は，心筋細胞自体と，その周囲の細胞外液腔の両方の状態を反映する。また，細胞外液腔の状態を反映する指標として細胞外液分画（ECV）があるほか，炎症や浮腫をよく反映する指標としてT2マッピングがある。これらの指標を組み合わせることで，さまざまな心臓の障害を評価することが可能である。

T1／T2マッピングは，欧米ではすでにクリニカルルーチンとなっているほか，心筋炎の評価に用いられる"2018 Lake Louise Criteria"にも2019年の改訂でT1／T2マッピングが組み込まれ，今後，重要性が増していくと考えられる。また，COVID-19に伴う心筋炎やワクチン接種後心筋炎において，T1値やT2値にて感度良く患者の異常をとらえられることなどが複数報告されている。

4 D flow imaging

キヤノンメディカルシステムズ社の4D flow MRI（W.I.P.）は，広範囲をカバーできることがメリットである（図2）。また，任意断面でのストリームラインや壁剪断応力（wall shear stress：WSS）などの血流解析が可能となる。

図3は，T2強調画像で胸部下行大動脈の壁の信号上昇と肥厚を認めて血管炎と診断され，WSSにてフォローアップを行った症例である。T2の信号上昇（図3⇒）に合致してWSSがきわめて高値であったが，20日後，41日後には徐々に値が低下していた。228日後には，炎症マーカーである血中CRP値は正常となり，胸痛も消失したものの，WSSの局所的な上昇は残存していることが，画像にて定量的に示されている（図3⇒）。

AIがかなえる画質改善
—— DL技術の応用

キヤノンメディカルシステムズ社の「Advanced intelligent Clear-IQ Engine（AiCE）」は，DLを応用した画像再構成技術である。高い精度でノイズのみを選択的に除去するため，SNRの低い画像にAiCEを適用することで，SNRの大幅な向上が可能となる。AiCEでは，コントラストに寄与する低周波成分は除外して高周波成分のみを学習させるなどの工夫を行っており，元画像のノイズ量に応じてデノイズの程度を調整するため，非常に汎用性の高い手法である。心臓MRIにおいては，検査部位やコントラスト，シーケンス，撮像条件，受信コイルなどの要因に依存しないデノイズが可能で，ほぼすべてのプロトコールに適用することができる（図4）。

ボランティアを対象にT1値の絶対値を確認したところ，AiCEを適用しても定量値に影響を与えることなく，標準偏差のみを低下させていた。

図5は肥大型心筋症のLGEであるが，スライス厚5mmのthin slice画像にAiCEを適用することで，ノイズが低減し，SNRが改善している。LGE陽性部分を見ると，AiCEを適用した画像ではCNRが改善しており，コントラストは担保しつつノイズのみが低下していた（図6）。

肥大型心筋症のLGEは淡い濃染を呈する

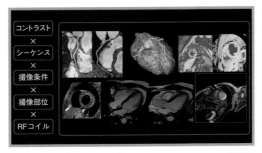

図4　さまざまな撮像プロトコールへのAiCEの適用

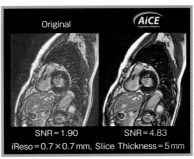

SNR=1.90　　　　SNR=4.83
iReso=0.7×0.7 mm, Slice Thickness=5mm

図5　Thin slice LGEにおけるAiCEによるSNR向上効果（肥大型心筋症）

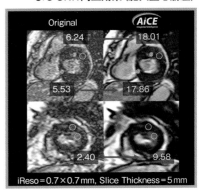

6.24　　18.01
5.53　　17.86
2.40　　9.58
iReso=0.7×0.7 mm, Slice Thickness=5mm

図6　Thin slice LGEにおけるAiCEによるCNR向上効果（図5と同一症例）

ることが多く，パーシャルボリュームの影響により評価が難しいが，AiCEを適用することで診断能の大幅な改善が可能となる。

まとめ

feature tracking法ではシネMRIを後ろ向きに解析することで多くの情報を得られるほか，T1／T2マッピングや4D flow MRIにより定量計測がルーチンで可能となる。また，AiCEの画像改善技術により，より精度の高い心臓MRIが可能となっている。

●参考文献
1) Kato, S., Oyama-Manabe, N., et al., *J. Nucl. Cardiol.*, 2021（Epub ahead of print）.
2) Aikawa, T., Oyama-Manabe, N., et al., *J. Nucl. Cardiol.*, 29（6）：3593-3595, 2022.
3) Maki, H., Oyama-Manabe, N., et al., *Eur. Heart J. Cardiovasc. Imaging*, 23（2）：e87, 2022.
4) Aikawa, T., Oyama-Manabe, N., et al., *J. Nucl. Cardiol.*, 29（1）：363-366, 2022.
5) Aikawa, T., Oyama-Manabe, N., et al., *Eur. Heart J. Case Rep.*, 6（1）：ytab509, 2022.
6) 佐野ひろみ，真鍋徳子，他：薬剤性大型血管炎の4D-flow所見．第4回4D FLOW研究会, 2022.

真鍋　徳子
Oyama-Manabe Noriko

1997年　北海道大学医学部医学科卒業。2005年　北海道大学大学院医学研究科博士課程修了。2004〜2007年 Harvard Medical School, Beth Israel Deaconess Medical Schoolに留学。北海道大学病院放射線診断科助教，講師，診療准教授などを経て，2020年〜自治医科大学総合医学第一講座放射線科教授。

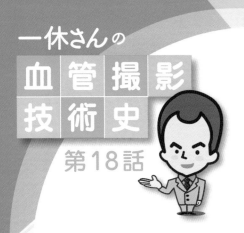

一休さんの
血管撮影技術史
第18話

血管造影検査における
X線造影剤のお話

粟井　一夫　榊原記念財団旧病院開発準備室顧問
（前・日本心臓血圧研究振興会附属榊原記念病院放射線科副部長）

X線検査において，骨などのX線吸収の大きな組織は容易に描出されますが，血流や筋肉・軟部組織をそのままで描出することは困難です。このようなX線の弱点を補うため，器官にX線吸収の大きい物質を注入して目的とする器官と周囲の組織にX線吸収率の差を作り出し，目的器官の位置，形状，機能，病変を明瞭にすることで診断精度の向上を図る試みが早い時期から行われてきました。

血管造影検査が日常的に施行されるようになったのは，Seldinger, S.I.（スウェーデン）が穿刺用の針からガイドワイヤを通し，血管内にカテーテルを挿入する技術（セルジンガー法）を開発して検査の安全性が確立され始めた1950年代からであり，それと相まってX線造影剤（以下，造影剤）の開発・利用が進みました。造影剤には，造影能力が高く，かつ人体への影響が小さく，安全性の高いことが求められており，具体的には以下の条件が挙げられます。

・高濃度で鮮明な画像が得られること　・X線吸収率が高いこと　・化学的に安定して生体に無害であること
・大量投与が可能なこと　・安価であること

今回は，このような条件を満たして血管撮影検査に使用できる造影剤のお話です。

＊ 医療用後発医薬品の販売名については，2005年9月22日の薬食審査発第0922001号 厚生労働省医薬食品局審査管理課長通知「医療用後発医薬品の承認申請にあたっての販売名の命名に関する留意事項について」において，一般名を基本とした名称とすることと周知されましたが，本話における造影剤名称については，発売当時の製品名を中心にした記載とします。ただし，文献を引用した箇所については文献の体裁に沿った記載としています。

造影剤小史

1. ヨード製剤の始まり

　造影剤の使用は，X線発見の翌年である1896年にDutto, U.（伊）が死体に石膏剤を注入して撮影したのが最初で，この時期には，死体に造影剤を注入した撮影がいくつか散見されました。現在使用されている血管撮影用造影剤と同じヨードをX線造影剤として用いたのは，1918年にCameron, D.F.（米）がヨウ化ナトリウムを逆行性腎盂造影に使用したのが初めてです。静脈からの投与は，1923年にOsborne, E.D.（米）がヨウ化ナトリウムを使用して尿路造影に成功したのが最初でした。血管撮影を目的とした生体への投与は，1923年にBerberich, J.（独）らが臭化ストロンチウムを用いて四肢動脈撮影を行い，翌1924年にはBrooks, B.（米）がヨウ化ナトリウムを用いた下肢動脈造影を行っています。このときすでに，造影剤が動脈内に入ると疼痛があるため，全身麻酔下で施行し

ないと患者が動いて診断可能なX線画像を得ることができないことについて言及されていました。このころに用いられたヨウ化ナトリウムは，全身毒性が強く，痛みが激しいことなどから血管内投与が困難なため，継続的に臨床応用されることはありませんでした。また，造影術式が外科的に血管を露出して切開を加える方法だったため，侵襲度が高かったことも臨床応用の妨げとなりました。

　生体に優しい安定な造影剤として，水溶性の分子にヨードを付着させた水溶性有機造影剤Iodopyridone acetic acid（ヨードピリドン酢酸，製品名：ウロセレクタン）が1929年に開発されました。この造影剤は，ベンゼン環にヨードが1つ付着していることから，モノヨード造影剤と呼ばれました。これを端緒としてさまざまな有機造影剤が登場し，1931年にはウロセレクタンを改良したウロセレクタンBが発売されました。これは，ヨードが2つ付着していることから，ジヨード造影剤と呼ばれました。

2. イオン性造影剤の時代

　モノヨード/ジヨード造影剤は，それ以前のものと比較して安全性が高められたものの，その後に登場した造影剤と比較すると毒性が強く，大量に使用することが困難でした。そこで，1950年代にベンゼン環に3個のヨードを結合させたトリヨード造影剤が開発されました。この造影剤に用いられていたナトリウム塩やメグルミン塩は，水溶液中でイオンに解離しているためイオン性造影剤とも呼ばれました。トリヨード造影剤はそれまでのものと比較してヨードの含有率が高く造影能に優れており，また，副作用が少ないことから，1970年代に非イオン性造影剤が登場するまで長く用いられていました。筆者が国立循環器病センター（現・国立循環器病研究センター）に入職したのはこの時期で，心カテ室やCT室においてDiatrizoate（ダイアトリゾエート，製品名：ウログラフイン）やIothalamate（イオタラメート，製品名：アンギオコンレイ）などのイオン性造影

〈0913-8919/23/￥300/論文/JCOPY〉

表1　造影剤の物性：イオン性と非イオン性造影剤の比較
（文献4）より許可を得て転載）

タイプ	ヨード含有量 (mgI/mL)	主成分濃度 (%)	浸透圧 (mOsm/kgH$_2$O)	粘性度 (37℃, mPa·s)	比　重	分子量	LD$_{50}$ （ラット静注）
イオン性 モノマー型	292	60	1511	3.83〜4.17	1.328〜1.332 (20℃)	613.92	9.3gI/kg (19.0g/kg)
非イオン性 モノマー型	300	61.24	620	4.4	1.328 (37℃)	777.09	13.4gI/kg (♂：27.4g/kg) 12.2gI/kg (♀：24.9g/kg)

イオン性モノマー型：ウログラフイン60％，非イオン性モノマー型：イオパミロン300
LD$_{50}$（Lethal Dose, 50%, 半数致死量）：物質の急性毒性の指標で，投与された動物の半数が死亡する用量を指します。

剤が多数使用されていました。また，それらの造影剤を用いて静脈性腎盂造影検査（intravenous pyelography：IVP）や点滴静注腎盂造影検査（drip infusion pyelography：DIP）も施行されていました。幸いにも，これらの検査で致命的な副作用を経験することはありませんでしたが，造影剤注入直後の熱感はほとんどの症例で生じており，嘔吐やじんま疹なども散見されました。また，イオン性造影剤はイオン解離するため浸透圧が高いことから，造影剤注入時に血管痛が生じた事例もあり，これらの副作用によって検査を中止したり，良好な画像が取得できないまま検査を終了せざるを得ない場合もありました。ちなみに，1982年に導入したDSAは濃度分解能が高いことから，造影剤を希釈して使用することで血管痛を抑制できたため，患者の血管痛軽減方法として有効でした。

3. 非イオン性造影剤の登場

1969年，スウェーデンの放射線科医Almén, T.とノルウェーのNyegaard（ニュエガード）社によって新しい造影剤Metrizamide（メトリザミド，製品名：アミパーク）が開発されました。この造影剤は，水溶液中でカルボキシル基が電離しないため，ヨード含有量や造影能が変わらないにもかかわらず，イオン性造影剤と比べて浸透圧は1/2以下であることから，非イオン性低浸透圧造影剤と呼ばれました（表1）。アミパークは，脳槽・脊髄造影用に開発されましたが，血管痛が軽減されることから脳血管，小児心血管，四肢血管造影検査への適応が拡大されました。イオン性造影剤を使用した四肢血管造影検査は，造影剤注入時の血管痛による体動抑制のため麻

酔下で施行する場合もあり，患者だけでなく施行する側にとっても負担の大きな検査でしたが，アミパークはこれらの負担を大幅に緩和しました。この時期に，国立循環器病センターでもアミパークを四肢動脈，小児心血管，一部の脳血管造影検査に使用することで，検査の安全性向上と円滑な進行が実現しました。

このように，医療現場に大きな革新をもたらしたアミパークですが，水溶液としての安定性が悪く，粉末で販売されていたため，使用時に溶解する手間が生じました。筆者らも，事前に必要量を把握して振とう撹拌機を用いて溶解していましたが，造影部位が増えると準備した造影剤が足りず，急遽撹拌溶解する羽目に陥り時間を要したため，円滑な検査進行の妨げになっていました。また，費用もイオン性造影剤と比較して6〜7倍と高価だったことも利用の阻害要因となっていました。

4. 半イオン性低浸透圧造影剤とは

水溶性造影剤はヨードを結合させたベンゼン環を基本骨格とした構造を持っており，これが1つのものをモノマー型，2つのベンゼン環がつながったものをダイマー型（dimer：二量体）と呼びます。同じヨード量の場合，ダイマー型では分子数が半分となり浸透圧が低くなります。

1975年，フランスのGuerbet（ゲルベ）社で開発されたIoxaglate（イオキサグレート，製品名：ヘキサブリックス）は，1分子中に6個のヨードを含有し，さらにカルボキシル基の1つを非イオン化した半イオン性二量体の構造を有し，浸透圧を低下させることに成功した造影剤で，半イオン性低浸透圧造影剤と呼ばれていました。わが国では，脳血管部門を中心に使用され，国立循環器病セン

ターでも脳血管内科の造影検査で使用されていましたが，2020年2月末で薬価収載が終了しました。

5. 低浸透圧造影剤の運用

本格的な非イオン性造影剤の使用は，1977年に開発されたIopamidol（イオパミドール，製品名：イオパミロン）から始まりました。イオパミロンは水溶液中でも安定な化合物であり，アミパークのような用時溶解の煩雑さがなく取り扱いが容易だったため，急速に普及していきました。わが国で販売が開始されたのは1986年ですが，あまりにも急激に需要が増えたため，一時的な供給不足が生じ，医療現場に混乱をもたらしました。その後，Iohexol（イオヘキソール，製品名：オムニパーク），Ioversol（イオベルソール，製品名：オプチレイ）などの非イオン性モノマー型造影剤が相次いで販売されるようになり，低浸透圧造影剤は前述したヘキサブリックスと併せて多くの施設で使用できるようになりました（表2）。

非イオン性造影剤の登場によって，浸透圧の低さがヨード造影剤の安全性に寄与することが判明したため，その後，1分子中のヨード数の増加と非イオン化を同時に実現する非イオン性ダイマー型造影剤が開発されました。非イオン性ダイマー型造影剤は等浸透圧という優れた物性を有していることから，造影剤注入時の疼痛や熱感は低浸透圧造影剤よりも軽減されましたが，非イオン性等浸透圧造影剤の中には遅発性副作用の問題で販売中止になった製品もありました。優れた物性と薬剤としての有用性は必ずしも一致しないようで，造影剤の最終的な着地点はもう少し先になりそうです。

表2　低浸透圧造影剤の開発年とわが国における販売年

種類（製品名）	開発年	日本での販売年	化学的特徴
アミパーク	1969	1981	非イオン性モノマー型
イオパミロン	1977	1986	
オムニパーク	1978	1987	
オプチレイ	1979	1992	
イオメロン	1980	1994	
プロスコープ	1979	1996	
ヘキサブリックス	1975	1987	半イオン性ダイマー型

表3　造影剤予備テストの一例

ヨード過敏症テスト

1. 皮内反応
   試験用アンプルか，なければ使用する造影剤の0.1mL（あるいは，これを数倍に生理的食塩水で希釈したもの）を前腕皮内に注射し，対照として注射した生理的食塩水による膨隆と比較する。過敏性ならば10～20分以内に発赤を伴う腫脹を来すので，径1cm以上を陽性とする。ちなみに，この腫脹は速やかに消退する。

2. 結膜反応
   造影剤の1滴を片方の結膜嚢内に点眼し，5～6分以内に両眼の結膜を比較し，発疹，発赤などが出れば陽性とする。

3. 口腔粘膜反応
   試験液として1mLを口腔舌下に含ませ約10分以内に舌の腫脹，粘膜発疹，口唇の掻痒感などが出れば陽性とする。

4. 静脈内反応
   テストアンプルか，なければ使用する造影剤の1mLをなるべく緩徐に注射し，少なくとも20分間観察する。その間に皮疹，悪心，くしゃみ，呼吸困難その他の前記全身反応が起これば陽性である。

造影剤使用における問題点

1. 造影剤の予備テスト

　わが国では，ヨード造影剤を使用する場合，従来から安全性の確認を目的とした造影剤の予備テストを実施していました（表3）。この予備テストについては，テストの結果が陰性でも検査使用時に強い副作用が発現するなど有効性に疑問が投げかけられていましたが，医事紛争対策の意図も含めて永らく慣習的に実施されてきました。そのため，海外では1960年代に廃止されたテストアンプルが，わが国では添付されていました。このような状況から，1989年日本医学放射線学会において「ヨード造影剤予備テストの妥当性について検討する委員会」が発足し，同年11月に調査結果が報告されました。その中で，予備テストの結果が陽性であった症例のうち，実際の検査においても重篤な副作用が発生すると予測できる割合（予知能）はイオン性造影剤1.2％，非イオン性造影剤0.0％でした。また，重篤な副作用が生じた症例中，予備テストが陽性であった割合（感度）はイオン性造影剤3.7％，非イオ

ン性造影剤0.0％でした。これらのことから，少量の造影剤を静脈内投与する予備テストが実際の検査における重篤な副作用予知に有用ではないという結論に至り，厚生省（現・厚生労働省）の指導もあって，造影剤の添付文書の「一般的な注意」の項目から「ヨード過敏症テストを行うこと」の文言が削除され，「ショック等の重篤な副作用を確実に予知できる方法はない」という記述に変更されました。その後も周知不足と施設間における認識の相違から，予備テストを実施する施設は継続して存在するものの，確実に減少している実情を踏まえ，2000年から国内で販売されるヨード造影剤にテストアンプルを添付することが廃止されました。

2. 造影剤の副作用

　造影剤開発の歴史は，薬剤の持つ造影能力の改良と生体に及ぼす副作用低減の歴史とも言えます。安全な造影剤の使用方法を確立するためには，常に副作用発現の状況を把握しておく必要があります。

　従来から，造影剤の使用によって嘔吐・悪心などの軽度の副作用が散見さ

れ，ショックなど重篤なものもまれに発生していました。その後，非イオン性造影剤の使用が広がると，副作用は目に見えて減少しました。このような状況を踏まえて，日本医学放射線学会は今後の方向性を見出すために，1986～1988年に日本全国の主要な放射線科に対して調査を行い，198施設から回答を得ました。その結果，総副作用発現率はイオン性造影剤が12.66％なのに対して非イオン性造影剤は3.13％と1/4に，重篤と極めて重篤を合わせた発現率はイオン性造影剤0.25％に対して非イオン性造影剤0.045％と1/6になり，それぞれの発現率共に非イオン性造影剤の方が少ないことが判明しました。副作用の主な症状は，悪心，嘔吐，じんま疹などで，イオン性，非イオン性とも症状に差はありませんでした。

　アレルギー既往歴の有無と副作用発現率の関係を比較してみると，イオン性造影剤を使用した場合はアレルギー歴なし11.72％に対してアレルギー歴あり23.35％，非イオン性造影剤を使用した場合はアレルギー歴なし2.76％に対してアレルギー歴あり6.85％と，造影剤

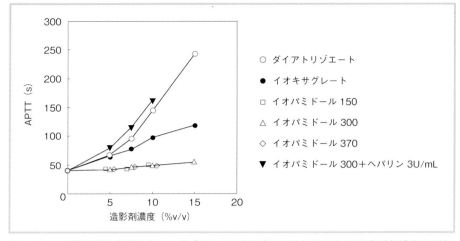

図1　ヒト血漿の活性化部分トロンボプラスチン時間（APTT）に及ぼす各種造影剤濃度の影響
（文献12）より許可を得て転載）

の種類にかかわらず既往歴のある方が高値でした。これらのことから，造影剤使用検査前のアレルギー疾患の有無に関する問診の重要性が証明されました。

3. 非イオン性造影剤と血液凝固

　非イオン性造影剤は，それまで使用していたイオン性造影剤と比較して毒性が少なく，副作用が軽減されるため，急激に使用量が増加しました。ところが，多くの施設で使用されるにつれて，非イオン性造影剤の問題点が報告されるようになりました。その中でも，カテーテルや注射器内に凝血塊が生じる事例は，重篤な合併症につながる可能性があることから，*in vitro* による実験や調査が行われました。その結果，①非イオン性造影剤（イオパミドール）の濃度の違いによる抗凝固活性に差は生じないこと，②半イオン性造影剤（イオキサグレート）はイオパミドールより抗凝固活性が強いこと，③イオパミドールに3U/mLのヘパリンを添加するとイオン性造影剤（ダイアトリゾエート）と同等の抗凝固活性を示すこと，などが判明しました（**図1**）。これらのことから，非イオン性造影剤は血小板凝集抑制や血液凝固抑制が弱いため，凝血塊が生じやすいことが確認され，凝血塊形成予防法として全身ヘパリン化，もしくは造影剤中にヘパリンを添加することが多くの施設で行われるようになりました。しかし，いまだに非イオン性造影剤へのヘパリン添加は施設間で統一されていないのが現状です。

4. さらなる試練

　現代の医療現場において，造影剤を使用した画像診断は増加の一途をたどっており，とりわけ従来は対象外であった冠動脈や心臓などの循環器疾患に対するCT検査が近年の技術進歩に伴って可能となり，今では必須の検査法となっています。一方，腎機能の低下が動脈硬化の進行を促して循環器疾患の原因となるように，急性冠症候群や虚血性心疾患などの循環器疾患と腎臓病は深い関係にあります。このように，造影剤を使用する検査が必要な患者は腎機能低下の可能性が高いことから，2012年に日本腎臓学会，日本医学放射線学会，日本循環器学会の3学会が「腎障害患者におけるヨード造影剤使用に関するガイドライン2012」を策定しました（2018年に改訂）。その中で，ヨード造影剤投与後72時間以内に血清クレアチニン（SCr）値が前値より0.5mg/dL以上または25％以上増加した場合を造影剤腎症（contrast induced nephropathy：CIN）と診断し，評価の方法として「造影前にできるだけ直近のSCr値を用いて腎機能を評価する」ことと「検査前の腎機能評価は推算糸球体濾過量（eGFR）で行い，造影剤腎症の診断はSCr値の変化で評価する」ことが明記されています。

　糖尿病は動脈硬化の大きな危険因子であり，虚血性心疾患や脳梗塞などの原因となります。ところが，一部の糖尿病薬（ビグアナイド系）を服用している患者において，ヨード造影剤投与後に腎機能が一過性に低下した場合，ビグアナイド系糖尿病薬の腎排泄が減少し，乳酸アシドーシスを起こす危険性のある

ことがわかってきました。そのため，薬剤の添付文書に「ヨード造影剤を用いて検査を行う患者においては，本剤の併用により乳酸アシドーシスを起こすことがあるので，検査前は本剤の投与を一時的に中止すること……（中略）ヨード造影剤投与後48時間は本剤の投与を再開しないこと」と明記されるようになりました。それを受けて，医療現場でもビグアナイド系糖尿病薬を服用している患者への造影検査を施行する場合には休薬するという対策を講じるようになりました。

　しかし，ビグアナイド系糖尿病薬の添付文書には「重要な基本的注意」および「併用注意」の項に前記注意事項が記載されているのに対して，ヨード造影剤の添付文書には「併用注意」の項に対処方法として「投与を一時的に中止するなど適切な処置を行うこと」と記載されているだけで，「重要な基本的注意」には具体的な記載はなく，両者に若干の温度差を感じます。

　造影剤の注意事項は，当初は使用前の食事摂取制限程度だったものが，使用を重ねるにつれてさまざまな危険因子が判明してきました。そのため，造影剤は危険なものと考えられがちですが，これらの事実の判明は科学技術の進歩による成果であり，安全性がより高まる方向にあるものです。これらの注意書きにより検査の実施が躊躇されるケースが散見されますが，あくまでも検査のメリットとデメリットを判断して，必要な検査の実施を心がける必要があります。

5. それでも未来は明るい

　近年，医療における放射線の被ばくが問題視されています。薬剤の改良を重ねても副作用はなくなりません。どのような状況においても，私たち医療従事者は安全・安心な医療を実践していく必要があります。

　2022国際医用画像総合展（ITEM in JRC 2022）において，新しいタイプの検出器を搭載したフォトンカウンティングCTが発表されました（**図2**）。フォトンカウンティング検出器は，1つ1つの光子（Photon）エネルギーを測定できるため，ノイズ成分の除去がしやすくなります。そのため，低入力信号領域でのS/N

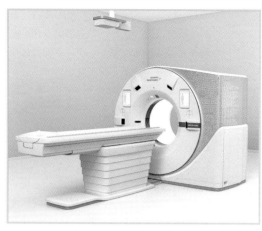

**図2　新しいタイプのCT
「フォトンカウンティングCT」**
（メーカより提供）

改善が容易となり，既存のCTと比較して被ばく線量を大幅に低減しつつ高精細な画像を得ることができます。また，X線光子1つ1つのエネルギーを計測して，画像中の特定物質を選択的に強調したり除去することができます。その結果，ヨード成分のみを強調して画像化することも可能となり，ヨード造影剤の減量が可能となるので，併せて副作用の低減が期待できます。

　かつてイオン性高浸透圧造影剤を使用した下肢血管造影検査においては，体動の抑制に難渋していました。しかし，DSAの登場により，希釈した造影剤を使用することで体動が生じることなく検査が可能になったように，新しい医療技術の開発は私たちを常に新しいステージに導いてくれています。

◎

　1980年代に販売開始された非イオン性造影剤は，それまでの造影剤に比べて毒性が少ないことから血管造影検査の安全性を大幅に高めました。その結果，非イオン性造影剤が広く普及し，安全性が確立されたという判断から，筆者が国立循環器病センターに入職したころの血管造影検査における主力造影剤であったウログラフィンなどのイオン性造影剤の血管内投与に関する効能／効果が2001年に削除されました。

　しかし，非イオン性造影剤では副作用の発現が少ないとの認識の下に，安易な造影剤使用量の増加が散見されます。低浸透圧と呼称されているものの，生体の浸透圧よりも2〜4倍高いことから，非イオン性造影剤も高浸透圧造影剤の一つに過ぎないとも言えます。毒性が減少したとはいえ，高浸透圧造影剤と同じ種類の副作用が生じており，造影剤による副作用が消失したわけではなく，ひとたび重篤な症状を呈した場合の対応方法は変わらないことに私たちは注意を払う必要があります。

　造影剤を使用する検査の前には，検査の適応判断，アレルギー疾患や造影剤による副作用既往の有無と全身状態の把握，救急医薬品の準備と使用手順の確認などを行い，造影剤使用時は，患者を観察しつつ慎重に投与し，造影剤使用後は患者観察とバイタルサインのチェックが重要です。いずれにしても，ていねいなカテーテル機材の操作・取り扱いを心がけることが安全な検査施行の基本と言えるでしょう。

〈謝辞〉

本稿をまとめるに当たり，今関雅晴先生（千葉県救急医療センター），安樂摩美先生（京都大学医学部附属病院），髙橋大樹先生（国立病院機構あきた病院），能登義幸先生（新潟大学医歯学総合病院），山田雅友先生（国立循環器病研究センター），村川圭三先生（国立循環器病研究センター）から貴重な助言をいただきました。ここに深謝いたします。

●参考文献
1) 重松運夫：新X線造影剤. 医学書院，東京，1966.
2) Berberich, J., Hirsch, S.：Die Röntgenologische Darstellung der Arterien und Venen am Lebenden Menschen, Klin. Wschr., 49, 2226-2228, 1923.
3) Brooks, B.：Intraarterial injection of sodium iodid (Preliminary report). JAMA, 82：1016-1019, 1924.
4) 矢吹昌久，田崎晴海，多々井久徳，他：造影剤の歴史. 日獨医報，56（1）：60-70, 2011.
5) 髙橋雅宣，千場敏男：非イオン性造影剤. 日本放射線技術学会雑誌，45（5）：643-652, 1989.
6) 古賀良彦，入江英雄，編集：放射線診断学第6巻. 南山堂，東京，1967.
7) 山口昂一，片山 仁，小塚隆弘，他：ヨード造影剤予備テストの妥当性について検討する委員会；委員会報告. 日本医学放射線学会雑誌，49（11）：1439-1444, 1989.
8) 阿部公彦：造影剤の進歩と副作用. 東京医科大学雑誌，51（5）：424-426, 1993.
9) Katayama, H., Yamaguchi, K., Kozuka, T., et al.：Adverse reactions to ionic and nonionic contrast media. A report from the Japanese Committee on the Safety of Contrast Media. Radiology, 175（3）：621-628, 1990.
10) 吉川公彦，富山憲幸，鳴海善文，監修：Bayer造影剤ハンドブック，2019.
11) 東 澄典，國安芳夫，滝沢謙治，他：造影剤の予備テストに対する意識と実施状況——神奈川県の調査結果について. 日本医学放射線学会雑誌，53（11）：1324-1330, 1993.
12) 河合 順，宮澤友明：ヘパリン含有非イオン性造影剤iopamidolの血液凝固系に対する影響. 日本医学放射線学会雑誌，56（12）：874-876, 1996.
13) 氷見和久，竹本明子，氷見園子，他：心血管造影中の全身ヘパリン化法による造影剤の血液凝固・線溶系に及ぼす影響——イオン性と非イオン性造影剤の比較検討. 日本医学放射線学会雑誌，52（11）：1139-1147, 1992.
14) 豊島勝昭，中西敏雄，近藤千里，他：小児心血管造影検査におけるイオン性，非イオン性造影剤による合併症. 日本小児循環器学会雑誌，16（5）：725-731, 2000.
15) 山岸哲也，新井盛夫，福武勝幸：水溶性ヨード造影剤の血液凝固抑制効果. 日本血栓止血学会誌，6（3）：174-182, 1995.
16) Dawson, P., Hewitt, P., Machin, S.J., et al.：Contrast,coagulation,and fibrinolysis. Invest. Radiol., 21（3）：248-252, 1986.
17) Corot, C, Perrin, J.M., Belleville, J., et al.：Effect of iodinated contrast media on blood clotting. Invest. Radiol., 24（5）：390-393, 1989.
18) Rainiko, R., Ylinen, S.L.：Effect of ionic and non-ionic contrast media on aggregation of red blood cells in vivo. Acta Radiologica, 28（1）：87-92, 1987.
19) Stormorken, H., Skalpe, I.O., Testart, M.C.：Effect of various contrast media on coagulation,fibrinolysis,snd platelet function. An in vitro and in vivo study. Invest. Radiol., 21（4）：348-354, 1986.
20) 日本腎臓学会，日本医学放射線学会，日本循環器学会，編集：腎障害患者におけるヨード造影剤使用に関するガイドライン2018. 東京医学社，東京，2018.
21) 日本医学放射線学会・日本放射線専門医会／医会 合同造影安全性委員会：ヨード造影剤（尿路・血管用）とビグアナイド系糖尿病薬との併用注意について（第2報），2012.
22) 大嶺広海，有沢 淳，山口敏雄：心臓カテーテル検査の合併症 3080件の検討. 日本医学放射線学会雑誌，42（6）：529-537,1982.
23) 藤浪剛一：れんとげん学（第2版）. 南山堂，東京，1920.

粟井　一夫　（Awai Kazuo）

1979年 新潟大学医療技術短期大学部診療放射線技術学科卒業。同年，国立循環器病センター（現・国立循環器病研究センター）放射線診療部に入職，心臓カテーテル室脳血管部門主任，ガンマナイフ照射室主任（併任）などを歴任。2005年 国立病院機構南京都病院副技師長，2008年 国立病院機構福井病院（現・国立病院機構敦賀医療センター）技師長，2011年 公益財団法人日本心臓血圧研究振興会附属榊原記念病院などを経て，2021年4月より公益財団法人榊原記念財団（旧・日本心臓血圧研究振興会）旧病院開発準備室顧問。

医療スタッフ用
被ばくモニタリングシステム

RaySafe i3

Visualize your radiation exposure in real time.

RaySafe i3 個人線量計は、毎秒の個人線量当量率と累積個人線量当量を測定・記録します。測定されたデータは無線で専用リアルタイムディスプレイに転送され、グラフィカルなバーグラフにより被曝状況を確認し、即時に必要な被曝回避行動を取ることができます。
また、累積個人線量当量は、時間ごとに最大5年間分が記録されます。
個人線量当量率は、直近の被曝状況1時間分を秒単位で保存しており、専用の線量ビューワを用いてより詳細にデータ分析が可能です。

アンフォースレイセイフ株式会社
〒108-6106 東京都港区港南2-15-2 品川インターシティB棟6階
TEL 03-6714-3033・FAX 03-6714-3115・infojapan@raysafe.com・www.raysafe.com

RaySafe™

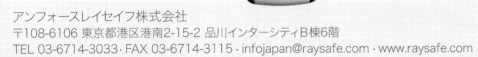

IV REPORT

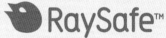

富士フイルムメディカル,「第2回慢性便秘エコー研究会」にて便秘エコーの読影支援AIに関するシンポジウムを開催

「第2回慢性便秘エコー研究会」が2022年12月17日（土），富士フイルム本社（東京ミッドタウン・ウエスト：東京都港区）およびWeb配信のハイブリッドで開催された。富士フイルムメディカル（株）共催のシンポジウム1「便秘エコー普及のための教育とAIによる読影支援」では，医療法人恵仁会 松島病院理事長・総院長の松島 誠氏と藤田医科大学研究推進本部社会実装看護創成研究センター教授の村山陵子氏が座長を務め，2名の演者が登壇した。

石川県立看護大学看護学部の松本勝氏は，「看護師がフィジカルアセスメントに用いるエコーの教育プログラム開発とAI支援」と題して講演した。近年，認知機能の低下した高齢者の排便ケアにおいて，携帯型超音波診断装置が便秘の可視化（便秘エコー）を目的に用い

られるようになっている。松本氏は，便秘エコーに関連した研究や取り組みの成果として，観察手順の標準化や教育プログラムの開発を行ったことなどを紹介。さらに，富士フイルム社との共同研究により，エコー撮像時にカメラで走査部位を撮影することでカメラ画像をボディマークの代わりとする「マルチビュー機能」（2021年10月発売のワイヤレス超音波画像診断装置「iViz air Ver.4」に搭載）や，人工知能（AI）技術を応用し直腸の便貯留の有無の判別をアシストする「直腸観察ガイドPlus」（2022年12月発売の「iViz air Ver.5」に搭載）の開発に至ったことなどを報告した。

次に，横浜市立大学附属病院内視鏡センターの三澤 昇氏が，「AIによるエコー画像読影支援を利用した便秘診療」と題して講演した。CTと比較したエコー

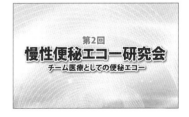

の利点として，放射線被ばくすることなく直腸内に貯留した硬便や排便後の空虚な直腸をリアルタイムに評価可能であることを挙げた。その上で，iViz air Ver.5と直腸観察ガイドPlusの使用経験について，実際の動画を提示して紹介。直腸観察ガイドPlusでは，硬便や空虚な直腸を明確に追跡し判定可能であるとし，その利点として，エコーの未習熟者でも自信を持って検査を行えることなどを挙げた。

問い合わせ先
第2回慢性便秘エコー研究会事務局
Email ujiie129@yokohama-cu.ac.jp

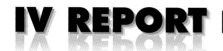

キヤノンメディカルシステムズ,「画論 30th The Best Image」を リアル会場とオンラインのハイブリッドで開催

キヤノンメディカルシステムズ（株）は,「画論 30th The Best Image」を2022年12月18日（日）に開催した。新型コロナウイルス感染症（COVID-19）のパンデミックの影響で2020年と2021年はオンライン開催だったが,30回目を迎えた今回は東京国際フォーラム（東京都千代田区）での最終審査および発表式とオンラインのハイブリッドでの開催となった。

画論は,1993年に東芝メディカルシステムズ（当時）のユーザーによる臨床価値の高い画像に対する表彰とそれを巡るディスカッション,臨床に役立つ最新技術の共有などを目的にスタートした。30回の開催の中では優秀画像を選定するThe Best Imageだけでなく,斯界の第一人者による特別講演や製品展示会などさまざまなイベントが企画され,また,ユーザーや医療関係者の交流を目的に東京以外にも兵庫県淡路島や滋賀県大津市などさまざまな会場で行われてきた。この2年間はオンラインでの開催となっていたが,今回は東京国際フォーラムに関係者が集合し,CT,MR,超音波の3会場で最終審査となるプレゼンテーションとディスカッションが行われるなど,かつての熱気を取り戻した。

発表式で挨拶に立った同社代表取締役社長の瀧口登志夫氏は,「3年ぶりにフィジカルな会場で開催できたのは,臨床の最前線で感染拡大と闘いながら通常の診療を守り続けている医療従事者の方々のおかげだと深く感謝したい。われわれキヤノンメディカルシステムズの活動は,診療ニーズを的確につかんで高度な技術力で製品やサービスとして提供

し,そのフィードバックを次の製品開発に生かすというサイクルがベースにある。画論は,このサイクルの中核となるイベントであり,この場で披露される知見やアイデアを共有しユーザーの皆さまと共創する場としての30年間であった。今回,特別企画として画像診断の将来を担う先生方を対象にした『Young Innovator Award（画論 YIA）』を設けたが,より良い未来の医療を実現するため,われわれもフォトンカウンティングCTや人工知能（AI）を活用した技術開発などに積極的に取り組んでいきたい」と述べた。

特別講演は,国立病院機構大阪刀根山医療センター呼吸器外科・院長の奥村明之進氏による「画像解析の進歩と呼吸器疾患診療への応用」と順天堂大学医学部附属順天堂医院心臓血管外科特任教授の天野　篤氏による「画論 30th 私の冠動脈バイパス術とそのこだわり」の2題で,事前収録した映像が会場とオンラインで流された。

奥村氏は,呼吸器疾患のうち,肺がん,縦隔疾患,びまん性肺疾患,肺移植について外科治療の進歩と画像診断技術が果たした役割について概説した。肺腫瘍や縦隔腫瘍が小さいサイズで発見できるようになったことで,鏡視下手術など手術の低侵襲化が進んだ。さらに3D画像によって手術シミュレーションが可能になり,手術の安全性が向上しており,肺がんの5年生存率など治療成績の向上につながっていることを評価した。

天野氏は自身が取り組んできた冠動脈バイパス術について,その変遷を振り

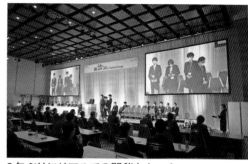

3年ぶりにリアルでの開催となった
画論 30th The Best Image

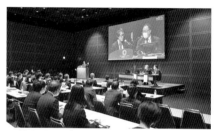

最終審査のディスカッションの様子
（超音波部門）

返り,術式の進化とともにCine Angio,心臓超音波,CT,MRIなど画像診断機器が果たした役割を講演した。手技のこだわりの一つとして,脳血管疾患の合併症を防ぐため,心拍動下バイパス術での左心耳閉鎖術を行うことで遠隔期の脳梗塞の発症を抑えられていることを紹介した。天野氏は,画像診断機器の大きな進歩によって検査時間が短縮し,手術計画や結果の予測が立てやすくなったことで治療成績の向上につながっており,新しい装置の開発は安全な治療の展開に貢献することから,今後のさらなる発展に期待したいと述べた。

また,会場のみのイベントとして,東京オリンピック卓球競技混合ダブルス金メダリストの水谷　隼氏によるスペシャルトークセッションが行われた。キヤノ

特別講演

奥村明之進 氏
（大阪刀根山医療センター）

天野　篤 氏
（順天堂大学）

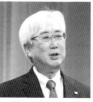

瀧口登志夫 氏
（代表取締役社長）

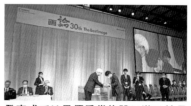

発表式では最優秀賞施設に瀧口社長から記念品が授与された。

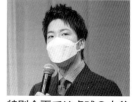

特別企画では卓球の水谷
隼さんが登場

●各部門審査員

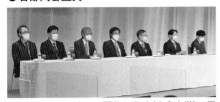
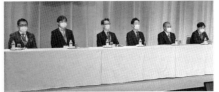
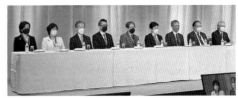

CT部門審査員。右から粟井和夫氏（広島大学），平井俊範氏（熊本大学），吉岡邦浩氏（岩手医科大学），陣崎雅弘氏（慶應義塾大学），辻岡勝美氏（藤田医科大学），中屋良宏氏（東洋公衆衛生学院），山口隆義氏（華岡青洲記念病院）

MR部門審査員。右から阿部　修氏（東京大学），伊東克能氏（山口大学），横山健一氏（杏林大学），小野　敦氏（川崎医療福祉大学），佐藤秀二氏（順天堂大学），和田博文氏（済生会熊本病院）

超音波部門審査員。右から松尾　汎氏（松尾クリニック／藤田医科大学），濱口浩敏氏（北播磨総合医療センター），伊藤　浩氏（岡山大学），瀬尾由広氏（名古屋市立大学），畠　二郎氏（川崎医科大学），岡庭信司氏（飯田市立病院），小川眞広氏（日本大学），平井都始子氏（奈良県立医科大学附属病院），何森亜由美氏（高松平和病院）

●受賞施設一覧

〈CT部門〉
●1～160列部門
【最優秀賞】
藤田医科大学病院
「難治性てんかん」
【テクニカル賞】
札幌医科大学附属病院
「横行結腸癌」
【優秀賞】
足利赤十字病院
「自家組織による乳房再建術シミュレーション」
●1～160列（心血管）部門
【優秀賞】
鹿児島県立大島病院
「心サルコイドーシス疑い」
一般財団法人平成紫川会小倉記念病院
「クリッペル・トレノネー・ウェーバー症候群」
●Aquilion ONE部門
【最優秀賞】
浜松医科大学医学部附属病院
「重症下肢虚血（CLI）」
【テクニカル賞】
浜松医科大学医学部附属病院
「重症下肢虚血（CLI）」
順天堂大学医学部附属順天堂医院
「肝門部胆管癌術後の包括的肝臓CT検査」
【Young Innovator Award（画論YIA）】
順天堂大学医学部附属順天堂医院
「慢性血栓塞栓性肺高血圧症」
【優秀賞】
杏林大学医学部付属病院
「4D-CTAで流入動脈を同定し，治療に貢献できた硬膜動静脈瘻の1症例」
社会福祉法人函館厚生院函館五稜郭病院
「化膿性胸鎖関節炎」
●Aquilion ONE（心血管）部門
【最優秀賞】
磐田市立総合病院
「心電図非同期再構成により冠動脈stent内評価が可能となった症例」
【テクニカル賞】
地方独立行政法人広島市立病院機構
広島市立北部医療センター安佐市民病院
「TEVAR術後のSINE（Stent graft induced new entry）評価」
【Young Innovator Award（画論YIA）】
群馬県立心臓血管センター
「側副血行路が交通した肋間動脈から分岐したAdamkiewicz動脈」
【優秀賞】
公立陶生病院
「高体重自由呼吸下冠動脈CTA」
●Aquilion Precision部門
【最優秀賞】
東北大学病院
「大動脈解離に対する胸腹部置換術」

【テクニカル賞】
東北大学病院
「大動脈解離に対する胸腹部置換術」
【Young Innovator Award（画論YIA）】
藤田医科大学病院
「右IC-PC動脈瘤，右IC-SHA動脈瘤」
【優秀賞】
杏林大学医学部付属病院
「ひだり聴神経腫瘍再発」
一般財団法人大原記念財団大原綜合病院
「超低線量撮影での胸部結節follow up CT」

〈MR部門〉
●1.5テスラ以下（脳神経）部門
【最優秀賞】
頭とからだのクリニックかねなか脳神経外科
「右椎骨動脈解離疑い（Multi slice T2WI 3D-BPAS）」
【優秀賞】
自治医科大学附属さいたま医療センター
「左先天性真珠腫術後」
●1.5テスラ以下部門
【最優秀賞】
社会福祉法人恩賜財団済生会支部千葉県済生会
千葉県済生会習志野病院
「ステロイド関連性大腿骨頭壊死症」
【テクニカル賞】
医療法人顕正会 蓮田病院
「腎被膜動脈」
【Young Innovator Award（画論YIA）】
医療法人友紘会友紘会総合病院
「前立腺癌（small FOV-DWI）」
社会福祉法人恩賜財団大阪府済生会
茨木医療福祉センター大阪府済生会茨木病院
「関節唇損傷」
軽井沢町国民健康保険軽井沢病院
「MRIによる疑似頸椎ミエログラフィCT」
社会福祉法人恩賜財団済生会支部千葉県済生会
千葉県済生会習志野病院
「下肢むくみ精査」
【優秀賞】
社会福祉法人三井記念病院
「冠動脈MRAから冠動脈カテーテルへ繋げる画像支援」
●3テスラ（脳神経）部門
【最優秀賞】
杏林大学医学部付属病院
「右内頸動脈巨大動脈瘤」
【Young Innovator Award（画論YIA）】
順天堂大学医学部附属順天堂医院
「脳動静脈奇形」
●3テスラ部門
【最優秀賞】
順天堂大学医学部附属
順天堂東京江東高齢者医療センター
「2D MPRによる子宮頸癌のステージング評価」

【優秀賞】
社会医療法人共愛会戸畑共立病院
「前立腺癌」
【Clinical Update賞】
日本赤十字社鳥取赤十字病院
「左下肢閉塞性動脈硬化症（ASO）」
順天堂大学医学部附属
順天堂東京江東高齢者医療センター
「高速UTE MRAを使用したTOFでは写らない左M1狭窄評価」

〈超音波部門〉
●血管部門
【最優秀賞】
東邦大学医療センター大森病院
「要注意プラーク」
【優秀賞】
国立病院機構 大阪医療センター
「正中弓状靱帯圧迫症候群」
関西労災病院
「透析時の穿刺ミスによって形成された血腫が正中神経を圧迫していた自己血管内シャントの症例」
●心臓部門
【最優秀賞】
岡山大学病院
「マルティモダリティーイメージングにより難治性浮腫の原因を同定しえた1.5心室修復手術後の三尖弁閉鎖症」
【Young Innovator Award（画論YIA）優秀賞】
姫路赤十字病院
「経過観察ができ，加えて，腫瘍組織のエコー性状を確認することができた小児心臓横紋筋腫の一例」
●腹部部門
【最優秀賞】
京都第二赤十字病院
「中腸軸捻転」
【Young Innovator Award（画論YIA）優秀賞】
順天堂大学医学部附属順天堂医院
「腹部超音波検査による早期診断により外科的介入を回避し得た孤発性小腸若年性ポリープの1例」
大阪掖済会病院
「腹部造影超音波検査で憩室出血を指摘し，超音波ガイド下で内視鏡止血術を行えた一例」
【優秀賞】
医療法人徳洲会福岡徳洲会病院
「小腸アニサキス症」
●乳腺・甲状腺・表在部門
【最優秀賞】
川崎医科大学附属病院
「動静脈シャントを伴った手指の静脈奇形」
【Young Innovator Award（画論YIA）優秀賞】
東京大学医学部附属病院
「基底細胞癌」

ンメディカルシステムズ卓球部の監督，キャプテンを交えて，オリンピックに臨む心境や試合に向けた準備など，トップアスリートとしての取り組みを会場と共有した。

30回目のThe Best Imageには520件の応募があり，そのうち44件が入賞した。特別講演後には発表式が行われ，CT，MR，超音波の各部門で審査員による各賞の発表と，瀧口社長から記念品の授与が行われた。

■問い合わせ先
「画論 ザ・ベストイメージ」事務局
thebestimage@medical.canon
https://thebestimage.medical.canon/

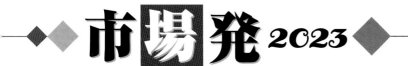

市場発 2023

ホロジックジャパン
最大1200kPaの弾性率測定や粘性の定量化が可能な次世代の超音波画像診断装置「HOLOGIC SUPERSONIC MACH」を発売

◆ 問い合わせ先
ホロジックジャパン（株）
https://hologic.co.jp/

　ホロジックジャパン（株）は，超音波画像診断装置「HOLOGIC SUPERSONIC MACH 30」と「HOLOGIC SUPERSONIC MACH 20」を発売した。SUPERSONIC MACHシリーズは，パワフルなプロセッサを搭載し，データを高速演算処理する「UltraFast Imaging」技術により，最大2万フレーム/秒で高速に画像を構築する。また，「ShearWave Elastography」は生体内を伝播する剪断波の速度から弾性率を計算し，数値とカラー画像をリアルタイム表示するほか，再現性に優れ，最大1200kPaまで測定可能なSWE PLUSイメージングを実現する。さらに，人間工学に基づいた設計のSonicPadトラックパッドにより，効率の良い操作や被検者の快適性を追究している。今回，MACH30には肝臓組織の粘性の定量化，弾性率のリアルタイム表示，剪断弾性波伝播速度のディスパージョン評価を可能にする「Vi PLUSイメージング」がオプションとして搭載された。

エルピクセル
検出する異常陰影候補領域の対象所見を拡大した「EIRL Chest Screening」の新モデルを発売

◆ 問い合わせ先
エルピクセル（株）
営業本部
TEL 03-6259-1713
E-mail eirl-cs@lpixel.net
https://marketing.eirl.ai/ja/contact/

　エルピクセル（株）は，2023年1月10日，胸部X線画像の読影診断を支援する「EIRL Chest Screening」について，新たに3つの異常陰影領域（浸潤影，無気肺，間質性陰影）を検出する機能を追加した新モデルを発売した。2022年2月発売のEIRL Chest Screeningは，胸部X線画像から肺結節候補領域を検出する「EIRL Chest Nodule」と，胸腔内の空気含有面積，肋骨横隔膜角，心胸郭比，縦隔幅，大動脈弓径を自動計測する「EIRL Chest Metry」の2つのソフトウエアを統合していたが，新モデルでは，EIRL Chest Noduleに代えて，結節影だけでなく浸潤影，無気肺，間質性陰影を検出する機能を持つ「EIRL Chest XR」を追加した。医師単独で読影した場合と比べ，EIRL Chest XRを用いて読影した場合は感度や診断精度の向上が認められた。新モデル発売により，健康診断のみならず日常診療などでも膨大な数が行われる胸部X線検査のより包括的な支援をめざす。

アドバンスト・メディア
マウスやキーボード操作を代替する医療分野向けアプリケーション"声マウス"「AmiVoice VM」をリリース

◆ 価格
月額：1ライセンス　6600円（税込）～/初期費用0円
◆ 問い合わせ先
（株）アドバンスト・メディア
医療事業部
E-mail ami-medical-sales-ml@advanced-media.co.jp
https://www.advanced-media.co.jp/

　（株）アドバンスト・メディアは，人工知能（AI）音声認識「AmiVoice」を活用した医療分野向けアプリケーション"声マウス"「AmiVoice VM」をリリースした。マウスやキーボード操作の音声での代替による効率化と快適化を提供する音声認識ソフトウエアで，病院・クリニック向けの「AmiVoice VMH」，調剤薬局向けの「AmiVoice VMP」，介護施設向けの「AmiVoice VMC」の3種類をリリースする。医療分野一般エンジン，一般分野汎用エンジン，住所専用エンジン，英数記号専用エンジンなど複数の高精度音声認識エンジンを実装し，さまざまなアプリケーションの入力箇所での効率的な入力が可能になる。また，コマンドビルダーにより音声コマンドの読みや処理を教えることで，音声でマウスやキーボード操作を代替し，効率化と快適化を実現する。製品をインストールしたPCの台数やユーザー数にかかわらず，使用した分だけ課金される合理的な料金体系で導入が容易である。

日本メドトロニック
植込み型心臓デバイス初の遠隔プログラミングを搭載した植込み型心臓モニタ「LINQ Ⅱ」を発売

◆ 問い合わせ先
日本メドトロニック（株）
https://www.medtronic.com

　日本メドトロニック（株）は，植込み型心臓デバイスでは初めて「BlueSync」テクノロジーによる遠隔プログラミングを搭載した植込み型心臓モニタ「LINQ Ⅱ」を2023年1月に発売した。同製品は，原因が特定できない失神と潜因性脳梗塞患者の診断に使用する。不整脈の記録ルール変更と改良された偽陽性低減アルゴリズムを追加して不整脈の検出率向上とデータ解析時間の低減に取り組み，レビューすべき反復エピソード心電図数が従来より66%低減した。また，心室性期外収縮（PVC）検出機能を新たに追加し，失神や心房細動の診断に役立てる。さらに，遠隔プログラミング搭載により，植込み後は場所を問わずあらゆるパラメータを遠隔プログラミングで設定でき，患者の外来訪問の頻度を低減できる。患者はスマートフォンまたは「MyCareLink Relay」で心電図データを送信できる。電池寿命の改良により，4.5年の継続的なモニタリングが可能となった。

富士フイルムヘルスケア
超音波診断装置用の肝脂肪化測定機能
「iATT」が多施設臨床研究の中間集計で
脂肪肝に対する高い診断精度を確認

◆ 問い合わせ先
富士フイルムヘルスケア（株）
https://www.fujifilm.com/fhc/ja/form/products

　富士フイルムヘルスケア（株）は，同社がサポートする多施設臨床研究の中間集計で，超音波診断装置用の肝脂肪化測定機能「iATT」が，脂肪肝診断に高い診断精度が認められているMRI-PDFFとの互換性が確認されたことを発表した。2022年に発売されたiATTは，超音波診断装置の信号調整と独自の基準信号を用いた減衰計測アルゴリズムにより，肝脂肪化の程度を定量的に計測する機能「ATT」の計測性能を進化させたもの。本研究は，超音波診断装置による簡便な肝脂肪化の測定方法の確立を目的に，iATTとMRI-PDFFの脂肪肝の診断精度を比較評価するもので，2021年5月にデータ取得を開始，大垣市民病院や愛媛大学，市立吹田市民病院など7施設でデータ収集を進め，2023年3月に収集を完了する予定。今回の中間集計で，脂肪肝診断においてiATTがMRI-PDFFの検出結果と互換性を有し，早期脂肪肝（S0-S1間の識別）もiATTで検出可能なことが認められた。

日本ストライカー
次世代ナビゲーションシステム
「Q Guidance プラットフォーム」を
脊椎疾患分野を対象に発売

◆ 問い合わせ先
日本ストライカー（株）
https://www.stryker.com/jp

　日本ストライカー（株）は，2023年1月，次世代型手術用ナビゲーションシステム「Q Guidance プラットフォーム」を脊椎疾患分野を対象に発売した。同システムは疾患領域ごとに対応アプリケーションがあり，脊椎疾患領域では2022年4月発売の可動式CT装置「AiroモバイルCT」で撮影した術中の撮影データが「Spine Guidance Software」と自動的に同期し，同システムが検出する患者の解剖学的特徴と位置合わせを行う。手術時の位置情報の検出には光学式センサカメラを使用し，執刀医の手元の専用機器（トラッカー）から照射した赤外線を検出して位置情報を測定するアクティブ型に加え，赤外線をトラッカーで反射させて位置情報を測定することでトラッカーの軽量化が期待できるパッシブ型にも対応，汎用性が向上した。2台のコンピュータシステムで多くの視覚情報をスピーディに処理し，32インチのタッチモニタの標準装備により操作性が向上した。

島津製作所と近畿大学
高分解能PET装置「TOF-PET装置
BresTome」による高画質な画像で
認知症の早期治療への貢献に期待

◆ 問い合わせ先
（株）島津製作所
https://www.shimadzu.co.jp/

　近畿大学医学部の研究グループは，（株）島津製作所が開発した頭部・乳房を切り替えて使用できる世界初の高分解能PET装置「TOF-PET装置 BresTome」のプロトタイプを用いた臨床研究を行い，同装置が従来装置より高画質（高分解能）の画像を撮像し，診断時における有用性を示したことを発表した。両者は，2020年10月から臨床研究として乳房FDG-PET検査，脳FDG-PET検査，脳アミロイドPET検査を実施。今回，頭部専用PETの研究解析について検証した。主に認知症患者を対象に，同装置と従来のPET/CT装置で撮像した画像を比較した結果，全例で同装置による画像の分解能が高く，細部まで描出可能なことが示された。また，うち1例では同装置の画像により診断が変更され，同装置の高画質画像による認知症の早期治療への貢献が期待される。本研究は，同社の受託研究費を受けて行われ，本件に関する論文が米国核医学会の "Journal of Nuclear Medicine" 誌に掲載された。

島津製作所，米プロビデンスがん研究センター，
がん研究会
質量分析技術を用いた新しいがん免疫療法の
開発に関する国際共同研究契約を締結

◆ 問い合わせ先
（株）島津製作所
https://www.shimadzu.co.jp/

　（株）島津製作所は，2022年11月14日に米国のプロビデンスがん研究センター，公益財団法人がん研究会と新しいがん免疫療法の開発に関する2年間の国際共同研究契約を締結した。同社は，2018年より4年間，質量分析や抗体医薬分析キット「nSMOL Antibody BA Kit」などの技術を用いて，同センターと共同で新しいがん免疫療法の研究開発を進め，免疫チェックポイント阻害剤併用投与の第Ⅰ相試験，外部リファレンス分子に依存しない抗体定量技術の開発などの成果を得た。今回の共同研究は，これらの成果を基にがん免疫療法開発のさらなる推進を目的とする。次世代のがん免疫療法において，個々人のがんの目印（抗原）や治療薬の体内動態解明は個別化医療の確立に貢献する。がん研究会は近年，がん抗原の大規模な検出技術の開発で大きな成果を得ており，3者は本共同研究を通じて，人種差を越える新たながん免疫治療法の開発につなげていく。

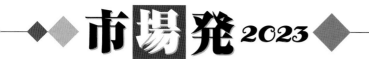

藤田医科大学病院
手術支援ロボット「ダビンチXi」を用いて
日本初のロボット支援下膵全摘術を施行

◆ 問い合わせ先
学校法人藤田学園 広報部
TEL 0562-93-2868・2492
E-mail koho-pr@fujita-hu.ac.jp

　藤田医科大学病院は2022年12月21日，手術支援ロボット「ダビンチXi」を用いて，日本初となるロボット支援下膵全摘術を実施した。患者は70歳代，男性の膵臓がん患者で，術後の体調も非常に安定している。同院は2008年に全国に先駆けて手術支援ロボット「ダビンチ」を導入，今回執刀した先端ロボット・内視鏡手術学教授の宇山一朗氏は1000例以上のロボット支援下手術を手がけている。膵臓外科領域では，難易度の高さからロボット支援下手術の普及が進まず，ロボット支援下膵全摘術や腹腔鏡下膵全摘術は保険未収載である。特に，膵全摘術は膵頭十二指腸切除術と膵体尾部膵臓切除を同時に行う必要があり，日本では腹腔鏡下での施行もほとんど報告されていない。しかし，開腹手術は広い術野を必要とし，手術創も大きくなるため，ロボット支援下による術式の確立が待たれていた。今回の施行により，本術式の普及による患者の術後QOLの向上が期待される。

レイサーチ
がん治療計画ソフトウエア「レイステーション」の
日本での採用が200施設を超えたことを発表

◆ 問い合わせ先
レイサーチ・ジャパン（株）
マーケティング・セールス統括
TEL 03-4405-6902
E-mail rsj@raysearchlabs.com

　RaySearch Laboratoriesは，自社の主力製品である治療計画ソフトウエア「レイステーション」の日本国内での採用が200施設を超えたことを発表した。同製品は，がん放射線治療のための治療計画ソフトウエアとして，2009年の発売以来，全世界で900超のがん治療・研究施設に納入されている。日本では，2014年に東京大学病院に導入されて以降，63の大学病院と20の最先端の研究施設に採用され，北米に次いで多い採用数となっている。適応放射線治療やMulti-criteria optimization，高線量率小線源治療のためのアルゴリズムに対応するほか，光子線や電子線による放射線治療の治療計画に加え，日本では陽子線治療や重粒子線治療，中性子捕捉療法（BNCT）にも活用されている。また，多くの治療装置にも対応し，同時にすべての治療装置に必要な治療計画を1つのコントロールセンターとして提供が可能なほか，包括的情報システム「レイケア」とも連携する。

PHCグループ
新会社「ウィーメックス（株）」を設立

◆ 問い合わせ先
PHCホールディングス（株）
IR・広報部
TEL 03-6778-5311
E-mail phc-pr@gg.phchd.com
www.phchd.com/jp

　PHCホールディングス（株）は，2022年に（株）メディコム事業統合準備会社を設立し，PHC（株）からメディコム事業部を新会社に吸収分割，PHCメディコム（株）を合併する。今回，同準備会社の新社名「ウィーメックス（株）」を発表した。新会社は，PHCホールディングスが100％出資する事業子会社として2023年4月1日より事業を開始する。医事コンピュータや診療所向け電子カルテシステムでシェア1位の「Medicom」製品を引き続き販売するほか，PHCグループが成長領域として掲げる「デジタルヘルスソリューション」を展開し，国内医療のさらなる効率化や健康経営事業の強化に取り組む。新会社設立により，医療へのさらなる貢献を見据え，企画・開発から販売まで一気通貫でのサービス提供を可能とする体制強化を図る。また，市場環境の変化に迅速に対応するデジタルヘルス事業の促進や，資金・人材などの経営資源配分の最適化をめざす。

AIメディカルサービスと東京大学
社会連携講座「次世代内視鏡開発講座」を
開設し次世代内視鏡AIの開発をめざす

◆ 問い合わせ先
（株）AIメディカルサービス
https://www.ai-ms.com

　（株）AIメディカルサービスと東京大学は，2023年1月1日に同大学で「次世代内視鏡開発講座」を開設した。本講座開設により，内視鏡検査における人工知能（AI）利活用のための研究開発を行って臨床現場で評価し，得られた知見を学内・対外的に教育して医療分野でのAI人材の育成を行う。内視鏡AI開発により内視鏡診断の均てん化や見逃し低減などをめざすほか，AIを用いた次世代の内視鏡診断・治療法確立のため，実臨床の経験に基づいたデータの取得や加工・分類を行う。また，内視鏡AIの社会実装において課題となる少数データやアノテーションコストなどを画像解析技術の観点から解決する。同大学は実臨床の経験に基づく正確な知識と豊富な経験を生かした研究の実施や総括，臨床情報の収集や解析を担当し，同社は現場の医師のニーズを満たす次世代内視鏡AI開発にかかる研究の実施や評価，データの整理・解析などを行う。講座開設は2025年12月31日までの予定。

札幌医科大学と富士通
ヘルスケア領域のデータポータビリティ実現に向けて
個人の健康データの活用推進に合意

◆ 問い合わせ先
札幌医科大学附属総合情報センター
TEL 011-611-2111 （代表）

富士通 （株）
富士通コンタクトライン （総合窓口）
TEL 0120-933-200
受付時間：9時～12時, 13時～17時30分
（土曜日・日曜日・祝日・同社指定の休業日を除く）

　札幌医科大学と富士通 （株） は，ヘルスケア領域のデータポータビリティ実現に向け，同大学附属病院で電子カルテシステムに蓄積された患者の診療データ （EHR） を含む個人の健康データ （PHR） を活用する取り組みについて合意した。医療機関が持つEHRを患者がスマホから閲覧できる仕組みを構築し，2023年4月に運用開始する。同院は，システム設計や運用を監修，個人の健康データ利活用に向けた環境整備を進め，医療の質の向上や道内医療機関との先進的な地域医療連携の仕組みを構築する。同社は，次世代医療情報標準規格「HL7 FHIR」の国内での実装ガイド「FHIR JP Core 実装ガイドV1.1.1」に沿った形式に変換，保存されたEHRを患者が個人のiPhoneで閲覧できるアプリや，健康データをクラウド環境で管理するヘルスケアデータ基盤を開発する。なお，Apple社のサポートの下，電子カルテシステムと同社ヘルスケアアプリが相互連携する取り組みは日本初となる。

PHC
オンライン資格確認と連携する
ソフトウエアが累計導入支援数2万件を突破

◆ 問い合わせ先
PHC （株）
メディコム事業部
E-mail tky-mc_pr_alignment@ml.phchd.com
https://www.phchd.com/jp/medicom

　PHC （株） メディコム事業部は，オンライン資格確認と連携する同社の医療機関・保険薬局向け医事コンピュータ用ソフトウエアの累計導入数が，2022年12月14日に2万件を突破したことを発表した。同社は，オンライン資格確認のさらなる普及拡大による業務効率化をめざし，オンライン資格確認と連携するソフトウエアを医療機関や薬局へよりスムーズに導入できるようサポート体制を強化しており，同社が提供するAll in One方式の医事コンピュータ用ソフトウエアの活用により，専用端末を追加購入せずにオンライン資格確認を導入できる。同ソフトウエアは，電子カルテシステムや電子薬歴システム，医事コンピュータに容易に連携でき，受付業務手順への影響を最小限に留める。また，新規患者登録時の手入力作業が不要となり，患者が資格失効ずみの健康保険証を提示した場合に発生する資格確認過誤による返戻レセプトを削減し，業務効率化に貢献する。

富士フイルム
新型コロナ・インフルエンザ同時検査キット
「富士ドライケム IMMUNO AG カートリッジ
COVID-19/Flu」を発売

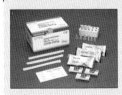

◆ 問い合わせ先
富士フイルムメディカル （株）
営業本部マーケティング部
TEL 03-6419-8033

　富士フイルム （株） は，新型コロナウイルス抗原とインフルエンザウイルス抗原を同時検出できる抗原検査キット「富士ドライケム IMMUNO AG カートリッジ COVID-19/Flu」を，富士フイルムメディカル （株） を通じて2023年1月中旬に発売した。同社の感染症検査装置「富士ドライケム IMMUNO AG」シリーズ専用の検査キットで，写真の現像プロセスで用いる銀塩増幅反応による高感度検出技術を応用した同社独自の「銀増幅イムノクロマト法」により，抗原の目印となる標識を同技術を用いない場合と比べて約100倍に増幅し，視認性を高めることが可能で，少ないウイルス量で新型コロナウイルス抗原とインフルエンザウイルス抗原を検出できる。鼻咽頭ぬぐい液または鼻腔ぬぐい液の抽出液を滴下した同キットを装置にセットするだけで，測定開始後15分で自動で判定結果が得られる。1検体で両抗体を同時に検査でき，検体採取時の被検者の負担軽減や検査業務の効率化に貢献する。

オリンパス
6種類の「ディスポーザブル把持鉗子」を
同時発売

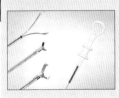

◆ 問い合わせ先
オリンパス （株）
http://www.olympus.co.jp

　オリンパス （株） は，消化器科や呼吸器科での内視鏡治療で使用する6種類の「ディスポーザブル把持鉗子」を，2023年1月11日に国内で発売した。製造販売元はオリンパスメディカルシステムズ （株）。把持鉗子は，胃や肺，膵胆管において切除した組織の回収や異物除去などに用いられる内視鏡用処置具で，把持する対象物や症例に合わせて使い分けられるよう，さまざまな先端形状の鉗子がある。今回，先端形状の異なる6種類を同時発売することで，針やピンなどの滑りやすいものからコインなどの平らなものまで，対象物に適した形状を使用でき，幅広い臨床シーンに対応する。1回限りの使用が認められている滅菌ずみディスポーザブル仕様のため，術前の準備や洗浄が不要で感染リスクの低減に寄与し，高度な感染管理が求められる緊急手術の際も，より安全な処置をサポートする。また，使用後に破棄するため，洗浄消毒や保管などの手間を低減，医療現場の効率向上にも寄与する。

次号予告　2023 年 3 月号（38 巻 3 号）は 2 月 25 日発行です。

特集 Precision Medicine 時代の Cardiac Imaging 2023
循環器画像診断の Cutting edge【前編：CT，XA，核医学】
企画協力：真鍋徳子（自治医科大学総合医学第一講座放射線科教授）

Ⅰ　総　論
循環器画像診断の Cutting edge・真鍋徳子（自治医科大学）

Ⅱ　CT：循環器画像診断における技術と臨床の Cutting edge
1. CT 技術の Cutting edge —— Photon-counting CT と dual energy CT を中心に
1）キヤノンメディカルシステムズにおける CT の技術動向
2）GE ヘルスケア・ジャパンにおける CT の技術動向
3）NAEOTOM Alpha：Dual Source Photon-counting CT による冠動脈イメージング
4）循環器領域における Philips CT の技術動向
5）富士フイルムヘルスケアにおける CT の技術動向
2. CT の技術革新がもたらす循環器画像診断の Cutting edge
1）心臓 CT の最新動向と今後の展望・船橋伸禎（国際医療福祉大学市川病院）
2）CT ファースト時代に求められる心臓 CT 検査 ——「Revolution CT」を中心に
　　松﨑雄次（国立循環器病研究センター病院）
3）ワイドカバレッジ CT における motion correction アルゴリズムの有用性
　　髙岡浩之（千葉大学医学部附属病院）
4）Spectral CT による心筋評価・尾田済太郎（熊本大学病院）
5）循環器領域における「SCENARIA View Plus」の使用経験
　　原　星子／髙木敬紀（西湘病院）

Ⅲ　血管撮影装置：循環器画像診断・治療における臨床の Cutting edge
1. 血管撮影装置の技術革新がもたらす循環器画像診断の Cutting edge
1）血管撮影装置におけるハード・ソフトウエアの技術動向と臨床の最前線
　　松本一真（兵庫医科大学病院）
2）血管撮影装置による医療被ばくの動向と展望・坂本　肇（順天堂大学）
3）循環器系カテーテル治療におけるアプリケーションの活用
　　酒井　崇（名古屋大学医学部附属病院）
4）血管撮影装置島津社製 Trinias unity edition を導入して
　　村山和宏（JA 愛知厚生連豊田厚生病院）

Ⅳ　核医学：循環器画像診断における技術と臨床の Cutting edge
1. 核医学装置技術の Cutting edge
1）キヤノンメディカルシステムズにおける核医学診断装置の最新動向
2）GE ヘルスケア・ジャパンにおける核医学診断装置の最新動向
2. 核医学装置の技術革新がもたらす循環器画像診断の Cutting edge
1）PET/MRI による循環器画像診断の現状と将来展望・福島賢慈（福島県立医科大学）
2）東邦大学医療センター大橋病院における心臓核医学検査の実際
　　安藤猛晴（東邦大学医療センター大橋病院）
3）キヤノンメディカルシステムズ社製「GCA-9300R」を用いた心臓核医学検査
　　米山寛人（金沢大学附属病院）

◇その他，通常号のシリーズを中心に掲載
◆別冊付録「ITvision No.47」

INNERVISION　2 月号　第 38 巻第 2 号（通巻 443 号）

令和 5 年 1 月 25 日発行　定価 2,500 円　年間購読料 30,000 円（郵便振替　00190-6-53037）

- ●発　行　人　古屋敷政幸
- ●編　　　集　三橋信宏，水谷高章，岡山典子，田村直美，三浦　翔，庄子祥子
- ●制　　　作　坂本淳子，有吉るり子
- ●広　　　告　斉藤豪介　●表紙デザイン　石塚亮事務所
- ●発　　　行　（株）インナービジョン　〒113-0033　東京都文京区本郷 3-15-1
　　　　　　　　TEL 03 (3818) 3502　FAX 03 (3818) 3522　http://www.innervision.co.jp
- ●印　　　刷　欧文印刷（株）　　　　　　（禁・無断転載）

＊本誌に掲載された著作物の翻訳・複製・転載・データベースへの取り込みおよび公衆送信権は，小社が保有します。

JCOPY 〈（社）出版者著作権管理機構　委託出版物〉
本誌の無断複製は，著作権法上での例外を除き禁じられております。複製される場合は，そのつど事前に，（社）出版者著作権管理機構（電話 03-3513-6969，FAX 03-3513-6979，e-mail：info@jcopy.or.jp）の許諾を得てください。

INNERVISION
URL http://www.innervision.co.jp　　E-mail info@innervision.co.jp

今月の別冊付録
2023 年 2 月号
Vol.38, No.2

RSNA 2022 ハイライト
TECHNICAL EXHIBITS

【RSNA 2022 OVERVIEW】
患者や家族，医療者に力を与える存在として放射線診療にかかわる人々がするべきことを考える

【TECHNICAL EXHIBITS OUTLINE】
患者，そして放射線診療にかかわる医療者に力を与える技術が多数登場

【TECHNICAL EXHIBITS CLOSE UP】
- ・Canon Medical Systems
- ・Siemens Healthineers
- ・Philips
- ・GE HealthCare
- ・Konica Minolta Healthcare Americas, Inc.
- ・FUJIFILM Healthcare Americas Corporation

月刊 インナービジョン電子版
毎月 5 日に最新号を配信

1 か月	2400 円
6 か月	12800 円
12 か月	21800 円

App Store から「インナービジョン」で検索

インナービジョンなど弊社刊行物のご注文・お申し込みは，インナビネットへ。

http://www.innervision.co.jp

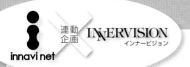

〈巻末特集〉
**モダリティ
EXPO**

モダリティ別

バイヤーズガイド

画像とITの医療情報ポータルサイト，インナビネットでは，バーチャルな機器展示会場「モダリティ EXPO」を公開中です。これは，各メーカーの展示ブースを設け，製品ラインナップをもれなく展示・紹介するものです。この「モダリティ EXPO」の連動企画として，小誌では「モダリティ別バイヤーズガイド」を巻末特集で掲載しています。「モダリティ EXPO」の内容をコンパクトに凝縮。モダリティ別にメーカーの製品を紹介していますので，インナビネットの「モダリティ EXPO」とともに機器導入資料などにご活用ください。

モダリティ　　核医学編

CONTENTS
（新規掲載製品，順不同）

＊本文中の用字・用語は各メーカーの規定に準じています。

問い合わせ先
（順不同）

●キヤノンメディカルシステムズ株式会社	神奈川県川崎市幸区柳町70-1
	TEL 03-6369-9645
	https://jp.medical.canon/
	担当部署：国内営業本部　核医学営業部
●GEヘルスケア・ジャパン株式会社	東京都日野市旭が丘4-7-127
	TEL 0120-202-021
	https://www.gehealthcare.co.jp/
	担当部署：MICT部
●シーメンスヘルスケア株式会社	東京都品川区大崎1-11-1　ゲートシティ大崎ウエストタワー
	TEL 0120-041-387
	https://www.siemens-healthineers.com/jp/
	担当部署：コミュニケーション部
●株式会社島津製作所	京都市中京区西ノ京桑原町1
	https://www.med.shimadzu.co.jp/

次回（2023年3月号）は
生体情報システム・周辺機器編です。

さらに詳しい情報は ▶ インナビネット「モダリティ EXPO」へ!!
http://www.innervision.co.jp/expo

モダリティ EXPO バイヤーズガイド

核医学編

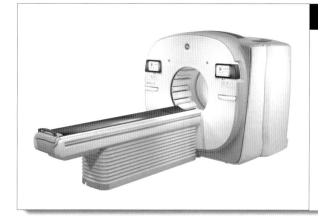

GEヘルスケア・ジャパン株式会社

StarGuide

次世代型半導体SPECT/CT,
遂に登場。
一歩先のTheranosticsへ

● お問い合わせ先

GEヘルスケア・ジャパン
株式会社
東京都日野市旭が丘
4-7-127
TEL 0120-202-021
https://www.
gehealthcare.co.jp/
担当部署：MICT部

SPECT/CT

StarGuideは，核医学における新たな発見，新時代の到来を告げるべく設計された，CZT技術を駆使したリング型のSPECT/CTです。高エネルギー分解能によるTc-99m+I-123といった新たな2核種同時検査だけでなく，3Dダイナミック撮影によるSPECT動態解析，検出器やコリメータ構造による高いLu-177検出能，フォーカス撮影による特定領域での高分解能化など，従来の装置では成し得なかった検査が可能になります。

● 目的部位にフォーカス　● 特定臓器の動態解析
● コリメータ交換不要　● 一歩先の Theranostics

標準システム構成	● ガントリ（SPECT部，CT部）　● コントロールパネル　● 表示ユニット　● 撮影テーブル　● コリメータ部　● 収集コンソール（スマートコンソール）　● 分電ユニット　● アクセサリ（マットレス，ストラップ類）　● ヘッドホルダ
主な仕様	〈SPECT部〉● 半導体結晶：テルル化亜鉛カドミウム（CdZnTe，またはCZT）● 半導体結晶数・サイズ：1検出器あたり7個，39.36mm×39.36mm，半導体ピクセルサイズ：2.46mm　● 有効視野（FOV）：80cm×28cm　● エネルギー範囲：40 ～ 270keV　● 最高計数率：450kcps以上（20% Window）● エネルギー分解能：5.9% 以下（Tc-99m@20kcps），12個の検出器平均値　● 信号補正：収集データの感度補正，エネルギー補正，減衰補正等信号補正をリアルタイムで実行　● 近接撮影機構：赤外線機構による近接機構（SPECT検査時に対応）〈CT部〉● スキャン時間（秒/回転）：0.5，0.6，0.7，0.8，0.9，1.0，2.0*，3.0*，4.0*（＊Axialスキャン使用時）● スライス厚：0.625，1.25，3.75，5，7.5，10mm　● ピッチファクター：0.5625:1，0.9375:1，1.375:1，1.75：1　● 開口径：70cm　● 最大撮影領域：50cm（70cm：WideView使用時）● CT単独最大スキャン長：180cm

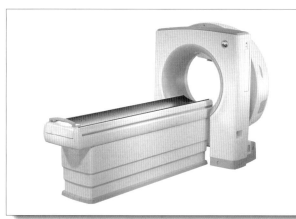

GEヘルスケア・ジャパン株式会社

MyoSPECT

Get to the heart of every
challenging case

● お問い合わせ先

GEヘルスケア・ジャパン
株式会社
東京都日野市旭が丘
4-7-127
TEL 0120-202-021
https://www.
gehealthcare.co.jp/
担当部署：MICT部

SPECT

精度の高い心臓核医学検査では，患者の体格や心臓の形状など，さまざまな要因を正確に評価することが求められます。

感度と分解能を両立させたCZTによる核医学検査は，BMIの高い患者をイメージングする際に非常に優れた利点をもたらします。MyoSPECTの目標は，より多くの場面でより多くの患者に精度の高い心臓核医学検査を提供することです。

● CZT デジタル検出器
● Alcyone Technology
● スマートポジショニング
● 拡張FOV

標準システム構成	● ガンマ線検出器部　● ガントリ　● リモートコントロールユニット　● 撮影テーブル　● 収集コンソール　● 収集コンソール用LCDモニタ　● アームサポート　● レッグサポート
主な仕様	● 半導体結晶：テルル化亜鉛カドミウム（CdZnTe，またはCZT）● 半導体検出器ピクセルサイズ：2.46mm　● 半導体検出器モジュール数：19個　● エネルギー範囲：40 ～ 200keV　● 最高計数率：370kcps以上（20% Window）● エネルギー分解能：6.2%以下（140keV，FWHM）● 信号補正：収集データの均一性補正，エネルギー補正，減衰補正等信号補正をリアルタイムで実行　● 空間分解能（140keV）：Central：6.5mm以下，Tangential：4.7mm以下，Radial：4.7mm以下　● 最大設定ウィンドウ数：16

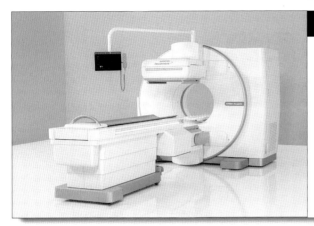

シーメンスヘルスケア株式会社

Symbia Pro.specta

最新のSPECT/CT装置で
最大限のアウトカムを

SPECT/CT

● お問い合わせ先
シーメンスヘルスケア
株式会社
東京都品川区大崎 1-11-1
ゲートシティ大崎ウエストタワー
TEL 0120-041-387
https://www.siemens-healthineers.com/jp/
担当部署：コミュニケーション部

SPECT/CTの新しい基準を設定するSymbia Pro.spectaは，核医学部門を未来へと導きます。インテリジェントなSPECT/CTイメージングと完全に統合された直感的なユーザーインターフェイスを採用。より高いパフォーマンスを発揮します。

● 万能感・安心感　● 腫瘍，心臓，頭部領域にフォーカスした技術
● 新しいSPECT再構成技術　● 被ばく低減を極めたCTを搭載

標準システム構成	●SPECT/CT装置本体 (Foresightフルデジタル検出器, 赤外線式自動近接機構, ガントリコントローラ, 液晶タッチパネル式位置決めモニタ, X線管球, X線検出器システム Stella Detector, X線高管電圧装置, 心電図同期SPECT収集用トリガー機能）●コリメータ（低エネルギー高分解能コリメータ (LEHR)）●コンソール（オペレーションコンソール, 24インチ液晶モニタ）●ソフトウエア（核医学処理機能, フュージョン機能, コリメータ開口補正付き3D-OSEM Flash3D+, 散乱補正/CT減弱補正機能）●DICOM機能 (Storage, Q/R, Worklist, Print, RDSR, RRDSR)●付属品（フラッドファントム, SPECTファントム, 患者固定用ベルト, ヘッドレスト）
主な仕様	〈SPECT部の仕様〉 ●検出器の相対角度：180°, 90°, 76°　●検出器の最大開口径 (LEHR装着時)：72.6cm　●シンチレータの厚さ：9.5mm (3/8インチ)　●光電子増倍管の本数 (1検出器あたり)：59本 (3インチ53本, 2インチ6本)　●総合感度：低エネルギー高分解能コリメータ (LEHR) 91.0 cps/MBq (Tc-99m), 低中エネルギー汎用コリメータ (LMEGP) 144.8cps/MBq* (Tc-99m), 中エネルギーコリメータ (MELP) 123.9cps/MBq* (Ga-67), 高エネルギーコリメータ (HE) 60.8cps/MBq* (I-131)　*オプション選択 [固有空間分解能：≦3.84mm (FWHM CFOV), 固有空間直線性：≦0.2mm (FWHM CFOV), 固有視野均一性：≦3% (微分値CFOV), ≦3.4% (積分値CFOV), 最高計数率 (1検出器あたり)：≧460kcps, タッチパネル式患者位置決めモニタ, 寝台の最低高さ：48.0cm] 〈CT部の仕様〉診断用CTの16列, 32列のラインアップ ●X線出力：32kW　●管電流：13 ～ 240mA　●管電圧：80, 110, 130kV, Sn 110kV, Sn 130kV　●陽極蓄積熱容量：3.5MHU　●スキャンタイム：0.8, 1.0, 1.5秒　●ピッチファクター (ボリュームピッチ)：0.09 ～ 1.5 (2.016 ～ 33.6)　●再構成スライス厚：0.6, 0.8, 1.0, 1.5, 2, 3, 4, 5, 6, 7, 8, 10mm

innavi net モダリティ EXPO 既存製品一覧 (順不同)　詳しい情報は，モダリティEXPO で検索

● キヤノンメディカルシステムズ株式会社	
PET/CT	・Cartesion Prime　・Celesteion
SPECT	・GCA-9300R

● GEヘルスケア・ジャパン株式会社	
PET/CT, RP (PET用薬剤製造システム)	・Discovery MI standard　・Discovery MI-AM edition ・Discovery MI DR　・Discovery IQ 2.0 シリーズ ・放射性医薬品合成設備 FASTlab 2
SPECT/CT	・NM/CT 870 CZT　・NM/CT 870 DR ・NM/CT 860　・NM/CT 850　・NM 830

● シーメンスヘルスケア株式会社	
PET・CT	・Biograph Vision　・Biograph mCT ・Biograph Horizon
SPECT	・Symbia Intevo　・Symbia Evo Excel

● 株式会社島津製作所	
PET	・BresTome　・Elmammo Avant Class

放射線被ばくの正しい理解

好評発売中

"放射線"と"放射能"と"放射性物質"はどう違うのか？

荒木 力 著 山梨大学大学院医学工学総合研究部放射線医学講座教授

放射線医学の第一人者が徹底的に検証

"放射線被ばく"に関する疑問 完全解答

東日本大震災に伴う福島第一原発事故以来，放射線と被ばくに関する多くのニュースや見解が飛び交い，国民は混乱状態に陥りました。放射線を扱う専門家でさえ，きちんと理解し説明できるとは言い難い，放射線の作用，単位，被ばく量とその影響，さらには原発・原爆の仕組みまで，あらゆる疑問に答えます。

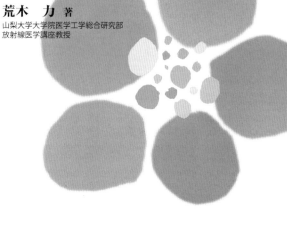

放射線被ばくの
正しい理解

"放射線"と"放射能"と"放射性物質"はどう違うのか？

荒木 力 著
山梨大学大学院医学工学総合研究部
放射線医学講座教授

インナービジョン

目 次

■第1章 はじめに
1-1 放射線に関する疑問
1-2 どこにでもある放射線
1-3 福島原発事故後の空間
　　放射線量率の推移（関東）
1-4 福島原発事故後の空中
　　放射性同位元素の推移（関東）

■第2章 放射線
2-1 電離放射線
2-2 放射線の作用
2-3 ベクレル、グレイ、シーベルト
2-4 外部被ばくと内部被ばく
2-5 半減期
2-6 放射線測定

■第3章 放射線被ばく
3-1 自然放射線
3-2 1回／分割被ばくと
　　全身／部分被ばく
3-3 確定的影響と確率的影響

3-4 高線量被ばく
3-5 放射線障害の機序
3-6 低線量被ばく
3-7 医療被ばく
3-8 他のリスク要因との比較

■第4章 原発、原爆、
　　　　放射線事故
4-1 核分裂
4-2 原子炉
4-3 チェルノブイリと福島原発
　　事故
4-4 原子力・放射線事故
4-5 原子爆弾

■Appendix
■索引

「Q & A　81項目」
「Episode　34テーマ」

◆B5判（並製）1色刷り　220頁
◆定価2200円（本体2000円）（2012年12月3日刊行）
　ISBN978-4-902131-24-6

電子ブックも発売中！（iPad, iPhone, PC, Android, Tablet対応）

シナノブック・ドットコム　http://www.shinanobook.com/genre/book/2089

株式会社
インナービジョン

〒113-0033　東京都文京区本郷3-15-1
TEL: 03-3818-3502 FAX: 03-3818-3522
郵便振替 00190-6-53037

●もよりの書店またはAmazonでお求めください。
●直接のご注文は，インナービジョン社HP
　（インナビネット）からどうぞ。
◆インナビネット http://www.innervision.co.jp
◆E-mail info@innervision.co.jp